CEM EKMEKCIOGLU

ÄLTER WIRST DU SOWIESO

Was wir heute tun können, um morgen gut und gesund zu leben

WESTEND

Die Ratschläge in diesem Buch sind von Autor und Verlag sorgfältig erwogen und geprüft worden, dennoch kann keine Garantie übernommen werden. Eine Haftung des Autors beziehungsweise des Verlags und dessen Beauftragten für Personen-, Sach- und Vermögensschäden ist ausgeschlossen.

Mehr über unsere Autoren und Bücher:
www.westendverlag.de

Die Deutsche Nationalbibliothek verzeichnet diese Publikation in der Deutschen Nationalbibliografie; detaillierte bibliografische Daten sind im Internet über http://dnb.d-nb.de abrufbar.

FSC
www.fsc.org
MIX
Papier aus verantwortungsvollen Quellen
FSC® C083411

ISBN: 978-3-86489-173-1

Umschlaggestaltung: Buchgut Berlin
Redaktion: Viviane Richarz
Satz: Publikations Atelier, Dreieich
Druck und Bindung: CPI – Clausen & Bosse, Leck
Printed in Germany

Meinen Eltern, Esin und Cevdet,
in Dankbarkeit gewidmet.

Inhalt

Vorwort

Niemand will alt werden, behaupte ich mal nicht allzu provokant und meine dabei vor allem Menschen ab 40, 50 Jahren und aufwärts. Das Problem ist jedoch, dass nur zwei Dinge in der menschlichen Existenz unausweichlich sind – das Altern und der Tod. Über den Tod und eine mögliche Existenz danach macht sich der Mensch schon seit Jahrtausenden Gedanken. Intensiv über das Altern erst seit dem 20. Jahrhundert. Dabei haben die enormen Entwicklungen in den biomedizinischen Wissenschaften dazu geführt, dass wir den Prozess des Alterns heute viel besser verstehen, wobei immer noch viele Fragen unbeantwortet sind.

Die Lebenserwartung ist in den letzten 100 Jahren stetig angestiegen. Saubereres Trinkwasser, bessere Sanitäreinrichtungen, Wohnverhältnisse und Bildung, hochwertigere Ernährung, aber vor allem auch beachtliche Fortschritte in der Medizin, sowohl in der Diagnostik und Therapie als auch in der Prävention, haben dazu beigetragen, dass viele Menschen ein höheres Alter in einem immer besserem Gesundheitszustand erreichen.[1] Vor nicht allzu langer Zeit war ein Alter von 70, 80 Jahren bereits jenseits der Vorstellungskraft, geschweige denn der körperlichen Möglichkeiten der allermeisten Menschen. Mittlerweile denken wir in dreistelligen Dimensionen.

Verschiedenste wissenschaftliche Disziplinen, angefangen von der Soziologie bis hin zur Medizin, beschäftigen sich intensiv mit dem Altern des Menschen und den Möglichkeiten, (medizinischen) Problemen und Konsequenzen einer alternden

Gesellschaft. Grundsätzlich existiert keine eindeutige Definition für das Altern. Unter Altern könnte man etwa verstehen, dass die Überlebenswahrscheinlichkeit aufgrund von körpereigenen (degenerativen) Prozessen zeitabhängig abnimmt. Eine andere Erklärung könnte sich auf eine zunehmende, allgemeine Beeinträchtigung physiologischer Organfunktionen beziehen, die schließlich zu Gebrechlichkeit, Krankheiten und Tod führt.

Nach neueren Überlegungen ist Altern auch die Unfähigkeit des Organismus, adäquat auf externe und interne Stressoren zu reagieren, sodass es dadurch zu einer Störung des inneren Gleichgewichts, der sogenannten Homöostase, kommt.[2]

Kein Mensch kann sich dem Altern entziehen. Viele Faktoren, die vor allem mit unserem Lebensstil zu tun haben, beeinflussen den Alterungsprozess, sodass Altern nicht gleich Altern ist. Fit oder träge, kerngesund oder krank, zufriedenen oder mürrisch: Das Alter hat viele Gesichter.

Das wissenschaftliche Interesse an der Erforschung des Alterungsprozesses wurde insbesondere durch zahlreiche Experimente an Modellorganismen geweckt – etwa dem Fadenwurm *C. elegans* oder der Fruchtfliege *D. melanogaster* –, bei denen durch genetische Manipulation die Lebensspanne verlängert wurde. Bei Nagetieren konnte zum Beispiel gezeigt werden, dass eine Verminderung der täglichen Kalorienzufuhr (oder caloric restriction in der englischen Fachliteratur) den Todeszeitpunkt hinauszögert. Bahnbrechende Versuche bei Primaten zeigten außerdem eindrucksvoll, dass eine lebenslange Kalorienrestriktion ohne Mangelernährung das Risiko für viele altersabhängige Erkrankungen reduziert.[3]

Wie lange und wie gut wir leben hängt, neben der immens wichtigen Hygiene und medizinischen Versorgung, sowohl von beeinflussbaren beziehungsweise vermeidbaren als auch von nicht beeinflussbaren beziehungsweise unvermeidbaren Faktoren ab. Diese determinieren unser Risiko sowohl für Krankheiten als auch für (vorzeitige) Sterblichkeit und damit die Lebensspanne. Der nicht beeinflussbare Teil bezieht sich vor allem auf die familiäre (genetische) Belastung, wohingegen Lebensstil, Lebenseinstellung und Lebensumgebung als beeinflussbare Faktoren den Hauptteil eines langen und guten Lebens ausmachen. Der Unterschied zwischen »optimalen« und »schlechten« Bedingungen kann, grob geschätzt, bis zu 20 oder 30 Jahre betragen. Die maximale Lebensspanne, die derzeit bei circa 120 Jahren liegt und eine realistische Obergrenze bei etwa 90 bis 100 Jahren aufweist, wird jedoch nicht so oft überschritten. Trotzdem ist es ein riesiger Unterschied, ob ich mich mit 65, nach jahrelangem schlechtem Gesundheitszustand, oder mit 90, nach einem gesunden, erfüllten Leben, in dem ich vieles erreicht habe, von dieser Welt verabschiede.

Die vermeidbaren Faktoren wie Rauchen, körperliche Inaktivität und ungesunde Ernährung oder auch soziopsychologische Einflüsse wie Einsamkeit oder negative Lebenseinstellung beeinflussen nicht nur unsere Lebensspanne, sondern auch unser Krankheitsrisiko. Mit einer gesunden, positiven Lebensgestaltung, insbesondere im frühen und mittleren Lebensalter, wird die Basis für ein langes und vor allem auch gutes Leben gelegt.

Generell ist gesundes Altern mit einer ausreichenden Gesundheitsprävention und -versorgung, einer befriedigenden sozialen Umwelt sowie persönlicher Sicherheit assoziiert. Die Weltgesundheitsorganisation (WHO) fasst diese drei Bedürfnisse, die eine Verbesserung der Lebensqualität bewirken sollen, unter dem Begriff »active aging«, also »aktiv altern«, zusammen.[4]

Ein zentrales Ziel ist die Wahrung der Autonomie und Unabhängigkeit des älteren Menschen, was nicht nur für den Einzelnen, sondern auch für die Gesellschaft, das Gesundheitssystem und die Politik von enormer Bedeutung ist. Dies verdeutlicht der Begriff »healthy life expectancy«, die Lebenserwartung bei guter Gesundheit. Eine vollständige Gesundheit ist im hohen Alter realistischerweise häufig nicht möglich, was jedoch durchaus möglich ist, ist ein Leben frei von (schweren) Behinderungen und

Schmerzen, sodass persönliche Unabhängigkeit und Lebensqualität gewährleistet sind. Es geht daher nicht nur um ein langes Leben, sondern um ein Leben mit wenig Arztbesuchen, Medikamenten und Krankheiten, die mit einer spürbar eingeschränkten Lebensführung einhergehen.

Außerdem geht es um ein glückliches Leben. Freude, Glück und Lebenszufriedenheit stehen natürlich auch in Zusammenhang mit den Genen, dem Charakter und der Persönlichkeit des Einzelnen, und vor allem mit den Lebensbedingungen und -ereignissen. Aber auch für chronische Pessimisten gibt es Möglichkeiten, umzudenken und die innere Negativität zu überwinden.

Um die Wahrscheinlichkeit für ein langes Leben in Autonomie zu erhöhen, ist es wichtig, bereits in jüngeren Jahren zu investieren. Wobei das Wort »investieren« vielleicht einen negativen Beigeschmack hat. Mit investieren meine ich einen wenigstens halbwegs gesunden Lebensstil zu führen und zu versuchen, ein Mindestmaß an positiver Lebenseinstellung in den Alltag zu integrieren. Weiter sollte bedacht werden, dass auch soziale Faktoren, wie Einsamkeit oder soziales Engagement unser Wohlbefinden und unsere Lebensspanne massiv in beide Richtungen beeinflussen können.

Dieses Buch richtet sich daher sowohl an alle Menschen von 18 Jahren aufwärts, die ihre Wahrscheinlichkeit erhöhen wollen, vielleicht die 90 Jahre oder seltener auch die nächsthöhere Grenze zu knacken als auch an diejenigen, die vorhaben, ihr Krankheitsrisiko deutlich zu minimieren. Das Hauptaugenmerk des Buches richtet sich auf die wichtigsten vermeidbaren Faktoren: was sie bewirken, welchen Einfluss sie auf unser Krankheits- und Sterblichkeitsrisiko aufweisen und was wir, mit ein wenig Umdenken, tun können, um unserem Körper und unserem Geist viel Gutes zu tun.

Als Mediziner und langjähriger, erfahrener Wissenschaftler halte ich mich in meinen Ausführungen primär an zahlreiche seriöse, wissenschaftliche Untersuchungen. Ich habe die relevantesten Studien und Übersichtsarbeiten aufgearbeitet und zusammengefasst. Eine gewisse Auswahl musste ich treffen, da es in meiner zur Verfügung stehenden Lebensspanne unmöglich ist, alle Studien zu lesen und zu berücksichtigen.

Dieses Buch ist demnach in zwei Teile gegliedert. Im ersten Teil wird der Einfluss von Lebensstil und soziopsychologischer Komponenten auf das Risiko für (vorzeitige) Sterblichkeit und Krankheiten besprochen. Im zweiten Teil gehe ich auf die Aspekte ein, die besonders im Alter eine Rolle spielen. Dazu gehören beispielsweise Erinnerungen, das chronologische und das biologische Alter sowie philosophische Betrachtungen zum Wunsch nach dem ewigen Leben.

Kurzum: Sie finden in diesem Buch die wichtigsten Erkenntnisse für ein gutes und gesundes Leben. Mit etwas Engagement und einer »Investition« in Ihren eigenen Körper werden Sie davon langfristig profitieren können.

Ihr Cem Ekmekcioglu

Einleitung

Die Weltbevölkerung ist vor allem im letzten Jahrhundert rasant gewachsen. Vom Anfang der Zeit bis 1927 dauerte es, bis zwei Milliarden Menschen den Erdball bevölkerten.[5] Bis 1974 kam es zu einer Verdoppelung der Bevölkerung. Und gerade einmal 25 weitere Jahre hat es gedauert, bis die nächsten zwei Milliarden dazukamen.[5]

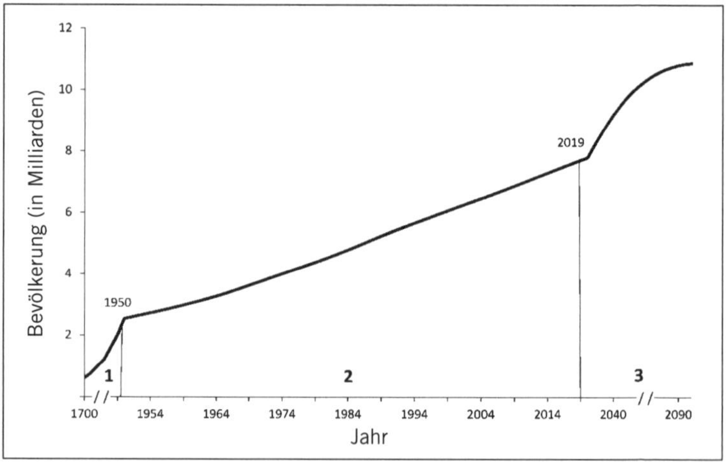

Abbildung 1: Historische (und zukünftige) Entwicklung der Weltbevölkerung.[413]

Europa ist der älteste Kontinent im demographischen Sinn. Er hat mit derzeit etwa 43 bis 44 Jahren das höchste mediane Alter, und etwa 19 bis 20 Prozent der Bevölkerung sind älter als 65 Jahre. In den nächsten Jahrzehnten wird sich dieser Anteil noch weiter erhöhen.

Die mittlere Lebenserwartung beträgt derzeit in Westeuropa etwa 84 Jahre für Frauen und 79 Jahre für Männer. Um die Jahrhundertwende ins 20. Jahrhundert betrug sie noch etwa 45 bis 50 Jahre. Bis 2050 wird sie weiter steigen. Die klassische Bevölkerungspyramide wird an ihrer Spitze immer breiter, weil immer mehr Menschen immer älter werden. Möglicherweise verschiebt sie sich auch ein wenig nach oben, unter der Voraussetzung einer erhöhten Lebenserwartung von maximal 100 bis 120 Jahren. Der älteste Mensch soll die Französin Jeanne Calment, die 1997 im Alter von 122,5 Jahren in Arles gestorben ist, gewesen sein.

Auch die Zahl der Hundertjährigen in Deutschland ist in den letzten Jahren stark angewachsen. Zwischen den Jahren 2000 und 2010 stieg sie, nach Angaben der Human Mortality Database von fast 6000 auf über 13000.[6] Wenn der Trend der Lebenserwartung in den entwickelten Ländern weiter anhält, hat, Hochrechnungen zufolge, jedes zweite Kind, das nach dem Jahre 2000 in Deutschland geboren wurde, gute Chancen, seinen 100. Geburtstag zu erreichen.[7]

So gesehen ist die Beschäftigung mit dem Altern immens wichtig, und die Überalterung der Bevölkerung gehört neben dem Klimawandel und der ständigen Bedrohung durch einen Atomkrieg zu den wichtigsten Herausforderungen der Welt. Aus diesem Grund ist es nicht nur für einen selbst, sondern für die Gesellschaft enorm wichtig, gut zu altern, mit möglichst großem Wohlbefinden und wenigen Beeinträchtigungen.

Faktoren, die unsere Lebensspanne und das Krankheitsrisiko bestimmen

Wir haben es zu einem großen Teil selbst in der Hand, wie gut und wie lange wir leben. Zumindest 90 plus ist dabei durchaus drin, vielleicht auch ein wenig mehr. Der Hauptteil unseres Krankheitsrisikos und unserer vorgesehenen Lebensspanne wird durch vermeidbare beziehungsweise beeinflussbare Faktoren bestimmt, die wir optimieren können. Logischerweise nicht beeinflussbar sind die Gene, die uns mit der Befruchtung der Eizelle mitgegeben werden. Diese haben jedoch nur einen relativ geringeren Anteil an unserer Lebensspanne. Es wird geschätzt, dass sie etwa 20 bis 25 Prozent und im späteren Alter ein wenig mehr ausmachen.[8–12]

Neben der Vererbung, die sich nicht nur begrenzend, sondern auch positiv auf die Lebensspanne auswirken kann – wenn zum Beispiel die Eltern sehr alt geworden sind –, spielt natürlich der Zufall oder das Schicksal, wie man es auch bezeichnen möchte, eine gewisse Rolle. Wir können noch so viel planen, noch so sehr glauben, den Moment, den Alltag und das Leben im Griff zu haben, aber diese überdimensionale Kraft kann niemand beeinflussen. In der nächsten Minute, quasi aus dem Nichts heraus, kann Kismet uns treffen, sei es mit einem abgelenkten PKW-Fahrer an der Fußgängerampel, einem Blitzeinschlag aus »heiterem« Himmel oder einem schlampig befestigten Klavier, das in den zweiten Stock gehievt wird – wobei Letzteres, zugegeben, eher in die Slapstickkategorie fällt. Obwohl die Zufallskomponente jeden treffen kann, ist sie jedoch nicht entscheidend für unser Leben. Auch schwere Unfälle können immer passieren, glücklicherweise machen sie jedoch nur einen relativ geringen Teil in der Todesstatistik aus. Wenn nur Zufälle unser Leben bestimmen würden, würden sich möglicherweise einige Menschen »gehen lassen« und in den Tag hineinleben, sodass auch das gesellschaftliche System darunter leiden würde. Stellen Sie sich eine Welt vor, in der man nicht planen kann, in der es jederzeit, beim nächsten Atemzug, zu Ende gehen kann. Ich glaube, dass würde einige Menschen in den Wahnsinn treiben, einige würden ihr Leben ausschließlich Gott oder einer übergeordneten Macht widmen und andere vielleicht im Dauerdrogenrausch dahinleben. Es ist gut, dass wir selbst für unser Leben verantwortlich sind, und wenn wir es gut angehen, besteht eine sehr hohe Wahrscheinlichkeit, dass wir davon profitieren können.

Neben den Genen und der Zufallskomponente beeinflussen vor allem zwei weitere wichtige, nur teilweise beeinflussbare Umweltfaktoren unser Krankheitsrisiko und unsere Lebensspanne: die Erderwärmung durch den Klimawandel und die Luftverschmutzung. Laut eines umfassenden Berichts stellt dabei die Luftverschmutzung weltweit die bedeutendste Umweltursache für Krankheiten dar und ist für viele Todesfällen verantwortlich. Innerhalb eines verschwindend geringen Zeitraums hat der Mensch die Gastfreundschaft unseres schönen Planeten, zugegeben, ohne zunächst die Konsequenzen zu kennen, ausgenutzt, ihn geplündert und ist gerade dabei, ihn zu ver»wüsten«. Kurz gesagt: Wir haben es ordentlich vermasselt. Jetzt geht es um Schadensbegrenzung, und die ist so wichtig wie nie zuvor. Da muss jeder mitmachen. Viele müssen über ihre Schatten springen und ihre materiellen Begehrlichkeiten sowie kontraproduktiven Bequemlichkeiten zugunsten unserer Welt und der nächsten Generationen überdenken.

Ich habe mich vor Kurzem im Rahmen eines umfassenden österreichischen Berichts, an dem viele Kolleginnen und Kollegen beteiligt waren, mit dem Klimawandel befasst.[13] Dieser geht mit direkten und indirekten Gesundheitsrisiken einher. Zu den direkten gehören bei ausgedehnten Hitzeperioden der Hitzekollaps bis hin zum lebensbedrohlichen Hitzschlag, aber vor allem eine erhöhte Sterblichkeit in vulnerablen Populationen, also in Gruppen, die nicht über individuelle oder kollektive Fähigkeiten verfügen, um auf Umwelteinflüsse adäquat zu reagieren.[13] Das Risiko für hitzebedingte Symptome und Erkrankungen ist dabei unter anderem bei älteren Menschen und Kleinkindern erhöht sowie bei:

- Herz-Kreislauf-Lungenerkrankungen,
- psychischen Erkrankungen und kognitiver Beeinträchtigung,
- Diabetes mellitus (Zuckerkrankheit),
- körperlicher Behinderung und eingeschränkter Mobilität,

- anstrengenden Aktivitäten im Freien während heißer Tageszeit,
- limitierenden Möglichkeiten sich zu kühlen oder
- einem niedrigen sozioökonomischen Status.[14, 15]

Als mögliche indirekte Gesundheitsfolgen des Klimawandels werden für die Zukunft unter anderem eine vermehrte allergische Belastung durch Pollen, eine mögliche Ausbreitung von nicht heimischen Krankheitserregern sowie Auswirkungen auf die Landwirtschaft und damit verbunden potenziell negative Folgen auf unsere Ernährung diskutiert.

Der Klimawandel betrifft uns alle, und wie man aus der Aufzählung entnehmen kann, weist auch ein recht hoher Anteil der Bevölkerung ein hohes Risiko- und Gefährdungspotenzial bei Hitze auf. Daher ist es immens wichtig, dass wir sofort gegensteuern, bevor es wirklich zu spät ist.

Vermeidbare Faktoren

Trotz der genetischen Belastung, der Zufallskomponente und den Umweltrisiken, sind verschiedene beeinflussbare, individuelle Faktoren hauptverantwortlich dafür, ob wir fit und lange leben oder lange Zeit unseres Lebens in Krankheit verbringen, um dann früher als geplant das Zeitliche zu segnen.

Diese vermeidbaren Faktoren habe ich in drei Gruppen unterteilt: 1. (gesunder) Lebensstil, 2. soziologische Faktoren und 3. psychologische Einflüsse.

1. Zu einem gesunden Lebensstil gehören vor allem folgende Punkte:
   - Rauchverzicht,
   - gesunde Ernährung,
   - regelmäßige körperliche Aktivität,
   - Vermeiden von deutlichem Übergewicht und vor allem

Fettleibigkeit,
- kein oder geringer Alkoholkonsum,
- ein guter Schlaf,
- tägliche kognitive Beanspruchung und
- regelmäßige Gesundheitsvorsorge.

2. Zu den soziologischen Faktoren gehören:
- soziale Integration oder Verhinderung von sozialer Isolation und Einsamkeit,
- Freiwilligentätigkeit beziehungsweise ehrenamtliches Engagement und
- teilweise wirtschaftliche Faktoren, die bekanntermaßen eher weniger steuerbar sind, aber einen wesentlichen Einfluss auf unser Wohlbefinden und indirekt auch unseren Gesundheitszustand aufweisen, vor allem dann, wenn man sich im unteren Bereich der Einkommensskala bewegt. Besonders auch im Alter sind eine gute finanzielle Absicherung und eine befriedigende Wohnsituation sehr wichtig.

3. Psychologische Einflüsse sind:
- positive Lebenseinstellung, Freude und Glück,
- Optimismus,
- Nachdenken über Lebensziele und den Sinn des Lebens sowie
- Dankbarkeit.

Bei all diesen Punkten wurde in wissenschaftlichen Untersuchungen ein positiver Effekt hinsichtlich des Wohlbefindens/Glücks und/oder der physischen Gesundheit und/oder des Risikos für (vorzeitige) Sterblichkeit gefunden. Je mehr diese Einflussfaktoren berücksichtigt werden, desto höher ist die Wahrscheinlichkeit für ein zufriedenes, gesundes und langes Leben. Auch wenn es auf den ersten Blick vielleicht nicht so aussehen mag – das meiste erfordert keinen großen Kraftaufwand. Wichtig ist jedoch, frühzeitig damit anzufangen, so wenig es auch zu Beginn sein mag. Ein guter Wille und ein bisschen Motivation sowie ein kleines Notizbuch – mehr ist für den Anfang nicht notwendig.

Ich werde Ihnen in diesem Buch die beeinflussbaren Faktoren näherbringen und beziehe mich dabei primär auf Erkenntnisse von zahlreichen wissenschaftlichen Untersuchungen aus allen möglichen Forschungsdisziplinen. Viele der Dinge können ohne größere Probleme und Zeitaufwand in den Alltag integriert werden. Sogar für Bewegung oder Sport muss man nicht seinen halben Tag investieren, aber dazu später mehr.

Im Hauptteil dieses Buches werde ich versuchen, Ihnen folgende drei Fragen zu beantworten:

1. Wie wird unser Risiko für (vorzeitige) Sterblichkeit in einem bestimmten (Beobachtungs-)Zeitraum im Vergleich zu einer Kontrollgruppe (mit oder ohne Risiko) durch vermeidbare Faktoren beeinflusst?
2. Wie wird das Krankheitsrisiko durch vermeidbare Faktoren beeinflusst?
3. Welche positiven Effekte auf Lebenszufriedenheit, Wohlbefinden und Glück sind zu erwarten?

Außerdem werde ich Ihnen Tipps mitgeben, wie Sie mit einem geringen Aufwand die einzelnen Punkte umsetzen und ihr Leben optimieren können, um ihr Krankheits- und Sterblichkeitsrisiko zu senken, die Wahrscheinlichkeit für Wohlbefinden und Glück zu erhöhen und damit die beste Basis für ein gutes, langes Leben zu erlangen. Bevor ich jedoch mit dem Hauptteil des Buches beginne, möchte ich mit Ihnen noch einen kurzen Ausflug in die Welt der wissenschaftlichen Studien machen. Wer sich diesen Theorieteil erst einmal sparen möchte, kann direkt zum ersten Kapitel springen.

Ein kurzer Exkurs in die wissenschaftliche Studienlandschaft

Eine wissenschaftliche Studie basiert auf einer Hypothese, die auf ihren Wahrheitsgehalt getestet wird. Dabei wird generell zwischen nicht-klinischen, experimentellen Studien an vor allem kultivierten Zellen oder Tieren sowie Untersuchungen am Menschen differenziert. Letztere wiederum können in reine Beobachtungsstudien und Interventionsstudien eingeteilt werden.[16]

Beobachtungsstudien beschränken sich auf das Beobachten von biologischen Vorgängen und Veränderungen, insbesondere Krankheiten, und die anschließende Dokumentation und Auswertung der Daten. Diese Form der Forschung ist als Epidemiologie bekannt, die Wissenschaft von der Entstehung, Verbreitung und Bekämpfung von Epidemien, zeitgemäßen Massenerkrankungen und Zivilisationsschäden. Ein Beispiel für eine bahnbrechende Beobachtungsstudie ist der Zusammenhang zwischen Rauchen und dem Auftreten von Lungenkrebs.

Es existieren verschiedene Arten von Beobachtungsstudien. Zu den bekanntesten gehört die sogenannte *Querschnittstudie*, die vor allem dazu dient, aktuelle Häufigkeiten von Risikofaktoren und Krankheiten in einer Population zu ermitteln. Zu diesem Zweck werden einige hundert bis zu idealerweise mehrere tausend Personen befragt. Diese werden nach vordefinierten Kriterien ausgesucht, wie zum Beispiel StudentInnen, SeniorInnen oder recht häufig allgemein gesunde 18- bis 65-Jährige. Klassische Beispiele für nationale Querschnittstudien sind großangelegte Gesundheitsbefragungen in Deutschland, Österreich und vielen anderen Ländern. In diesen werden durch alle Bevölkerungs- und Altersschichten TeilnehmerInnen einbezogen und nach allen möglichen Dingen befragt. Ziel ist dabei, nicht nur die Häufigkeit von verschiedenen Krankheiten festzustellen, sondern auch unterschiedliche Komponenten des Lebensstils, wie das Bewegungs- oder Essverhalten, zu evaluieren. Letzteres dient dann vor allem dazu gegebenenfalls Public-Health-Maßnahmen, also Maßnahmen für die öffentliche Gesundheit, wie zum Beispiel Informationskampagnen, einzuleiten, um in weiterer Folge den Lebensstil der Bevölkerung zu optimieren.

Ein großer Vorteil von Querschnittstudien ist, dass sie zum Beispiel im Vergleich zu Kohortenstudien in einem relativ kurzen Zeitraum durchführbar und in der Regel wenig kostenintensiv sind. Zur Ursachenforschung sind sie aber nicht geeignet, da die Befragung nur eine momentane Aufnahme darstellt und daher kausale Zusammenhänge, die sich oft über Jahre erst herauskristallisieren, nicht abgeleitet werden können.

Um unter anderem Ursachen von seltenen oder nicht erklärbaren Erkrankungen herauszufinden, bedient man sich des Öfteren der Fall-Kontroll-Studien. Ein hochaktuelles Beispiel bei dem theoretisch eine Fall-Kontroll-Studie infrage kommen könnte, wäre das mysteriöse Auftreten einer dubiosen Lungenerkrankung bei in der Regel jüngeren KonsumentInnen von E-Zigaretten in den USA.[17] Um der Ursache auf den Grund zu gehen, könnten die PatientInnen befragt werden, welche Produkte sie konsumiert haben, ob es zum Beispiel ausschließlich Nikotin gewesen ist oder auch andere Wirkstoffe inhaliert wurden. Die gleichen Fragen könnten einer Kontrollgruppe gestellt werden, die zwar E-Zigaretten raucht, aber nicht erkrankt ist. Dann könnte mit einfachen statistischen Verfahren die Wahrscheinlichkeit (odds ratio, siehe Absatz *p-Wert, relatives Risiko und odds-ratio*) für die einzelnen Produkte, die Lungenerkrankung ausgelöst zu haben, berechnet werden.

Viel aufwändiger, aber in der Evidenzhierarchie höher positioniert, sind prospektive Kohortenstudien, die zu den *Längsschnittstudien* gehören. Dabei wird in der Regel eine große, klar definierte Gruppe von Personen über optimalerweise viele Jahre »beobachtet«, das heißt, in regelmäßigen Abständen befragt und gegebenenfalls untersucht, um dann das Risiko für verschiedene Erkrankungen durch bestimmte Risikofaktoren zu determinieren. Viele Public-Health-Interventionen basieren auf Ergebnissen von prospektiven Kohortenstudien, seien es der Zusammenhang zwischen Rauchen und Lungenkrebs oder auch der Einfluss von Bewegung oder gesunder Ernährung auf das Krankheitsrisiko. Kohortenstudien liefern bei entsprechend großer Stichprobengröße und langer Laufzeit wertvolle Informationen und stellen das Fundament von Public-Health-Empfehlungen dar. Sie sind allerdings zeit- und kostenintensiv, außerdem können die Ergebnisse durch verschiedenste Störfaktoren beeinflusst werden. Diese können zwar bei der statistischen Analyse »rausgerechnet« werden, jedoch ist das aufgrund der Vielzahl an verschiedenen Einflussvariablen nicht immer vollständig möglich. Ein Beispiel wäre die Assoziation zwischen einem hohen Konsum an rotem Fleisch und dem Risiko, an Typ-2-Diabetes zu erkranken. Dieser Zusammenhang wurde in vielen Untersuchungen bestätigt. Jedoch wirken sich, neben rotem Fleisch, auch verschiedene andere Faktoren auf das Diabetesrisiko raus, wie zum Beispiel Fettleibigkeit, Rauchen, Bewegung, diverse andere Lebensmittel et cetera. Alle zu erfassen und in der statistischen Berechnung zu berücksichtigen, ist nicht immer möglich, sodass man hinsichtlich des kausalen Zusammenhangs nie zu 100 Prozent sicher sein kann.

Ein weiterer Nachteil von Kohortenstudien ist, dass es unter Umständen sehr lange dauert, bis sich ein potenziell negativer Effekt eines Risikofaktors manifestiert. Um auf das Beispiel Rauchen und Lungenkrebs zurückzukommen: Es kann unter Umständen einige Jahrzehnte dauern bis Ergebnisse vorliegen, vor allem dann, wenn jüngere Personen in die Studie eingeschlossen werden.

In *Interventionsstudien* (von intervenieren = vermittelnd eingreifen) werden verschiedene medizinische und nicht medizinische Maßnahmen auf ihre Wirksamkeit überprüft. Ein Beispiel hierfür wäre, die Wirkung eines neuen Abnehmmittels auf die

Gewichtsabnahme bei Übergewichtigen zu untersuchen. Solche Studien sollten nach anerkannten Richtlinien sorgfältig geplant und durchgeführt werden. »Goldstandard«, also am besten, ist die »randomisierte, (Placebo-)kontrollierte (Doppelblind-)Studie«. Was wird darunter verstanden?

Die Versuchspersonen werden üblicherweise in zwei (seltener auch mehrere) gleich große Gruppen eingeteilt: die Studien- oder Verumgruppe (verum von lat. wahr) und die Kontrollgruppe. Daher kommt der Begriff »kontrollierte« Studie. Die Teilnehmer der Verumgruppe werden mit dem neuen Abnehmmittel behandelt. Dagegen erhalten die Personen der Kontrollgruppe ein gleich aussehendes (und zumindest ähnlich schmeckendes) Scheinpräparat, »Placebo« genannt. In manchen Studien erhält die Kontrollgruppe auch gar keine Therapie. Die Resultate aus der Kontrollgruppe bilden jedenfalls den Maßstab, an dem sich die neue Therapie messen muss.

Die Aufteilung der Versuchspersonen in Kontroll- und Studiengruppe erfolgt zufällig, etwa durch ein computerunterstütztes Losverfahren, in der Fachsprache bezeichnet man dies als »randomisiert« (engl. random = Zufall). Dadurch wird verhindert, dass die Untersucher bestimmte Testpersonen bewusst einer der beiden Gruppen zuordnen. Das würde zu einem »Bias« (systematischer Fehler, Verzerrung) der Ergebnisse führen – in diesem Fall durch eine willkürliche Selektion der TeilnehmerInnen. Außerdem wird durch eine Randomisierung die bestmögliche gleiche Zusammensetzung der Gruppen erzielt, insbesondere wenn die Gruppenanzahl groß ist.

Studien, in denen nur die Testperson nicht weiß, zu welcher Behandlungsgruppe sie gehört, bezeichnet man als »einfach blind«. Bei einer »doppelblind« durchgeführten Studie hingegen, in der zum Beispiel ein Placebopräparat verwendet wird, wissen weder die Versuchspersonen noch die Studienleitung, welche Person zu welcher Behandlungsgruppe, also Kontroll- oder Verumgruppe, gehört. Dadurch soll verhindert werden, dass beide

Gruppen unbewusst auf das Wissen um die Behandlungsform reagieren. Ist der Testperson zum Beispiel bekannt, dass sie das Abnehmmittel bekommt, wird sie allein deshalb möglicherweise zufriedener und motivierter sein, als wenn sie nur ein Scheinpräparat bekommt. Das kann wiederum dazu führen, dass sich in diesem Fall die TeilnehmerInnen mehr bewegen und gesünder ernähren, was an sich schon dazu führen kann, dass sie deutlich an Gewicht verlieren.

Der Placeboeffekt, sei es durch Placebopillen und/oder auch durch wohltuende Kommunikation, wenn sich zum Beispiel ein Arzt mehr Zeit für die PatientInnen nimmt, ist nicht zu unterschätzen. Positive therapeutische Placeboeffekte wurden unter anderem bei der Schmerzhemmung, aber auch im Immunsystem beschrieben.[18, 19]

Warum gibt es immer wieder unterschiedliche Meinungen?

»Die Wahrheit ist, dass es keine Wahrheit gibt.« Dieser Ausspruch des amerikanischen Literaturnobelpreisträgers Isaac Bashevis Singer (1902–1991), welcher sozusagen eine neuere, modifizierte Version von »Ich weiß, dass ich nichts weiß« (wahrscheinlich erstmalig Sokrates) darstellt, kann teilweise auch auf verschiedene Forschungsdisziplinen der heutigen Zeit übertragen werden. Auf zahlreiche Studien, in denen zum Beispiel positive Ergebnisse beziehungsweise Wirkungen von Nährstoffen, Nahrungsergänzungsmitteln oder Public-Health-Interventionen veröffentlicht werden, kommen andere, bei denen entweder nichts gefunden oder sogar teilweise Gegenteiliges behauptet wird. Die Aussagen »widersprüchlich«, »noch unbewiesen«, »noch unzureichend untersucht« oder auch »weitere Studien sind notwendig« sind heutzutage in wissenschaftlichen Publikationen recht häufig anzutreffen.

Ein wesentlicher Grund dafür ist unter anderem das nahezu exponentiell anwachsende Wissen, die damit verbunden fast unüberschaubare Zahl an Publikationen und ihre ständige Abrufbarkeit innerhalb von einigen Sekunden über das Internet. Durch den starken Konkurrenzkampf und die wissenschaftliche Globalisierung steigt verständlicherweise die Wahrscheinlichkeit für unterschiedliche Studienergebnisse. Zum Beispiel erscheinen in der bekanntesten medizinischen Datenbank Pubmed in der Periode 1960 bis Ende 1969 etwa 1 250 Arbeiten, wenn der Suchbegriff »Austria«, für Publikationen, die aus Österreich stammen, eingegeben wird. In der Periode 2010 bis Ende 2019 sind es bereits bemerkenswerte über 85 000 Arbeiten. Ein fast 70-facher Anstieg! Das ist im Vergleich zum Bevölkerungswachstum von etwa 25 Prozent seit 1960 eine explosionsartige Steigerung. Eine ähnliche beeindruckende relative Entwicklung sieht man, wenn »Germany« in die Suchzeile eingegeben wird.

Neben der massiven Flut an Publikationen spielt bei klinischen Studien auch der individuelle Faktor, als ein wichtiger Grund für nicht konsistente Studienergebnisse, eine wichtige Rolle. Jeder Mensch reagiert aufgrund seiner Einzigartigkeit individuell auf eine medizinische oder therapeutische Intervention. Außerdem kommen bei wissenschaftlichen Untersuchungen, insbesondere wenn sie über eine längere Periode gehen, trotz Randomisierung auch unterschiedliche Verhaltensweisen, Lebensbedingungen und nicht selten auch Begleiterkrankungen der TeilnehmerInnen dazu – alles Umstände, die das Ergebnis beeinflussen können. Daher ist von vornherein nicht sicher vorhersagbar, ob die gleiche Studie mit einer ähnlichen Anzahl an Versuchspersonen an zwei verschiedenen Orten der Welt das gleiche Ergebnis zeigt.

Ein weiterer wichtiger Aspekt der Studien ist die analysierte Population. So müssen die Ergebnisse einer Untersuchung, die bei älteren Frauen durchgeführt wurde, nicht unbedingt auch auf junge Männer zutreffen. Nicht zwangsläufig auf den Menschen übertragbar sind auch Erkenntnisse, die aus Tierexperimenten gewonnen wurden.

Und schließlich werden leider auch immer wieder Studien nicht nach den anerkannten Richtlinien, die oben erklärt wurden, geplant und durchgeführt. Ein Vergleich zwischen einer solchen »suboptimalen« Untersuchung mit einer, die den Standards entspricht, kann daher unterschiedliche Ergebnisse zeigen.

In der Vergangenheit hat der Prozess von der Idee für eine Studie bis zur schlussendlichen Veröffentlichung auch länger gedauert. Als ich meine wissenschaftliche Karriere Mitte der 1990er-Jahre begonnen habe, gab es bereits DVDs von der Pubmed-Datenbank, die in regelmäßigen Abständen im Haus weitergereicht wurden, sodass wir alle paar Wochen die Möglichkeit hatten, am PC zu recherchieren, ob unser Geistesblitz bereits von jemand anderem aufgegriffen und publiziert wurde. In der Vor-PC-Ära war das viel schwieriger. Mein ehemaliger Chef erzählte mir, dass er sich in der Vorbereitungsphase für eine Studie etwa drei bis vier Wochen in den diversesten Bibliotheken »einkaserniert« hat, um die wichtigsten Zeitschriften in seinem Forschungsbereich zu sichten. Mittlerweile weiß ein geübter Wissenschaftler innerhalb von knapp einer Stunde, ob seine Idee vielleicht nobelpreisverdächtig sein könnte oder Schnee von gestern ist.

Von wenig zu viel Evidenz

Was ist wirklich bewiesen oder »wahr«, und wie kann man genaue von ungenauen Studien beziehungsweise gesicherte Erkenntnisse von eher zweifelhaften Hypothesen unterscheiden?

Um einen Leitfaden im Dickicht der eher unübersichtlichen Landschaft von insbesondere humanen Studien zu bekommen, hat sich seit etwa zwei Jahrzehnten der Begriff der sogenannten evidenzbasierten Medizin, abgekürzt EBM, etabliert. Evidenz (lat. evidentia = Ersichtlichkeit) wird umgangssprachlich auch mit völliger Klarheit übersetzt. In Zusammenhang mit der evidenzbasierten Medizin leitet sich das Wort Evidenz vom englischen Wort »evidence« (= Beweis, Beleg) ab und bezieht sich dabei vor allem auf die Art und Qualität von verschiedenen Studien oder klinischen Positionen, über die eine wissenschaftliche Fragestellung erhärtet oder widerlegt wird. Grundsätzlich geht die hierarchische Abstufung in der auf Evidenz basierten Reihung von diversen Studienarten, Meinungen und Methoden von niedrig (= geringe Evidenz) bis hoch (= überzeugende Evidenz). Ein Vorschlag für eine Reihung stellt die abgebildete Graphik dar.

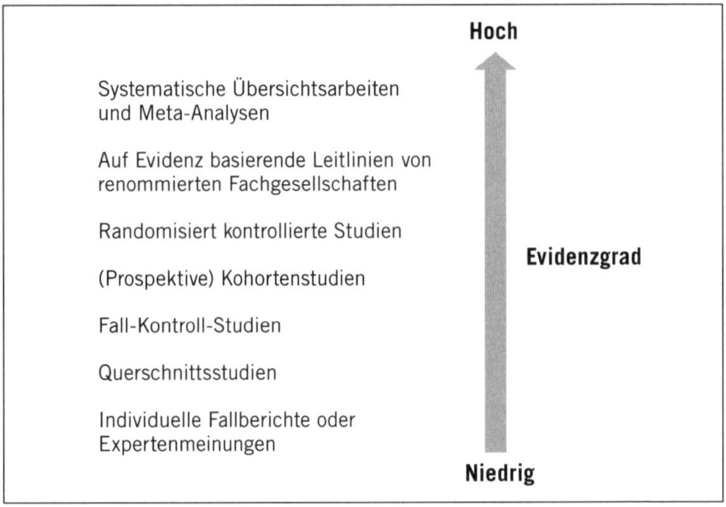

Abbildung 2: Vereinfachter Vorschlag für verschiedene Evidenzgrade von Studien, Leitlinien und Meinungen.

Es existieren auch genauer definierte Evidenzklassen von Klasse V, welche der niedrigsten, bis Klasse I, welche der höchsten Evidenzstufe entspricht. An oberster Stelle der Evidenzhierarchie stehen üblicherweise systematische Reviews (auch systematische Übersichtsarbeiten genannt) und Meta-Analysen, vorzugsweise von randomisiert-kontrollierten Studien. Bei einem systematischen Review werden alle verfügbaren Studien zu einer bestimmten Fragestellung systematisch und nach expliziten Methoden in den medizinischen Datenbanken mittels einer umfangreichen Literaturrecherche identifiziert, nach klaren Kriterien ausgewählt und dann kritisch bewertet. Ein Beispiel wäre, den Einfluss einer Salzreduktion auf den Blutdruck von Personen mit Bluthochdruck (in der Fachsprache Hypertonie genannt) zu überprüfen.[20] Nach der Zusammenfassung und Bewertung von allen Studien zu diesem Thema, wird man zu dem Schluss kommen, dass eine Salzreduktion den Blutdruck von Hypertonikern senken kann. Dabei wird man aber auch feststellen, dass nicht alle Studien blutdrucksenkende Effekte zeigen konnten, aber eben die meisten, sodass die Schlussfolgerung relativ eindeutig ausfällt. Das Resümee »Salzreduktion senkt den Blutdruck von Hypertonikern« kann noch ein wenig erhärtet werden, wenn zusätzlich eine Meta-Analyse durchgeführt wird. In dieser werden die Daten aus den einzelnen Studien gepoolt und dann mit speziellen Programmen berechnet, ob der Unterschied zwischen der »Salzreduktionsgruppe« und der Kontrollgruppe statistisch aussagekräftig, also signifikant ist. Zusätzlich kann auch das Ausmaß des blutdrucksenkenden Effektes in Millimeter Quecksilbersäule (mmHg) berechnet werden.

Am anderen Ende der Evidenzskala stehen nicht-experimentelle, beschreibende Studien von einzelnen PatientInnen und Meinungen von einzelnen ExpertInnen.

p-Wert, relatives Risiko und odds-ratio

Wichtige Kriterien, um Studien bewerten zu können, sind das »Signifikanzniveau« (Irrtumswahrscheinlichkeit) wie auch, vor allem in epidemiologischen Untersuchungen, das relative Risiko oder das Chancenverhältnis (= odds ratio). Bei einem Vergleich von Studienresultaten zweier Gruppen interessiert vor allem, ob der Unterschied auf einem Zufall beruht oder nicht. Dies reflektiert der sogenannte p-Wert, wobei p für »probability«, also Wahrscheinlichkeit, steht. Je kleiner der p-Wert, desto höher die »statistische Signifikanz«, das heißt, desto sicherer ist das Ergebnis. Normalerweise gelten Unterschiede mit einem p-Wert unter 0,05 als statistisch signifikant.

Das relative Risiko (abgekürzt mit RR) hingegen beschreibt in Beobachtungsstudien das relative Erkrankungsrisiko zweier

Gruppen, die unterschiedliche Verhaltensmuster oder zum Beispiel Ernährungsgewohnheiten aufweisen. Eine vorrausschauende (prospektive) große Kohortenstudie zeigt beispielsweise, dass von 10000 Menschen, die viel Fleisch essen, nach zehn Jahren Beobachtungszeit 50 Dickdarmkrebs bekommen, wohingegen bei einer anderen Gruppe der gleichen Kohorte von 10000 Befragten, die wenig Fleisch essen, nur zehn an Dickdarmkrebs erkranken. So gesehen haben die Viel-Fleischesser, einfach ausgedrückt, ein fünffach erhöhtes relatives Risiko, Dickdarmkrebs zu bekommen, im Vergleich zu denjenigen, die wenig Fleisch essen.

Insbesondere bei Querschnittsuntersuchungen wird statt dem relativen Risiko die odds ratio (OR) verwendet. Odds (engl. Chancen) beschreibt die Wahrscheinlichkeit für den Zusammenhang eines bestimmten Ereignisses, in der Regel einer Krankheit, mit einem Risikofaktor. Die Berechnung ist ähnlich der des relativen Risikos, jedoch ist es eben streng genommen »nur« eine Chance/Wahrscheinlichkeit und kein Risiko, ein kleiner, aber feiner Unterschied. Eine odds ratio von drei würde zum Beispiel eine dreifach höhere Chance für eine Assoziation eines Risikofaktors mit einer Krankheit bedeuten, im Vergleich zu einer Kontrollgruppe, die nicht dem Risikofaktor ausgesetzt ist.

Ein paar Tipps für den Laien

Neben den klassischen medizinischen Datenbanken wie Pubmed, Scopus oder Embase verwende auch ich gelegentlich zusätzlich Google, um bestimmte Themen zu recherchieren. Für den Laien hingegen sind Google und Co. die primären Quellen, um nach bestimmten medizinischen Fragestellungen zu suchen. Gründe sind die leichte, freie Verfügbarkeit von deutschsprachigen Informationen, aber auch der Umstand, dass die Publikationen in den medizinischen Datenbanken großteils hochwissenschaftliche, englischsprachige Abhandlungen darstellen und daher nicht jedermanns Sache sind.

Nur wie kann man im Google unter den Zigtausenden von Websites und Dokumenten die Spreu vom Weizen trennen? Grundsätzlich ist das für einen Laien kein leichtes Unterfangen. Es ist jedoch möglich, die Wahrscheinlichkeit seriöses zu lesen, zu erhöhen, indem unter anderem auf drei Dinge geachtet wird:

- Von wem stammt die Information?
- Werden seriöse Quellenangaben angeführt?
  Und eventuell:
- Ist die Information auch als PDF-Dokument abrufbar?

Vertrauenswürdig sind vor allem Informationen von renommierten Fachgesellschaften, zum Beispiel bezüglich Ernährung von den deutschen, österreichischen oder schweizerischen Gesellschaften für Ernährung. Auch bei Beiträgen von ExpertInnen, die hauptberuflich an der Universität tätig sind, kann man normalerweise von vertrauenswürdigen Informationen ausgehen. Eine universitäre Anbindung gewährleistet in der Regel, dass sich die Person an evidenzbasierte Standards hält und die Inhalte oder Empfehlungen unabhängig von monetären oder anderen privaten Beweggründen erfolgen. ProfessorInnen und andere WissenschaftlerInnen, die nicht (mehr) an der Universität arbeiten, weisen hinsichtlich ihrer Behauptungen einen größeren Spielraum auf, wobei dieser nicht unbedingt nachteilig für den sich informierenden Laien ausgenutzt werden muss. Aber wenn die Behauptungen zum Beispiel in eine Praxis- oder Verkaufswebsite eingebunden sind, sollte man zweimal hinschauen, ob nicht andere Absichten mit hineinfließen.

Seriöser werden die Empfehlungen auch sein, wenn sie mit Quellen untermauert wurden. Diese sollten optimalerweise aus internationalen Zeitschriften mit Gutachterverfahren stammen, wobei das für den Laien verständlicherweise oft nicht ersichtlich ist. Es gibt in der Biomedizin einige tausend Zeitschriften aus unterschiedlichen Disziplinen, von denen nur wenige einem Nicht-Wissenschaftler bekannt sind. Zu diesen gehören zum Beispiel *Lancet, Nature* oder *Science*. Aber viele andere Zeitschriften unterliegen auch einem strengen Gutachterverfahren und stellen daher ebenfalls seriöse Quellen dar.

Wenn ich bei Google nach fundierten Informationen suche, schränke ich oft mein Suchprofil auf PDF-Dokumente ein, in dem ich zusätzlich das Kürzel »PDF« in die Suchzeile eingebe. Aus meiner langjährigen Erfahrung kann ich sagen, dass PDF-Dokumente überwiegend vertrauenswürdige Inhalte aufweisen. Oft sind es Übersichts- oder Originalarbeiten oder auch manchmal Dissertationen oder Diplomarbeiten, die einen wissenschaftlichen Mindeststandard erfüllen müssen. Der Nachteil von solchen PDF-Dokumenten ist, dass sie eher für Personen mit einem gewissen Hintergrundwissen verfasst wurden und manchmal einen ansehnlichen Umfang besitzen, der den einen oder anderen davon abhält, weiterzulesen.

Falls man sich dennoch überwindet sich durch das Manuskript zu »ackern«, kann man oft davon profitieren und geht ziemlich auf Nummer sicher, dass die ausgesprochenen Empfehlungen Hand und Fuß haben.

Wissenschaftlich verunsichert

Ein WissenschaftlerInnen gehört zur Gattung der Vorsichtigen. Wir möchten alles genau wiedergeben, ja nichts falsch machen, uns nicht vor den KollegInnen blamieren und sind daher nicht selten ultrawachsam mit unseren Formulierungen. Dadurch kommen wird hier und da auch in Konflikt mit den Vorstellungen von JournalistInnen. Wir reden von »möglicherweise« statt »wahrscheinlich« oder von »wahrscheinlich« statt »so ist es«. Seit dem Zeitalter der evidenzbasierten Medizin ist die Wissenschaft genauer, seriöser, aber auch schwieriger geworden. Man könnte auch behaupten, dass 2020 weniger »wahr« ist als noch im Jahr 1990.

Trotzdem sind bei vor allem mehrfach bestätigten Studienergebnissen eindeutige Informationen und Meinungen in der Kommunikation mit diversen Medien und Laien wichtig. Meines Erachtens problematisch und mühsam ist diesbezüglich die kleine Gruppe von megakritischen KollegInnen, die in den meisten Studien Limitationen und andere mögliche Ungereimtheiten sehen und sich selbst bei eindeutigen Ergebnissen aus Meta-Analysen nicht festlegen wollen. Ein Beispiel für eine Verunsicherung durch schwammige Aussagen wäre die Salzproblematik. Dass eine Salzreduktion den Blutdruck von etwa 60 Prozent der Hypertoniker senkt, weiß man bereits seit Ende der 1940er-Jahre, und mittlerweile existieren dazu auch mehrere Meta-Analysen. Zusammen mit meinen MitarbeiterInnen habe ich dazu eine Übersichtsarbeit verfasst, in der wir die vorhandenen Meta-Analysen zusammengefasst und interpretiert haben.[21] Auch die Weltgesundheitsorganisation empfiehlt den Salzkonsum bei Erwachsenen auf maximal fünf Gramm täglich zu reduzieren. Aber immer wieder behaupten einzelne WissenschaftlerInnen, dass es, wenn überhaupt, nur eine *mögliche* Evidenz für einen vorteilhaften Effekt einer Salzreduktion auf den Blutdruck gäbe, dass der ganze Zusammenhang extrem widersprüchlich sei und ähnliche Kaliber. Salopp zusammengefasst meinen diese Personen, es ist eigentlich wurscht, wieviel Salz wir essen. Leider führen solche Aussagen dazu, dass der eine oder andere Konsument dann wie gehabt seinen hohen Salzkonsum beibehält, sodass jahrzehntelange Forschungsarbeit zunichte gemacht wird, zumindest bei denen, die das glauben, was der »Experte« in seiner Übervorsicht und möglicherweise auch Unsicherheit von sich gegeben hat.

Daher wäre es wichtig, auch als Laie kritisch zu lesen und gewisse Dinge zu hinterfragen beziehungsweise zu googeln.

I. Lebensstil

Ich bin in Deutschland in einer Zeit aufgewachsen, in der man noch recht wenig über die Vorteile eines vernünftigen Lebensstils für unsere Gesundheit wusste. Die medizinischen Wissenschaften steckten diesbezüglich damals noch in den Kinderschuhen, und Gesundheitsprävention und -förderung gab es kaum. So bin ich mit der täglichen Wurst, literweise Fanta und Co. und dem Zigarettenqualm in Flugzeugen groß geworden. Zum Beispiel war nur wenig über gesunde Ernährung oder auch die mannigfaltigen Vorteile von körperlicher Aktivität bekannt. Das war damals aber vielleicht weniger notwendig, weil sich die Menschen, vor allem die Kinder und Jugendlichen, soweit ich mich erinnern kann, mehr bewegten. Da außer zwei Fernsehkanälen keine elektronische Ablenkung verfügbar war, »mussten« wir als Kinder Bücher lesen und uns sportlich betätigen. Ich war dreimal die Woche im Schwimmverein oder beim Handballtraining, die Ligaspiele am Wochenende nicht mitgerechnet. Früher waren Übergewicht und Fettleibigkeit bei vor allem jüngeren Menschen auch nicht so verbreitet.

Heutzutage weiß man viel mehr über die Vorbeugung von Krankheiten, die Förderung der körperlichen und psychischen Gesundheit und die Reduktion von Sterblichkeitsrisiken. Das hat auch dazu geführt, dass sich in den letzten Jahrzehnten die mittlere Lebenserwartung deutlich nach oben verschoben hat. All diese Bereiche werden unter dem Begriff »Public-Health« zusammengefasst.

Ich arbeite schon seit einem Vierteljahrhundert an der Medizinischen Universität Wien (früher Medizinische Fakultät) und bin 2012 in das Zentrum für Public-Health gewechselt. Meine KollegInnen und ich befassen uns mit fast allen wichtigen Bereichen zur Erhaltung der menschlichen Gesundheit, angefangen von Ernährung über Bewegung bis hin zu Übergewicht und Rauchen. Auch Bereiche wie zum Beispiel die Umwelt, das Altern, Impfungen und die Gesundheitsvorsorge werden von uns abgedeckt.

Wie angesprochen zeigen sich die Vorteile eines gesunden Lebensstils vor allem in einem reduzierten Risiko für (vorzeitige) Sterblichkeit und diverse Krankheiten. Hier vor allem:

- Herz-Kreislauferkrankungen, wie Bluthochdruck und Herzinfarkt,
- Krebs und
- Fettleibigkeit, in der Fachsprache Adipositas genannt. Damit eng verbunden ist der sogenannte Typ-2-Diabetes, also die Zuckerkrankheit, bei der es primär zu einer verminderten Wirkung von Insulin an der Zielzelle kommt.

In der 2018 veröffentlichten Analyse einer der weltweit größten Studien, der Global Burden of Disease Study (Studie zur globalen Belastung durch Krankheit), die fast alle Länder um den Globus erfasste, gehörten zu den Top-Risikofaktoren für DALYs ein hoher (systolischer) Blutdruckwert, Rauchen, ein hoher Nüchtern-Blutzuckerwert und ein hoher Body-Mass-Index.[22]

DALY steht für »Disability-Adjusted Life Years«, zu Deutsch: behinderungsbereinigte Lebensjahre, und setzt sich aus zwei Komponenten zusammen: den »Years of Life Lost Due to Premature Death«, übersetzt verlorene Lebensjahre durch vorzeitiges Versterben, und den »Years Lived with Disability«, welche die Jahre in Behinderungen, deren Ursache üblicherweise diverse Krankheiten darstellen, quantifizieren.

Herz-Kreislauferkrankungen gehören zu den wichtigsten Gründen für Sterblichkeit in der Altersgruppe 70 bis 80 Jahre.[23]

In diesem Zusammenhang zeigte zum Beispiel eine US-amerikanische Studie, dass hundertjährige Veteranen (Altersbereich 100 bis 112 Jahre) unter anderem eine geringere Häufigkeit von Bluthochdruck, Herzinfarkt/Angina Pectoris oder Diabetes im Vergleich zu 85- bis 99-Jährigen aufwiesen.[24] Die Fähigkeit, altersabhängige Herz-Kreislauferkrankungen zu verhindern oder zu verzögern, wird daher als ein wichtiger Mechanismus angesehen, der mit einem erfolgreichen Altern assoziiert ist. Es wird vermutet, dass Hundertjährige weniger der kardiovaskulären Risikofaktoren, also Risikofaktoren die das Herz oder die Gefäße betreffen, die eine wichtige Todesursache in der Altersgruppe 70 bis 80 und ein wenig drüber darstellen, aufweisen.

Die wichtigsten Herz-Kreislauferkrankungen, die unsere Lebensspanne verkürzen können, und deren Auftreten wir durch einen gesunden Lebensstil zumindest verzögern können, sind die Arteriosklerose (auch bekannt unter Atherosklerose oder im Volksmund Arterienverkalkung) und der Bluthochdruck.

Kennzeichen der Arteriosklerose ist eine chronisch fortschreitende, krankhafte Veränderung der Gefäßwand der Arterien und Entstehen von sogenannten arteriosklerotischen Plaques.

Gravierende Folgen der Arteriosklerose können ein Schlaganfall oder ein Herzinfarkt sein, je nachdem, ob die großen Halsarterien oder die Herzkranzgefäße betroffen sind. Daneben werden durch die Arteriosklerose relativ häufig die Beinarterien in Mitleidenschaft gezogen. Dieses Krankheitsbild wird pAVK (periphere arterielle Verschlusskrankheit) genannt und befällt vor allem jahrelange Kettenraucher (das sogenannte Raucherbein) oder auch Diabetiker, die nicht oder unzureichend behandelt wurden. Schließlich kann eine Arteriosklerose zur Erblindung und zum Ausfall der Nierenfunktion führen.

Für die Entstehung einer Arteriosklerose sind hauptsächlich verschiedene, teilweise oder komplett beeinflussbare Risikofaktoren wie Rauchen, Bluthochdruck, Diabetes mellitus, Fettstoffwechselstörungen und ungesunde Ernährung verantwortlich.

Ein wichtiges Ziel für ein langes und gutes Leben sollte daher sein, die vermeidbaren Hauptrisiken für Krankheiten und vorzeitige Sterblichkeit zu minimieren. Und das ist durch einen gesunden Lebensstil durchaus möglich, obwohl es verständlicherweise keine 100-prozentige (Erfolgs-)Garantie dafür gibt.

Neben Bluthochdruck, einem Typ-2-Diabetes, Fettleibigkeit (Adipositas) und Krebs spielt zusätzlich im Alter auch der kognitive Abfall beziehungsweise das Demenzrisiko eine wichtige Rolle. Die kognitiven Fähigkeiten inkludieren viele Bereiche, wie Gedächtnis, Lernen, Aufmerksamkeit, Kreativität und Fähigkeiten zur Problemlösung. Auch hier kann ein gesunder Lebensstil bis zu einem bestimmten Grad protektiv wirken.

Schließlich können gewisse Maßnahmen, wie auf Evidenz basierende Ernährung und vor allem regelmäßige Bewegung oder Krafttraining, vorbeugend oder therapeutisch gegen die Muskelschwäche im Alter, die mit einem Verlust der Selbstständigkeit einhergehen kann, wirksam sein.

Da all diese erwähnten Krankheiten die Hauptlast im Alter ausmachen, weist eine Optimierung des Lebensstils eine enorme Bedeutung auf. Beginnend mit dem Rauchen gehe ich in weiterer Folge auf die wichtigsten Lebensstilfaktoren und -maßnahmen ein, die mit dem Krankheits- oder (vorzeitigem) Sterblichkeitsrisiko sowie dem Wohlbefinden einhergehen.

Rauchen

Anfang der 1990er-Jahre war ich im Rahmen meiner ärztlichen Ausbildung eine Zeitlang in Ostercappeln, einem kleinen, verträumten Ort in Norddeutschland, tätig. Das dortige Krankenhaus wies einen recht großen Einzugsbereich auf, sodass einiges zu tun war und ich die Möglichkeit hatte, sehr viel zu lernen. Von der Früh bis Dienstschluss arbeitete ich in der Unfallambulanz, ab und zu wurde ich im OP zur Assistenz eingeteilt, und sehr selten durfte ich selbst operieren. Neben dieser täglichen Routine hielt ich, wie fast alle Ärzte auch, Nachtdienste; es waren so etwa fünf bis sieben im Monat.

Im Rahmen dieser intensiven Zeit behandelte ich viele PatientInnen mit allen möglichen Verletzungen und Beschwerden. An wenige kann ich mich heute noch dunkel erinnern, doch einer von ihnen hat einen bleibenden Eindruck hinterlassen. Es war ein verschwindend schlanker Mann, so Ende 40, mit einem markant faltigen Gesicht, der mit einem blütenweißen Hemd, aus dessen Brusttasche eine rote Zigarettenpackung durchschimmerte, bekleidet war. Nennen wir ihn Herrn M. Herr M. kam bei einem meiner Nachtdienste am frühen Abend in die Ambulanz und berichtete über starke Schmerzen im rechten Unterschenkel. Er erzählte mir, dass er bereits seit einigen Monaten nach einer bestimmten Gehstrecke leichte Schmerzen im Bein verspüre, aber dass die Beschwerden nach einer kurzen Rast wieder verschwänden.

»Das klingt sehr verdächtig nach der ›Schaufensterkrankheit‹«, dachte ich damals. Bei einer Durchblutungsstörung in den Beinen, durch Verkalkung und Einengung der Arterien, kommt es bei Belastung zu einem relativen Sauerstoffmangel in der Muskulatur, der sich dann mit Schmerzen rächt und die Betroffenen zwangsläufig beim nächsten »Schaufenster« eine kurze Rast einlegen müssen. Ähnlich ist es auch bei Verkalkung der Herzkranzgefäße – jede stärkere Belastung, zum Beispiel Treppensteigen, löst durch den relativen Sauerstoffmangel Brustschmerzen aus.

Mein Verdacht der Schaufensterkrankheit wurde deutlich erhärtet, als er auf meine Frage »Seit wann rauchen Sie?« mit »Ich kann mich nicht mehr erinnern« antwortete. »Ich kann mich nicht erinnern« bedeutete für mich übersetzt mindestens 25 bis 30 Jahre. Mit 30 Jahren durchgehendem Rauchen erwirbt man sich schon fast eine Krankheitsgarantie für die eine oder andere, kleinere oder größere, körperliche Beschwerde. Hat man Glück, bleibt man verschont, aber die Wahrscheinlichkeit, dass man komplett die Kurve kratzt, ist nicht sehr hoch. Um meinen Verdacht zu bestätigen, überprüfte ich bei ihm die Beindurchblutung. Der rechte Unterschenkel war blasser als der linke und fühlte sich kalt an. Es waren keine Fußpulse tastbar und auch im Ultraschall sah es nicht rosig aus. So schickte ich ihn zwecks genauerer Abklärung in die nächstgelegene Spezialambulanz.

Wenige Wochen danach lag er bei uns auf dem OP-Tisch. Ich war dabei, als wir ihm das rechte Bein amputierten. Einen Arzt bewegt und berührt vieles in seinem Job. Aber vor allem einem Jungmediziner geht eine Beinamputation besonders an die Substanz, auch wenn in diesem Fall der Schuldige zweifelsfrei feststand. Vier bis fünf Tage später bat mich der Oberarzt, Herrn M. bezüglich einer Prothese für den rechten Beinstumpf zu beraten. Als ich ihn aufsuchte, hatte er wieder ein weißes Hemd an, und seine Brusttasche war erneut gefüllt mit dem Stoff, der sein Leben ruiniert hatte. Unsere Empfehlungen, nicht zu rauchen, hatte er in den Wind geschrieben. Ehrlich gesagt hatte ich leider nichts anderes erwartet. Als ich ihm gerade die Vorteile einer Beinprothese näherbringen wollte, antwortete Herr M. lapidar: »Bestellen Sie mir gleich einen Rollstuhl.« Es klang definitiv, ohne jeglichen Spielraum für eine Beratung, die vielleicht seine Meinung geändert hätte.

Und er hatte Recht behalten. Etwa drei, vier Monate später lag Herr M. wieder auf unserem OP-Tisch. Diesmal war es das linke Bein. Der Tschick, wie man in Österreich sagen würde, hatte seinen Finalsieg errungen. Bei Herrn M. waren es die Beine, die dran glauben mussten, bei anderen ist es das Herz, das Gehirn oder die Lungen, die deutlichen Schaden nehmen. Oft auch mehreres gleichzeitig.

Dass Rauchen nicht gesund ist, weiß jedes Kind. Und schon jeder Jugendliche hat gehört, wozu Rauchen konkret führen kann. Daher halte ich mich hier auch kurz.

Einer der stärksten limitierenden Faktoren für ein gesundes, gutes Altern ist das Rauchen. Der Tabakkonsum gilt als wichtigster beeinflussbarer Risikofaktor und ist, neben negativen Konsequenzen auf die Lungenfunktion und die Gefäße, mit einer Vielzahl von Krebserkrankungen assoziiert.[25] Die Lebenserwartung wird durch langjähriges Rauchen um durchschnittlich rund zehn Jahre gesenkt.[26] In Zusammenhang mit anderen Risikofaktoren, vor allem einem hohen Alkoholkonsum, steigt das Risiko für insbesondere Krebs der oberen Atem- und Verdauungsorgane noch weiter an, sodass diese Kombination außerordentlich zerstörend ist.

Rauchen und Altern könnte man schlicht und einfach zusammenfassen mit der Aussage: »Willst du gesund alt werden, meide das Rauchen.« Und man könnte es ergänzen mit: »Höre am besten heute auf.« Die Vorteile, die mit dem Rauchstopp verbunden sind, betreffen die wichtigsten Organsysteme und treffen für jede Altersgruppe zu. Es ist nie zu spät, mit dem Rauchen aufzuhören. Nach dem Rauchstopp sinkt das Risiko für die meisten vom Rauchen abhängigen Erkrankungen, und auch die Symptomatik von bestehenden Erkrankungen wird reduziert, sofern sie sich nicht bereits im Endstadium befinden.

Rauchen ist neben der Sonneneinstrahlung der wichtigste Risikofaktor für Hautalterung. Es mag cool sein, zu rauchen und dabei in der Sonne zu liegen, ohne sich vorher eingecremt zu haben. Mag sein, dass es auch gute Laune macht. Aber wenn man häufig macht, nimmt man nicht nur ein kürzeres Leben in Kauf, sondern neben einigen Falten auch ein erhöhtes Hautkrebsrisiko.

Einige Studien zeigten ferner, dass Hundertjährige sehr selten rauchen, und wenn sie es tun, eine schlechtere Gesundheit aufweisen.[27] Es ist eine eher naivere Wunschvorstellung, dass man als langjähriger Raucher fit und gesund die Hundert packt. Die heutige Medizin ist natürlich in der Lage, auch einen fast lebenslangen Kettenraucher bis zu seinem 80sten oder drüber durchzubringen. Die Wahrscheinlichkeit jedoch, dass es ihm mit 75 Jahren gesundheitlich perfekt geht, ist nicht sehr hoch.

Wichtig zu wissen ist auch, dass das Rauchen von Zigarillos und Zigarren ebenfalls der Gesundheit schadet, insbesondere wird dadurch das Risiko für Krebsarten im Kopf- und Nackenbereich sowie Lungen- und Leberkrebs deutlich erhöht.[28]

Da derzeit sehr beliebt, möchte ich auch in ein paar Sätzen auf die Gesundheitsrisiken des Wasserpfeife(Shisha)-Rauchens eingehen. Oft wird behauptet, dass ein häufiger Konsum harmlos sei. Dem widersprechen jedoch einige gut durchgeführte Beobachtungsstudien in der wissenschaftlichen Literatur. Eine Übersichtsarbeit, aus einer der weltbesten Zeitschriften im Public-Health-Bereich, in der 50 Studien unter die Lupe genommen wurden, beziffert die Risiken eines häufigen Wasserpfeifekonsums wie folgt:

- circa dreifach höhere Chance (odds ratio) für einen Zusammenhang mit COPD (eine sehr schwere Lungenerkrankung),
- circa vierfach höhere Chance für einen Zusammenhang mit Krebs im Mundbereich und
- circa zweifach höhere Chance für Lungenkrebs.[29]

Zudem fanden sich auch höhere Chancen für Bronchitis, verringerte mentale Gesundheit, ein geringes Geburtsgewicht (wenn die Mutter während der Schwangerschaft geraucht hat) und für kardiovaskuläre Erkrankungen. Häufiges Rauchen von Wasserpfeifen ist demnach alles andere als ungefährlich!

Dass Passivrauchen ebenfalls mit vielen negativen gesundheitlichen Konsequenzen verknüpft ist, ist eine mittlerweile bekannte Tatsache. In der größten medizinischen Datenbank Pubmed erscheinen zum generellen Suchprofil *(second hand smoke) or (passive smoking)*, also Passivrauchen, mit Stichtag 10. Februar 2020 über 16 500 Titel. Ergänzt man das Suchprofil mit dem Begriff *health* sind es immer noch über 9 700 Titel. Das reflektiert eindrucksvoll die Bedeutung des chronischen Passivrauchens auf unsere Gesundheit. Anlehnend an eine Übersichtsarbeit sind wichtige Risiken des ständigen Passivrauchens:

Bei Kindern insbesondere invasive Meningokokken-Erkrankung (eine schwere Infektionskrankheit), Atemwegsinfektion und Asthma. Dazu kommen im Allgemeinen Gebärmutterhalskrebs, Nahrungsmittelallergien, Lungenkrebs oder Schlaganfall.[30] Außerdem wird noch eine Reihe von anderen Erkrankungen vermutet, bei denen die wissenschaftliche Evidenz nicht signifikant ist.

Es mag hart klingen, aber meiner Meinung nach fällt Rauchen in der Schwangerschaft in den Bereich der Körperverletzung. In einer aktuellen Übersichtsarbeit wurden unter anderem folgende schwerwiegende Risiken von Rauchen in der Schwangerschaft beschrieben:

- Frühgeburt,
- geringes Geburtsgewicht und
- fetale Wachstumsstörungen.[31]

Aber auch ein erhöhtes Risiko für Lungenfunktionsstörungen und -erkrankungen bei Kindern.[32] Außerdem gibt es schon einige Hinweise für eine Assoziation zwischen Rauchen in der Schwangerschaft und ADHS, dem weitbekannten Aufmerksamkeits-

Defizit-Hyperaktivitäts-Syndrom, beim Kind.[33, 34] Da ADHS recht häufig auftritt und vielen Eltern Kummer bereitet, sollte man als Raucherin mit Kinderwunsch diesen Zusammenhang unbedingt im Hinterkopf behalten.

Apropos: Ein Rauchstopp wirkt sich sofort auf die Gesundheit aus. Anlehnend an die Weltgesundheitsorganisation sind Beispiele für vorteilhafte Effekte:

- Bereits 20 Minuten nach der »letzten Zigarette« sinken der Ruhepuls und der Blutdruck.
- Nach zwei bis zwölf Wochen verbessern sich sowohl die Lungen- als auch die Kreislauffunktion, sodass man leistungsfähiger wird.
- Nach einem Jahr Abstinenz sinkt das erhöhte Risiko für koronare Herzkrankheit (welche zum Herzinfarkt führt) auf fast die Hälfte eines Rauchers.
- Nach zehn Jahren ist das Lungenkrebsrisiko nur mehr halb so hoch wie bei jenen, die weiter rauchen.[35]

Ich denke, die Vorteile eines Rauchverzichts stehen zweifelsohne für sich und müssen nicht weiter argumentiert werden.

Fazit und Empfehlungen

- Rauchen Sie nicht. Hören Sie, wenn möglich, jetzt auf.
- Falls Sie es geschafft haben, belohnen Sie sich mit etwas. Die größte Belohnung wird Ihre bessere Gesundheit, Ihre höhere Leistungsfähigkeit und Ihr Wohlbefinden sein.
- Wenn Sie es geschafft haben, bleiben Sie dran und greifen Sie nicht bei der erstbesten miesen Laune, oder wenn es mal nicht so gut läuft, wieder zum Glimmstängel. Das Risiko, dass Sie dann wieder anfangen, ist hoch. Außerdem erzählen Sie es allen, damit Sie nicht durch Zufall in Versuchung geraten.
- Gegen eine mögliche Gewichtszunahme können Sie durch Be-

wegung gut gegensteuern und haben dadurch auch einen massiven zusätzlichen Begleitnutzen.

- Wenn Sie es nicht in ein paar Wochen schaffen, holen Sie sich professionelle Hilfe. Und fragen Sie auch andere, die mit dem Rauchen aufgehört haben, wie sie es geschafft haben.
- Wenn Sie nicht aufhören wollen, belasten Sie bitte nicht andere – zu Hause, am Arbeitsplatz, im Bauch oder sonst wo. Passivrauchen hat auch enorme Konsequenzen auf die Gesundheit der unfreiwillig Exponierten.

Ernährung

Roger Bacon, ein Franziskanermönch, sagte bereits vor mehr als 700 Jahren, dass eine wohldurchdachte, ausgewogene Kost, Bewegung und gute hygienische Verhältnisse das Altern abwenden können.[36] Bis heute hat sich an diesen Empfehlungen nicht viel geändert, wobei das mit dem Abwenden des Alterns, natürlich nicht ganz erst zu nehmen ist. Der weitere Rat Bacons, man solle doch auch den frischen Atem einer blühenden Jungfrau inhalieren, um seine Jugend zu erhalten, ist natürlich nicht unbedingt wissenschaftlich evidenzbasiert. Dieser Glaube rührte damals von einer Geschichte König Davids her, der im Alter nachts zwischen zwei Jungfrauen zu schlafen pflegte, um seine Jugend wiederzuerlangen.[36]

Eine gesunde Ernährung kann zwar nicht die maximale Lebensspanne, die bei etwa 100 bis 120 Jahren liegt, verlängern. Eine gesunde Ernährung erhöht jedoch die Wahrscheinlichkeit, die individuell vorgesehene Lebensspanne und möglicherweise auch einige Jahre darüber hinaus zu erreichen. Heutzutage steht im Vergleich zu früher nicht mehr der Nährstoffmangel im Vordergrund – wobei immer noch fast jeder neunte Mensch auf der Welt Hunger leiden muss –, sondern in zunehmendem Maß die wachsende Anzahl von Übergewichtigen und Fettleibigen in der Bevölkerung. Das zieht sich auch ins jüngere Seniorenalter hinein. Bei den Hoch- und Höchstbetagten steigt dann eher das Risiko für Unterernährung.

Eine gesunde Ernährung bildet grundsätzlich die Basis für körperliches und geistiges Wohlbefinden. Sie senkt das Risiko für (vorzeitige) Sterblichkeit, schützt vor vielen Krankheiten und stellt eine wichtige Voraussetzung für eine bestmögliche Leistungsfähigkeit im täglichen Leben dar. Dadurch wird vor allem im Alter die Unabhängigkeit gewahrt und die Basis für ein längeres Leben geschaffen. Zu einer gesunden Ernährung gehören vor allem eine ausgewogene Mischkost mit einem sinnvollen Verhältnis an energiehaltigen Nährstoffen (Kohlenhydrate, Fett, Eiweiß) sowie eine ausreichende Flüssigkeitszufuhr.

Wichtig ist, dass reichlich hochwertige Lebensmittel auf dem Speiseplan stehen, die einen hohen Gehalt an Vitaminen, Mineralstoffen und anderen lebenswichtigen Wirksubstanzen enthalten. Gemüse, Obst, Hülsenfrüchte und Vollkornprodukte gehören zu den hochwertigen Lebensmitteln und bilden die Basis einer vernünftigen Ernährung. Fettarme Milchprodukte, Eier sowie Fisch sollten auch nicht auf dem wöchentlichen Speiseplan fehlen.

Insbesondere Gemüse und Obst liefern gesundheitsfördernde Wirksubstanzen, sogenannte Polyphenole; das sind sekundäre Pflanzenstoffe, die vor verschiedenen Krankheiten wie zum Beispiel Krebs, Herzinfarkt, aber auch vor neurodegenerativen Erkrankungen wie Demenz schützen.

Vollkornprodukte, aber auch Hülsenfrüchte, Gemüse und Obst weisen zudem einen hohen Anteil an Ballaststoffen auf, die den Stuhlgang fördern, den Cholesterinspiegel senken, das Sättigungsgefühl verbessern sowie eine langsamere Aufnahme von Zucker im Darm bewirken und somit günstig bei Diabetikern wirken. Außerdem schützen vor allem Ballaststoffe aus Vollkorngetreide vor Dickdarmkrebs und Gewichtszunahme.[37] Es wird eine tägliche Zufuhr von 30 Gramm Ballaststoffen empfohlen, bei Diabetikern sogar noch mehr. Zum Beispiel enthalten eine Scheibe Vollkornbrot (circa 50 Gramm) oder eine kleine Portion Linsen oder Erbsen etwa vier Gramm Ballaststoffe, ein kleiner Apfel oder 100 Gramm Orange etwa zwei Gramm.

Zum Alkohol ist zu sagen, dass maximal zehn Gramm Alkohol (Ethanol) täglich vertretbar sind (entsprechen circa 100 bis 125 Milliliter Wein oder 250 Milliliter Bier), falls keine Suchtprobleme oder Leber-, Krebs- oder Gehirnerkrankungen vorliegen.

Wer allerdings bis ins Alter keinen Alkohol getrunken hat, sollte damit nicht noch mit 80 Jahren beginnen. Alkohol ist und bleibt ein Suchtmittel und ein Zellgift. Obwohl Beobachtungsstudien positive Effekte von geringen Mengen an Alkohol, insbesondere Wein, auf zum Beispiel Herz-Kreislauferkrankungen beschrieben haben, gilt vom medizinischen Standpunkt her die Null-Ethanol-Devise.

Antioxidantien

Eine Theorie des Alterns, die 1956 erstmalig von Dr. Denham Harman entwickelt wurde, behauptet, dass freie Radikale eine Ursache für Alterungsprozesse seien.[38] Freie Radikale sind hauptsächlich reaktiv zerstörerische chemische Verbindungen mit Sauerstoff, häufig abgekürzt mit ROS (für reactive oxygen species), die normalerweise in unserem Körper in geringen Mengen täglich gebildet werden. Sie entstehen als Begleitprodukt bei der Energiegewinnung in den »Kraftwerken« der Zelle, den Mitochondrien, und werden auch für das Abtöten von Bakterien durch das Immunsystem benötigt. Faktoren wie beispielsweise Nikotin, Umweltschadstoffe, reichlicher Alkoholkonsum, aber teilweise auch extreme, ständig intensive Muskelaktivität tragen jedoch zu einer vermehrten Bildung dieser potenziell aggressiven Verbindungen bei und können daher oxidativen Stress verursachen. *Oxidativer* Stress deswegen, weil freie Radikale vor allem Sauerstoff-, also Oxygenverbindungen sind.

Zu viele freie Radikale schädigen Zellkomponenten und Biomoleküle und können die Entstehung von verschiedenen Krankheiten, in erster Linie Krebs und Arteriosklerose (Arterienverkalkung), aber auch möglicherweise neurologische Erkrankungen wie Alzheimer sowie den Grauen Star und Diabetes mellitus begünstigen.

Unser Körper verfügt normalerweise über ein gutes Schutzsystem, das freie Radikale eliminiert. Dazu gehören im Speziellen körpereigene, antioxidativ wirksame Enzyme, wie die sogenannte Glutathion-Peroxidase, die abhängig vom Spurenelement Selen ist sowie gewisse lebenswichtige Vitamine, insbesondere C und E, und vor allem gesundheitsfördernde Polyphenole, die in Obst und Gemüse, Gewürzen und Getränken, wie Tee und Kaffee, in reichlichen Mengen vorkommen.

Grundsätzlich besitzen Obst und Gemüse eine hohe antioxidative Kapazität. Jemand, der täglich davon konsumiert, ist daher nicht auf eine zusätzliche Zufuhr von antioxidativ wirksamen Nährstoffen über Nahrungsergänzungsmittel angewiesen. Insbesondere bestimmte Obstsorten, wie Granatapfel und verschiedenen Beeren, weisen einen relativ hohen Gehalt an antioxidativen Nährstoffen auf. Über eine immer noch hohe antioxidative Kapazität verfügen zum Beispiel Kirsche, Apfel, Aprikose, Grapefruit, Orange, Mandarine und Weintraube. Daneben haben auch dunkle Schokolade (Kakaoanteil über 70 Prozent), Rotwein sowie grüner Tee eine hohe antioxidative Kapazität.

Ernährung und Krebserkrankungen

Krebs ist in den meisten Ländern weltweit, auch in Deutschland und Österreich, nach den Herz-Kreislauferkrankungen die zweithäufigste Todesursache.[39] Jedoch zeigen neuere Analysen, dass in ausgewählten reichen Staaten, wie Kanada und Schweden, aktuell in der Altersgruppe zwischen 35 und 70 Jahren Krebserkrankungen mittlerweile die Todesursache Nummer eins ausmachen.[40] In naher Zukunft könnten daher auch in anderen (wohlhabenden) Ländern Krebserkrankungen zur häufigsten Todesursache werden.

Ein vernünftiger Lebensstil mit Rauchverzicht, viel Bewegung, Gewichtsnormalisierung und einer gesunden Ernährung schützt vor vielen Krebsarten. Etwa 40 Prozent oder unter Umständen sogar ein wenig mehr der Krebserkrankungen sind vermeidbar.[41, 42]

Bezüglich Ernährung werden von dem renommierten World Cancer Research Fund und dem American Institute of Cancer Research konkret folgende Empfehlungen ausgesprochen:[41]

- Der Verzehr einer Kost mit reichlich Vollkornprodukten, Gemüse, Obst und Bohnen.

Auf der anderen Seite soll weniger verzehrt werden von

- fett- und zuckerreichem Fast Food,
- rotem Fleisch (das ist vor allem Rind, Schwein, Kalb, Lamm) und verarbeitetem Fleisch (Wurst und Wurstwaren) und
- zuckerhaltigen Limonaden.

Außerdem soll der Alkoholkonsum limitiert werden. Vollkornprodukte und damit verbunden der reichliche Verzehr von Ballaststoffen schützen, wie bereits angeführt, vor insbesondere dem häufigen Dickdarmkrebs, aber auch vor Fettleibigkeit, welche indirekt ein Risikofaktor für diverse Krebserkrankungen darstellt. Zudem schützen Gemüse und Obst, die Ballaststoffe, Antioxidantien und andere potenzielle protektive Inhaltsstoffe aufweisen, vor Krebserkrankungen.

Auf der anderen Seite erhöht sich durch reichlichen Verzehr von Fast Food und zuckerhaltigen Limonaden das Risiko für deutliches Übergewicht, wodurch indirekt die Entstehung von Krebserkrankungen begünstigt wird.

Der zu hohe Verzehr von rotem und verarbeitetem Fleisch ist ein wichtiger Risikofaktor für Dickdarmkrebs und wahrscheinlich auch für andere Krebsarten.[43] Als Mechanismen werden neben einer hohen Eisenbelastung des Darms, wodurch unter Umständen oxidativer Stress begünstigt wird, vor allem eine vermehrte Bildung von krebserregenden Substanzen, wie polyzyklische aromatische Kohlenwasserstoffe, diskutiert.[44] Diese entstehen bei der Zubereitung von Fleisch oder Wurst, zum Beispiel beim direkten Kontakt mit der offenen Flamme beim Grillen oder Braten. Beim Grillen ist es vor allem dann relevant, wenn Fett oder Marinade in die Holzkohle tropfen und das Grillgut dabei geräuchert wird. Das Verhindern des Abtropfens von Fett in die Kohle, aber auch das Entfernen von verkohlten, schwarzen Bestandteilen, kann helfen, weniger von den krebserregenden Stoffen aufzunehmen.[44]

Es wäre grundsätzlich gut, wenn pro Woche maximal 450 bis 500 Gramm Fleisch und, wenn's irgendwie geht, keine Wurst oder Wurstwaren verzehrt werden.[41]

Ernährung und Langlebigkeit

Der Zusammenhang zwischen verschiedenen Ernährungsformen beziehungsweise gewissen Nährstoffen und Langlebigkeit wurde ausgiebig bei verschiedensten Modellorganismen und Nagetieren untersucht. Ein Zusammenhang zeigte sich insbesondere für die Kalorienrestriktion,[45] aber auch für eine geringere Zufuhr der schwefelhaltigen essentiellen Aminosäure Methionin, welche vor allem das Leben von Nagetieren verlängerte.[46] Methionin kommt in höheren Mengen insbesondere in Fleisch, Fisch und Hartkäse vor. Außerdem gibt es erste Hinweise, dass Spermidin (siehe Absatz zu Spermidin) das Leben von Modellorganismen verlängert.[47]

Für den Menschen existieren zahlreiche Beobachtungsstudien, die zeigen, dass ein hoher Konsum bestimmter Lebensmittel, aber auch gewisse Diätformen, mit einem geringeren Risiko für (vorzeitige) Sterblichkeit einhergehen. Im Weiteren werde ich mit der Kalorienrestriktion beginnend auf diese einzelnen Komponenten eingehen.

Kalorienrestriktion

Kann eine verminderte Zufuhr von Energie (Kalorien) das Leben verlängern? Im Tierreich leben Tiere, die einen höheren spezifischen Energieumsatz (bezogen auf Kilogramm Körpergewicht) aufweisen, wie zum Beispiel die Maus, deutlich kürzer als Tiere mit einem geringeren spezifischen Energieumsatz, wie zum Beispiel der Elefant, ganz nach der Devise: »Die Kerze, die doppelt so hell brennt, brennt halb so kurz.« Letztere Aussage wurde wahrscheinlich von dem englischen Physiker und Chemiker Michael Faraday in der Mitte des 19. Jahrhunderts getroffen.[48] Im täglichen Leben ist es ähnlich: Je öfter wir bestimmte Gebrauchsgegenstände verwenden, desto schneller nutzen sie sich ab, werden defekt oder gehen ein.

Dass eine Energie- beziehungsweise Kalorienrestriktion den Alterungsprozess verzögert und die maximale Lebensdauer verlängert, wurde erstmalig 1935 von Clive McCay und Mitarbeitern von der Cornell University, USA, bei Ratten beschrieben.[49, 50] Danach folgten zahlreiche experimentelle Versuche zur Kalorienrestriktion bei Nagern und verschiedenen Modellorganismen. Mäuse etwa, die eine kalorienreduzierte Kost, welche alle lebenswichtigen Nährstoffe beinhaltete, erhielten, lebten um bis zu 50 Prozent länger als ihre Artgenossen, die sich normal ernährten. Die energiereduziert ernährten Tiere zeigten auch weniger oxidative Schäden durch freie Radikale, verbesserte Immunantworten und DNA-Reparaturmechanismen, einen geringeren Insulinbedarf sowie eine verminderte Körperkerntemperatur.

Auf der Insel Okinawa in Japan findet man relativ viele ältere Menschen und Hundertjährige.[51] Eine genaue Analyse der Ernährungsgewohnheiten der dort lebenden Bevölkerung zeigt vor allem einen hohen Anteil von Gemüse, Hülsenfrüchten und Ballaststoffen, eine moderate Menge von Meeresprodukten, einen geringen Anteil von Fleisch und verarbeitetem Fleisch sowie einen moderaten Konsum von Alkohol.[52] Ein wichtiges Charakteristikum ist aber eine im Vergleich zum restlichen Japan deutlich geringere Aufnahme an Energie. Die Okinawer beschreiben ihr Ernährungsverhalten anlehnend an die Lehren des Konfuzius mit »hara hachi bu«, was so viel bedeutet wie »iss, bis du maximal 80 Prozent voll bist«.[53] Die Sterblichkeitsrate aufgrund von Herz-Kreislauferkrankungen sowie Krebs liegt bei den Okinawern deutlich niedriger als die vom restlichen Japan. Interessant ist ferner, dass diejenigen, die ihre Insel verlassen hatten, höhere Sterberaten aufwiesen als die Daheimgebliebenen.

Kalorienrestriktion wirkt nicht nur lebensverlängernd in Modellorganismen und Nagern, sondern sie reduziert auch das Risiko für altersabhängige Krankheiten, wie Typ-2-Diabetes sowie gewisse Krebsarten und Herz-Kreislauferkrankungen bei Primaten und Menschen.[45, 54–59]

Wenn Versuchspersonen auf eine energiereduzierte Kost gesetzt werden, die zwischen circa 20 bis 25 Prozent weniger Energie enthält, kommt es zu einer Abnahme des Körperfettanteils beziehungsweise des Körpergewichts und bei einigen auch zu einer Verminderung der Insulin- und T_3-Konzentration (T_3 ist das biologisch aktive Schilddrüsenhormon) sowie zu einer Verbesserung der Blutzucker- und Blutfettwerte.[60, 61]

Des Weiteren hat eine Kalorienrestriktion auch günstige Effekte auf entzündungsfördernde Marker im Blut. Eine chronische, geringgradige Entzündung im Körper – in der wissenschaftlichen Literatur als »chronic low gerade inflammation« bezeichnet – wird als ein wichtiger nachteiliger Aspekt des Alterns angesehen.[62, 63] Dabei werden verschiedene altersabhängige Krankheiten wie Krebs, Infektionsanfälligkeit oder auch neurodegenerative Erkrankungen mit einer chronischen, geringgradigen Entzündung als Mitverursacher in Verbindung gebracht.[63, 64] Als Gründe für diese ständige Entzündung im Körper werden gewisse exogene Stressoren wie Viren, aber vor allem endogene Faktoren wie alternde Zellen, die Entzündungsmediatoren freisetzen, oder auch altersabhängige Funktionsverluste im Immunsystem diskutiert.[63, 65–67] Neuerdings wird auch eine ungünstig zusammengesetzte Darmflora als ein weiterer Mechanismus vermutet.[68]

Ein ausgefallenes, umfangreiches Projekt, in dem Testpersonen gezwungen waren, eine energiereduzierte Kost zu verzehren, ist das Projekt Biosphäre 2. Für dieses Projekt wurde Ende der 1980er-Jahre in Arizona unter einem Kuppelbau aus Glas ein geschlossenes Ökosystem aufgebaut. Dieses war in der Lage, fast alle ökologischen Bedingungen der Erde – von der Wüste bis zum Regenwald – zu simulieren. Der Name Biosphäre 2 wurde in Anspielung auf Biosphäre 1, unsere Erde, gewählt. Das Experiment sollte beweisen, dass Leben langfristig in einem in sich abgeschlossenen Ökosystem möglich ist. Eine weitere Fragestellung war, ob vielleicht in ferner Zukunft Langzeitreisen im Weltraum oder Leben in Weltraumkolonien realisierbar sein würden.

Am 26. September 1991 begann das Experiment. Jeweils vier Frauen und vier Männer lebten für zwei Jahre komplett abgeschlossen von der Umwelt (elektrische Energie und Sonnenlicht waren ausgenommen) in dem Ökosystem.[69, 70] Die acht Personen waren vollkommen auf sich allein gestellt und mussten ihre Lebensmittel selbst anpflanzen. Dies gelang aber nicht ganz, sodass es zu einer gewissen Nahrungsknappheit und Reduktion der täglichen Energiezufuhr um bis zu 20 Prozent kam. Dies führte, in Kombination mit intensiver körperlicher Tätigkeit in dem künstlichen Lebensraum, zu einer Gewichtsabnahme. Die energiereduzierte Kost bewirkte außerdem eine deutliche Reduktion des Blutdrucks, der Insulin- und T_3-Spiegel und der Blutfettwerte. Diese erzwungene Umstellung löste sozusagen verschiedene metabolische Verjüngungseffekte aus und zeigt eindrucksvoll, was eine moderate Kalorienrestriktion bei Menschen bewirken kann. Der Stoffwechsel wird runtergefahren und geschont, sodass er sich regenerieren kann. Des Weiteren reduzieren sich die Risikofaktoren für Herz-Kreislauferkrankungen. Alles gute Voraussetzungen für ein langes Leben.

Autophagie

Seit einigen Jahren ist ein Hype um die sogenannte Autophagie ausgebrochen, einem biochemischen Prozess, der auch durch Kalorienrestriktion beziehungsweise Fasten stimuliert wird. Was versteht man überhaupt darunter?

Nicht nur im Haushalt und unserer Umwelt, auch in jeder Zelle unseres Körpers fällt ständig »Müll« an, der entsorgt werden muss. Dies geschieht vor allem in den sogenannten Lysosomen, kleinen Organellen, die der kontrollierten, intrazellulären Verdauung oder Zerlegung von Proteinen, Fetten, größeren Zuckermolekülen und Nukleinsäuren dienen. Die kleinen Bausteine, die im Rahmen der intrazellulären Aufspaltung und Deaktivierung freigesetzt werden, können dann zum Wiederaufbau von neuen größeren Molekülen, wie Proteinen, oder als frische Energielieferanten verwendet werden. Lysosomen werden daher auch als »Müll-Recycling-Anlagen« bezeichnet.

In der Fachsprache wird dieser effiziente Recyclingprozess als »Autophagie« bezeichnet.[71] Der Begriff kommt aus dem Griechischen und bedeutet so viel wie »sich selbst fressen«. Die Autophagie ist wichtig für die Aufrechterhaltung des inneren Gleichgewichts der Zellen, was wiederum eine wesentliche Voraussetzung für ein gesundes Funktionieren der Zellen darstellt. Es existieren verschiedene Formen der Autophagie, wobei die sogenannte Makroautophagie am bekanntesten ist. Dabei werden auch defekte (größere, »makro«) Organellen verdaut und wiederverwertet.

Biochemisch induziert eine Aktivierung des Enzyms AMPK oder eine Hemmung des Proteins mTOR die Autophagie.[72] Ich werde nicht näher auf diese zwei biochemischen Wege eingehen, da es einerseits zu umfangreich werden würde und die genaue Erklärung für die weiteren Inhalte des Buches irrelevant ist.

Verschiedenste Studien an Modellorganismen haben einen Zusammenhang zwischen einer gestörten Funktion der Autophagie und dem Alterungsprozess zeigen können.[73] Generell nimmt der Autophagieprozess mit dem Alter ab. Der beeinträchtigte zelluläre Reinigungsprozess könnte daher mit gewissen altersabhängigen Krankheiten, wie neurodegenerativen Erkrankungen, zusammenhängen.[74] Außerdem wird der Autophagie ein mögliches Potenzial, Tumore abzuwehren, zugeschrieben.[75] Jedoch können sich auch umgekehrt Krebszellen durch Autophagie am Leben erhalten.

Einer der stärksten Auslöser der Autophagie ist Rapamycin, ein Medikament, das ursprünglich aus Streptomyces-Bakterien in Bodenproben der Insel Rapa Nui (Osterinsel) isoliert wurde. Aufgrund verschiedenster potenzieller Nebenwirkungen sollte jedoch Rapamycin nicht als »verjüngende« Substanz beim Menschen eingesetzt werden. Unterschiedliche, natürlich in der Nahrung vorkommende Stoffe, wie Spermidin (siehe Absatz Spermidin), können die Autophagie anregen.

Mögliche Nachteile einer länger andauernden Kalorienrestriktion

Mögliche Limitationen einer vor allem länger andauernden Kalorienrestriktion sollen hier nicht unerwähnt bleiben. Grundsätzlich ist das Durchhalten einer relevanten, deutlichen Kalorienrestriktion ohne Mangelernährung nicht jedermanns Sache. Es wurden folgende potenzielle Nachteile in der wissenschaftlichen Literatur beschrieben: eine Reduktion von Fertilität und Libido, ein geschwächtes Immunsystem, Untergewicht sowie eventuell nachteilige Wirkungen auf die Knochen.[54, 76]

Daher sollte eine mittlere bis intensivere Kalorienrestriktion, vor allem im fortgeschrittenen Alter, mit dem Arzt abgeklärt werden. Bei Untergewicht ist die Kalorienrestriktion kontraindiziert. Schwerkranke Menschen sollten ebenfalls nicht fasten, genauso wie Schwangere, Stillende sowie Kinder und Jugendliche in der Wachstumsphase. Bei Immunschwäche und Knochenschwund ist eine deutlich gedrosselte Energieaufnahme auch nicht empfehlenswert beziehungsweise sollte man schauen, dass, neben einer ausreichenden Zufuhr von Mineralstoffen und Vitaminen, vor allem genügend Eiweiß, Calcium und Vitamin D zugeführt werden.

Generell besteht das Risiko eines gewissen Nährstoffmangels, wenn man es mit der Kalorienrestriktion übertreibt. Die Grenze zwischen sicher und gefährlich ist nicht klar definiert und auch nicht immer leicht abzuschätzen.

Eine der sichersten Methoden, bei der nicht viel schiefgehen kann, ist es, einfach am Abend wenig beziehungsweise gar nichts zu essen, sogenanntes Dinner-Cancelling. Zwar gibt es dazu meines Wissens nach kaum bis keine Studien, aber Dinner-Cancelling hat unter dem Gesichtspunkt des Stoffwechsels durchaus Sinn und könnte auch als eine Form des intermittierenden Fastens (auch als Intervallfasten bekannt) bezeichnet werden. Generell sind vom intermittierenden Fasten verschiedene Variationen in der wissenschaftlichen Literatur beschrieben worden: von jeden zweiten Tag essen bis zu der 16/8 Methode, mit 16 Stunden fasten und 8 Stunden essen.[77, 78] Die meisten Studien zeigten dabei einen Gewichtsverlust in einem Ausmaß von etwa zweieinhalb bis zehn Prozent der Körpermasse.[78] Auch vorteilhafte Stoffwechselwirkungen wurden beschrieben, unter anderem auf Blutzuckerregulation und Entzündungsparameter.[79, 80]

Zusammenfassend werden verschiedene Mechanismen für die vorteilhaften Effekte einer Kalorienrestriktion auf die Lebensspanne und das Krankheitsrisiko postuliert.[45, 81] Dazu gehören:

- Eine Reduktion der Bildung von reaktiven Sauerstoffverbindungen und damit Verminderung von oxidativem Stress, welcher das Erbgut schädigen und das Risiko für Arteriosklerose (Arterienverkalkung) erhöhen kann.
- Eine Reduktion der Bildung des aktiven Schilddrüsenhormons T_3 und möglicherweise auch der Aktivität des Stressnerven-

systems, des sogenannten Sympathikus. Dadurch kann der Energiestoffwechsel eingespart werden, sodass sich durch diesen Schongang der zelluläre und körperliche Verschleiß verzögert.

- Eine Reduktion der chronischen geringgradigen Entzündung, welche in der Entstehung von verschiedenen Krankheiten beteiligt ist.
- Eine Verbesserung der Immunfunktionen und dadurch Schutz vor Infektionskrankheiten.
- Eine Aktivierung von Reparaturmechanismen sowie Induktion der Autophagie und damit der Zellreinigung. So besteht ein gewisser Schutz vor Zellalterung.
- Eine Reduktion der Blutzucker- und Insulinspiegel im Blut. In Modellorganismen führt eine Inaktivierung des sogenannten Insulin/IGF1-Signalweges zu einer Lebensverlängerung.
- Eine vermehrte Aktivierung des genomschützenden Sir2-Proteins (Sir ist die Abkürzung für die sogenannten Sirtuine). Sir2 ist besonders aktiv, wenn der zelluläre Energieumsatz abnimmt.[82] Interessant ist in diesem Zusammenhang, dass Sir2 (beim Menschen bekannt als SIRT1) auch über das Rotwein-Antioxidans Resveratrol stimuliert wird.

Resveratrol

Resveratrol gehört zur großen Gruppe der gesundheitsfördernden Polyphenole, die, wie bereits beschrieben, vor allem in Obst und Gemüse vorkommen. Polyphenole zeichnen sich insbesondere durch ihre antioxidative Wirkungen aus, so auch das Resveratrol. Es gilt allgemein als die Wirksubstanz des Rotweins und kommt hauptsächlich in der Traubenschale und in geringeren Konzentrationen in den Traubenkernen, Stielen, Reben und Wurzeln des Weinstocks vor. Neben den Trauben lässt sich Resveratrol ebenfalls in zum Beispiel Erdnüssen, Cranberrys und einigen Kräutern nachweisen.

Bekanntheit erlangte Resveratrol in den 1990er-Jahren in Zusammenhang mit dem sogenannten französischen Paradoxon.[83, 84] Dieses bezog sich darauf, dass die Herzinfarktrate bei Franzosen niedriger ausfiel als in vergleichbaren europäischen Ländern und den USA. Und dass, obwohl die Franzosen eine fettreiche Kost verzehrten. Es wurde angenommen, dass vor allem Resveratrol im Rotwein, der höhere Mengen an dieser Substanz als Weißwein enthält, schützend auf das Herz und die Gefäße wirkt. Resveratrol kann nicht nur effektiv reaktive Sauerstoffverbindungen abwehren, sondern es wirkt ferner auch stimulierend auf antioxidative Enzyme.[85]

Neben den antioxidativen Eigenschaften wirkt Resveratrol auch entzündungshemmend und könnte daher über mehrere Mechanismen vor der Entstehung der Arteriosklerose schützen. Außerdem spielen, wie bereits erwähnt, beim Alterungsprozess nicht nur eine beeinträchtigte Funktion des Immunsystems, sondern auch chronische Entzündungsprozesse eine Rolle.

Jedoch basieren viele Erkenntnisse über mögliche positive Wirkungen des Resveratrols auf nicht-klinischen Studien, sodass derzeit die Evidenz beim Menschen dementsprechend limitiert ist.

Spermidin

Spermidin ist ein sogenanntes Polyamin, das natürlicherweise im Körper und in der Nahrung vorkommt. Einzelne Untersuchungen haben gezeigt, dass die Verabreichung von Spermidin die Lebensspanne von Modell-Organismen wie Hefen, Würmern und Fruchtfliegen verlängert.[47] Es gibt auch erste Hinweise aus einer Pilotstudie, dass Spermidin möglicherweise die kognitive Leistung von älteren Menschen mit subjektiv wahrgenommenen kognitiven Einschränkungen verbessert.[86] Ferner zeigte sich in einer kleinen prospektiven Untersuchung bei knapp 830 TeilnehmerInnen zwischen 45 und 84 Jahren, dass, über 20 Jahre Beobachtungszeit, Personen mit einer hohen Spermidinzufuhr eine höhere Überlebenswahrscheinlichkeit im Vergleich zu denjenigen mit einer niedrigen Spermidinzufuhr aufwiesen.[87]

Trotz der ersten Hinweise für potenzielle »Anti-Aging«-Effekte beim Menschen ist es definitiv zu früh, Schlussfolgerungen zu ziehen. Die derzeitige Evidenz für günstige Effekte von Spermidin auf die Lebensspanne und das Krankheitsrisiko beim Menschen ist aktuell nicht mehr als eine Annahme. Trotzdem werden im Netz bereits Nahrungsergänzungsmittel mit Spermidin angeboten, die »Langlebigkeit« versprechen. Dahinter stehen aber weniger wissenschaftliche Erkenntnisse als vielmehr das wirtschaftliche Interesse der Produzenten.

Zumindest scheinen diese Mittel keinen Schaden anzurichten,[88] und falls in einigen Jahren tatsächlich nachgewiesen werden sollte, dass Spermidin positive Effekte auf Kognition und andere Funktionen hat, kann sich die Industrie freuen. Trotzdem wäre es dann immer noch besser, statt teuren Pillen natürliche, gesunde spermidinreiche Lebensmittel, die auch andere essenzielle Nährstoffe beinhalten, zu verzehren. Gute Spermidinlieferanten sind insbesondere Weizenkeime, Pilze, Käse, und Hülsenfrüchte.

Nahrungsergänzungsmittel

Nahrungsergänzungsmittel boomen wie nie zuvor. Jedoch haben nun mehr als 50 Jahre intensive Forschung gezeigt, dass nur wenige wirklich etwas bringen und bei normaler Versorgung einen Zusatznutzen aufweisen. Beispiele für Ausnahmen sind Vitamin D im Herbst und Winter und bei Risikopopulationen, Fisch-Omega-3-Fette als Fischölkapsel für Gehirn und Gefäße oder auch Zink bei den ersten Symptomen eines banalen grippalen Infektes.

Sogar zum Hormon der Dunkelheit Melatonin, das vor allem in den USA als Super-Mega-Anti-Aging-Mittel und Antioxidans propagiert wurde, sind außer den schlaffördernden und Jetlag-

Symptome dämpfenden Effekten keine weiteren überzeugenden Anwendungsgebiete als Nahrungsergänzungsmittel beim Menschen nachgewiesen worden (siehe auch das Kapitel Schlaf).

Ich hatte selbst einmal das Vergnügen, den weltbekannten »Melatonin-Papst« Prof. Russel J. Reiter bei einer Tagung in Isparta, Zentralanatolien, persönlich kennenzulernen. Die Menge seiner Veröffentlichungen ist beeindruckend. Reiter hat über 1 500 (Stand 10. Februar 2020) Publikationen in der Datenbank Scopus und war Gründer und langjähriger Verleger der Zeitschrift *Journal of Pineal Research*, welche derzeit zu den Top-Zeitschriften in den medizinischen Wissenschaften gehört.

Auf meine Fragen, ob er als langjähriger Melatoninforscher selbst täglich Melatonin einnehme und wenn ja, in welcher Dosis, hat er sich bedeckt gehalten. Auch bezüglich seines Alters wollte er nichts preisgeben. Er wirkte vital und zufrieden, vielleicht lag auch sein biologisches Alter deutlich unter seinem chronologischen, aber der Grund war sicher nicht (nur) Melatonin, sondern viele andere Dinge, die einen jünger erscheinen lassen.

Zusammenfassend ist es ist meines Erachtens unwahrscheinlich, dass es in nächster Zeit ein sicheres, frei erhältliches Nahrungsergänzungsmittel geben wird, das uns jünger macht. Aber natürlich, auch ich kann mich irren, warten wir ab.

Einfluss von Lebensmitteln und Diäten auf das (vorzeitige) Sterblichkeitsrisiko

Im Februar 2019 führte ich eine umfangreiche Literaturrecherche in der Datenbank Pubmed zu Lebensmitteln oder Diäten und Gesamtsterblichkeit (durch alle Ursachen) durch. Ich habe als Suchprofil die Begriffe »meta-analysis and mortality and (total or all cause) and (diet or food or nutrition)« verwendet und das Programm hat mir 1 037 Publikation angeboten. Ich habe mich dabei ausschließlich auf sogenannte Meta-Analysen beschränkt, das sind Zusammenfassungen von mehreren gut durchgeführten Studien. Meta-Analysen gelten als höchste Evidenz- oder Beweisstudie in den biomedizinischen Wissenschaften. Wenn eine Meta-Analyse zu einem sogenannten statistisch signifikanten Ergebnis kommt, gilt das quasi als bewiesen, solange nicht eine neuere, gut durchgeführte Untersuchung das Gegenteil behauptet (siehe auch das Kapitel über Studien).

Nach Überprüfung der Zusammenfassungen der einzelnen meta-analytischen Studien habe ich schlussendlich 51 Arbeiten herausgepickt. Es waren allesamt Meta-Analysen von prospektiven Kohortenstudien, bei denen eine optimalerweise größere Bevölkerungsgruppe von in der Regel gesunden Personen über einen Zeitraum von mehreren Jahren in regelmäßigen Abständen betreut und befragt wurde, um zum Beispiel den Zusammenhang zwischen dem Auftreten von Krebs- oder Herz-Kreislauferkrankungen und der Ernährungsweise oder auch der Aufnahme von bestimmten Nährstoffen zu untersuchen. Außerdem wurden auch die Sterblichkeitsdaten erhoben und gepoolt, um das Ausmaß der Gesamtsterblichkeit der Kohorte festzustellen.

In meiner Recherche hat mich im Speziellen interessiert, ob bestimmte Lebensmittel und Diäten das Risiko für die Gesamtsterblichkeit in den einzelnen Populationen beziehungsweise Kohorten senken oder vielleicht erhöhen können.

Meine Analyse zeigt auf der einen Seite, dass der reichliche Verzehr von Vollkornprodukten, Gemüse, Obst, Nüssen sowie auch der »normale« Konsum von Kaffee und grünem Tee das Risiko für die Gesamtsterblichkeit deutlich senkten. Auf der anderen Seite war ein hoher Konsum von rotem Fleisch oder verarbeitetem Fleisch – Wurst und Wurstwaren – mit einem höheren Sterblichkeitsrisiko assoziiert.[89]

Ein ständig hoher Verzehr von rotem und verarbeitetem Fleisch erhöht auch das Risiko, an Typ-2-Diabetes und Dickdarmkarzinom zu erkranken;[43] teilweise auch das Risiko für Herz-

Kreislauferkrankungen.[43] Daher wird schon seit einigen Jahren empfohlen, den Fleischkonsum runterzufahren, auf maximal zwei- bis dreimal die Woche, und es wäre meines Erachtens auch gut, Wurst und Wurstwaren vom Speiseplan zu streichen oder maximal auf einmal die Woche zu begrenzen. Außerdem gehört rotes Fleisch zu den Faktoren, die unser Klima belasten. Etwa ein Viertel der globalen Treibhaus-Emissionen ist auf die Agrarwirtschaft und damit verbunden auf Ernährung zurückzuführen. Hier sticht vor allem rotes Fleisch, insbesondere von Rindern, hervor.[90, 91]

Mediterrane Kost

Hinsichtlich Diätformen erwies sich bei meiner umfangreichen Recherche die mediterrane Kost als signifikant protektiv hinsichtlich der Gesamtsterblichkeit.

Die mediterrane Kost weist folgende Eigenschaften auf:

- hoher Verzehr an Obst, Gemüse, Vollkornprodukten und Olivenöl;
- jeden Tag auch (fermentierte) fettärmere Milchprodukte (wie Joghurt), Nüsse und Samen sowie Gewürze, Kräuter und Knoblauch;
- Fokus sollte auf pflanzlichen Proteinen wie Hülsenfrüchten liegen;
- Meeresprodukte statt rotem Fleisch;
- in moderaten Mengen Wein, vor allem Rotwein;
- Tees, vor allem Kräutertees;
- maximal zwei- bis dreimal die Woche Geflügelfleisch und Eier und
- hinsichtlich der Nährstoffe enthält die mediterrane Kost unter anderem viel Vitamin E, Carotinoide und Flavonoide und andere Antioxidantien, einfach ungesättigte Fettsäuren (Ölsäure aus Olivenöl), Ballaststoffe, eine geringe Zufuhr an gesättigten Fetten sowie reichlich Omega-3-Fettsäuren.[92]

Die lebenswichtigen Omega-3-Fettsäuren sind im Körper Bestandteile von Zellmembranen, besonders wichtig für das Nervensystem und beteiligt an der Synthese von Eikosanoiden. Das sind Biomoleküle wie Prostaglandine und Leukotriene, welche beispielsweise die Funktion von Immunzellen, Blutplättchen und Gefäßwandmuskeln beeinflussen. Omega-3-Fettsäuren wirken dabei gefäßprotektiv, anti-thrombotisch und anti-entzündlich – Mechanismen, die das Risiko für gewisse Krankheiten, vor allem des Herz-Kreislaufsystems, reduzieren.

Omega-3-Fettsäuren werden in die alpha-Linolensäure und die langkettige Eikosapentaensäure (EPA) und Docosahexaensäure (DHA) unterteilt. Die alpha-Linolensäure findet sich reichlich in hochwertigen pflanzlichen Ölen, dabei vor allem in Rapsöl, aber auch in Walnussöl, Weizenkeimöl und Sojaöl. Leinsamen und Nüsse, insbesondere Walnüsse, sind ebenfalls reich an alpha-Linolensäure. Die absolut höchsten Mengen enthält übrigens Leinöl.

EPA und DHA finden sich in hohen Mengen vor allem in Seefischen. Sie werden im Phytoplankton des Meeres produziert, von Fischen als Nahrung verzehrt und in deren Fettgewebe angereichert. Der Gehalt an Omega-3-Fettsäuren kann deutlich zwischen Fischen variieren, wobei zum Beispiel Thunfisch, Lachs, Sardinen hohe und Süßwasserfische wie Forellen und vor allem Zander relativ geringe Mengen enthalten. EPA und DHA können auch bis zu einem bestimmten Grad im Körper aus der alpha-Linolensäure gebildet werden. Die Qualität der Umwandlung ist jedoch recht gering, geschätzt werden maximal zehn Prozent, wahrscheinlich sogar weniger. Daher ist, in bestimmten Phasen des Lebens besonders wichtig, auf eine ausreichende Zufuhr von Fisch-DHA und EPA zu achten, vor allem in der Schwangerschaft. Schwangere, die keinen Fisch essen, sollten DHA supplementieren, um eine gute neurologische Entwicklung des Fetus zu gewährleisten.

Da in der mediterranen Kost sowohl Fisch als auch Nüsse und

hochwertige Öle verzehrt werden, wird üblicherweise eine ausreichende Zufuhr der Omega-3-Fette gewährleistet.

Apropos: Die mediterrane Kost reduziert nicht nur das Gesamtsterblichkeitsrisiko, sondern auch das Risiko für Herz-Kreislauferkrankungen, Krebs, Depressionen, Typ-2-Diabetes und leichte kognitive Störung.[93, 94] Daher gehört die mediterrane Kost zu den wenigen Diätformen, bei der eine mehrfach bewiesene Evidenz für einen Schutz vor verschiedenen Krankheiten besteht.

Fazit und Empfehlungen

- Wenn Sie etwas Gutes für Ihre Gesundheit und unser Klima tun wollen, reduzieren Sie Ihren Fleischkonsum.
- Wenn Sie keinen oder wenig Fisch essen, ersetzen Sie für den Anfang eine Fleischmahlzeit pro Woche durch Fisch. Verzichten Sie weitestgehend auf Wurst und Wurstwaren. Ziel sind maximal 450 bis 500 Gramm Fleisch pro Woche.
- Gemüse, Hülsenfrüchte und Obst gehören mehrmals täglich auf den Speiseplan.
- Essen Sie weniger Weißbrot und dafür mehr Vollkornbrot.
- Verwenden Sie Olivenöl, Rapsöl und andere hochwertige Öle in der Küche.
- Nüsse sind eine gute Wahl für zwischendurch.
- Trinken Sie natürlichen Kaffee oder grünen Tee statt Energy-Drinks. Sowohl Kaffee als auch grüner Tee reduzieren nicht nur das Risiko für vorzeitige Sterblichkeit, sondern auch zum Beispiel das Risiko für Typ-2-Diabetes oder gewisse Krebsarten, etwa Leberkrebs.[95–97]
- Trinken Sie Wasser oder Mineralwässer statt zuckerhaltige Limonaden. Ein hoher Konsum an Zucker, insbesondere in Form von zuckergesüßten Softdrinks, erhöht nachweislich das Risiko für Übergewicht.
- Verwenden Sie Kräuter und Gewürze statt Salz. Eine Salzre-

duktion wirkt sich bei vielen Menschen, insbesondere denen mit Bluthochdruck, günstig auf den Blutdruck aus. Achten Sie auf versteckte Salzquellen in verarbeiteten Produkten.

- Essen Sie weniger, vor allem wenn Sie übergewichtig sind. Eine vernünftige, kontrollierte Kalorienrestriktion, wie am Abend wenig oder gar nichts essen oder auch zum Beispiel zwei bis drei Mal die Woche 16-stündige Esspausen einlegen, weist positive Effekte auf den Stoffwechsel und die Energiebilanz auf.

Bewegung

Max, ein Bekannter eines guten Freundes, hatte sich vor einigen Jahren entschlossen, etwas für seinen Körper zu tun. So nahm er Kontakt mit mir auf, um sich zu Ernährung, Abnehmen und sinnvollem Training beraten zu lassen. Wir trafen uns daraufhin im Café Weidinger, einem traditionellen, alten Wiener Kaffeehaus am Lerchenfelder Gürtel. Nachdem wir im letzten Winkel des Cafés auf Polsterbänken, die schon etwas in die Jahre gekommen waren, Platz genommen und uns eine Melange und einen kleinen Espresso bestellt hatten, fingen wir an, uns zu unterhalten. Max war Anfang 40, verheiratet, Vater von zwei Kindern, hatte einen guten Posten in einer Telekommunikationsfirma, lebte in einem piekfeinen Vorort von Wien und war mitten in der Midlife-Crisis. Letzteres war zwar eine reine Vermutung, die ich mir im Verlauf unseres Gespräches zusammengereimt hatte, aber die Zeichen waren nicht zu übersehen: Kein Ehering, ein protziger Autoschlüssel von Porsche, gut sichtbar auf dem Tisch platziert, gleich zu Beginn eine etwa einminütige Chatsession, bei der er sehr entspannt wirkte und vor sich hinlächelte sowie der gelegentliche Blick zum übernächsten Tisch, an dem sich zwei junge Frauen angeregt unterhielten. Der stärkste Hinweis in Richtung Midlife-Crisis kam für mich jedoch durch seinen intensiven Wunsch, so schnell wie möglich abzunehmen und deutlich fitter zu werden. »So schnell wie möglich« ist ein deutliches Indiz für diese unruhige Phase im Leben von vielen Männern, in der Mann nicht selten falsche (private) Entscheidungen trifft, die er dann unter Umständen sein Leben lang bereut.

Jedenfalls gab ich Max ein paar Tipps zum effizienten Abnehmen sowie zur gesunden Ernährung und empfahl ihm, vor Trainingsbeginn eine sportmedizinische Untersuchung durchführen zu lassen. Bei dieser wird nicht nur das Herz-Kreislauf-System überprüft, sondern vor allem im Rahmen einer Ergometrie, welche gewöhnlich auf dem Fahrrad (manchmal auch am Laufband) durchgeführt wird, die körperliche Leistungsfähigkeit evaluiert. Dabei werden neben der Messung der maximalen Leistungsfähigkeit am Ende der Ausbelastung auch üblicherweise anhand von Laktattests und/oder der Erhebung von Lungenfunktionswerten, wie das geatmete Lungenvolumen, zusätzlich zwei wichtige »Schwellen« lokalisiert. An diesen zwei Schwellen orientiert sich dann in weiterer Folge das Trainingsprogramm.

Die zweite dieser ominösen Schwellen ist bei Laien als sogenannte anaerobe Schwelle bekannt. Eine häufige Trainingsempfehlung für einen gesunden, jungen Menschen ist es, zwischen der ersten und zweiten Schwelle zu trainieren. Dazu kann die Herzfrequenz, die Wattzahl oder die Laufgeschwindigkeit herangezogen werden. Bei körperlich beeinträchtigten Menschen oder in der medizinischen Rehabilitation wird oft auch die erste Schwelle als Orientierungspunkt gewählt, um das Risiko für die Person gering zu halten.

Die Investition von 150 bis 200 Euro für eine umfangreiche Leistungsdiagnostik lohnt sich auf jeden Fall, vor allem für den ambitionierten Hobbysportler, aber auch für den, der im mittleren Alter neu durchstarten will, eben jemanden wie Max. Dieser hielt sich jedenfalls an meine Empfehlungen und muss damals von einem Tag auf den anderen seinen Lebensstil drastisch geändert haben. Etwa sechs Wochen später schrieb er mir nämlich per SMS: »Ich habe schon fast fünf Kilo abgenommen. Sport läuft auch bestens, derzeitiges Pensum 7,5 km. Danke nochmals. LG Max.« Ich war zufrieden und freute mich für ihn. Bei ihm lagen die Erfolgschancen auch recht gut, da er hoch motiviert war und sich dadurch die Effekte recht schnell bemerkbar machten. Selbst- aber auch Fremdmotivation ist eben alles.

Nachdem ich einige Monate nichts mehr von Max gehört hatte, erfuhr ich von unserem gemeinsamen Freund, dass es ihm nicht gutgehe. Er hätte sich wahrscheinlich übernommen, da er sein Trainingspensum massiv hochgeschraubt hatte mit dem Ziel, an einem Marathon teilzunehmen. Laut der Schilderung meines Freundes zeigte Max typische Symptome eines Übertrainings, wie Schlaflosigkeit, hoher Puls, Abfall der Leistungskurve, Immunschwäche und allgemeine Unruhe. Wobei ich nicht wusste, ob nicht noch privater Stress seine Beschwerden verstärkte. Jedenfalls zeigt das Beispiel von Max, dass man es auch mit körperlicher Aktivität übertreiben kann. Noch schlimmer kann es kommen, wenn die Knochen nicht mitspielen und es zu sogenannten Ermüdungsbrüchen kommt, an denen man dann Wochen bis Monate laboriert.

Trotz potenzieller seltener Nachteile von zu viel Bewegung steht jedoch außer Zweifel, dass Bewegung in jedem Alter das Fundament einer gesunden Lebensführung bildet. Regelmäßige körperliche Aktivität hat laut einer umfangreichen, aktuellen Analyse des U.S. Department of Health and Human Services multiple Gesundheitseffekte.[98] Anlehnend an zahllose seriöse wissenschaftliche Studien gibt es dabei eine moderate bis starke Evidenz für:

- vermindertes Risiko für den vorzeitigen Tod aller Ursachen,
- geringeres Auftreten von ischämischen Herzkrankheiten (wie zum Beispiel Herzinfarkt),
- geringeres Auftreten von Schlaganfall,
- geringeres Auftreten von Bluthochdruck,
- geringeres Auftreten von folgenden Krebsarten: Darm, Brust, Lunge, Gebärmutter, Speiseröhre, Magen, Harnblase und Nieren,
- geringeres Auftreten von Typ-2-Diabetes mellitus,
- vermindertes Risiko für Demenz,
- verbesserte kognitive Funktionen (nach Ausdauertraining),

- verbesserte Lebensqualität,
- verbesserte Schlafqualität,
- verminderte Gefühle der Angst und Depression bei Gesunden und Personen mit Symptomen,
- geringeres Auftreten von Depressionen,
- vermindertes Risiko für exzessive Gewichtszunahme,
- Gewichtserhaltung nach Körpergewichtsreduktion und
- Gewichtsreduktion, besonders bei gleichzeitiger Kalorienreduktion.

Zusätzlich kommen, speziell bei älteren Menschen, ein vermindertes Auftreten von Stürzen und Sturz-abhängigen Verletzungen sowie verbesserte physische Funktionen bei SeniorInnen mit oder ohne Gebrechlichkeit (»Frailty«) dazu. Studien haben weiter zeigen können, dass Ausdauertraining die kognitiven Leistungen von älteren Menschen verbessert. In einem Übersichtsartikel von Brown, Peiffer und Martins[99] beispielsweise beschrieben die AutorInnen mehrere epidemiologische Studien, die einen Zusammenhang zwischen höherer körperlicher Aktivität und geringerem kognitivem Rückgang und/oder verbesserten kognitiven Funktionen in Bereichen wie zum Beispiel dem verbalen Gedächtnis und den exekutiven Funktionen belegen. Regelmäßige Bewegung und Krafttraining sind bei SeniorInnen auch besonders wichtig, um den Alltag gut zu meistern. Sei es das Tragen der Einkaufstasche, das Hochheben schwerer Gegenstände oder auch grundsächliche Verrichtungen wie Anziehen, Gehen, Baden und Ähnliches. Training kann Kraft und Ausdauer verbessern. Dadurch wird besonders das Risiko für Stürze reduziert.

Ich wollte Ihnen diese lange Aufzählung der vorteilhaften Effekte von körperlicher Aktivität bewusst präsentieren, um Ihnen vor Augen zu führen, welche mannigfaltigen Gesundheitseffekte regelmäßige Bewegung aufweist. Die umfassenden Erkenntnisse sprechen für sich. Hier wird fast keine große Erkrankung oder Beeinträchtigung, auch diejenigen, die im Alter eine wichtige Rolle spielen, ausgelassen. Durch regelmäßige Bewegung kann auf individueller und gesellschaftlicher Ebene extrem viel bewirkt und auch sehr viel Geld eingespart werden, das man statt in die Behandlung von Kranken zum Beispiel in die Bildung, Gesundheitsförderung und den Klimaschutz investieren könnte.

Zusätzlich zu diesen universellen Effekten hat körperliche Aktivität auch nicht selten soziale Vorteile. Wenn man nicht unbedingt als einsamer Waldläufer unterwegs ist (wozu ich mich selbst zähle), liefert das Zusammensein mit anderen, sei es beim Nordic Walking, im Fitnessstudio, beim Tanzen oder insbesondere beim Mannschaftssport einen Schutz vor sozialer Isolation (darauf komme ich im Kapitel Soziale Isolation, Einsamkeit und Partnerschaft noch zu sprechen). Daher ist Sport und Bewegung auch eine wichtige Maßnahme, um das Risiko für Einsamkeit zu reduzieren.

Wie viel Bewegung wird empfohlen?

Grundsätzlich gilt:

- Jede Aktivität, sei es nur ein paar Minuten täglich, ist besser als keine.
- Es ist nie zu spät. Auch mit 90 kann Mann/Frau anfangen, gut dosiert und kontrolliert zu trainieren.

Die amerikanische Gesellschaft für Sportmedizin und die American Heart Association haben folgende Empfehlungen für ältere Menschen publiziert:

1. Um die Gesundheit zu verbessern, beziehungsweise zu erhalten, sollten ältere Menschen 150 bis maximal 300 Minuten pro Woche in einer mittleren Intensität körperlich aktiv sein. Anbieten tun sich dabei Aktivitäten von mindestens 30 bis zu 60

Minuten pro Tag und das bis zu fünfmal die Woche. Das tägliche Pensum kann in Einheiten, die mindestens zehn Minuten dauern, aufgeteilt werden.

Als Alternative sind auch dreimal die Woche für mindestens 20 bis 25 Minuten anstrengendere körperliche Tätigkeiten möglich (75 bis 150 Minuten pro Woche).

Auf einer Zehn-Punkte-Skala, in der null sitzen und zehn maximale Anstrengung repräsentiert, liegt eine mittlere Intensität logischerweise bei fünf und bedeutet in der Praxis eine messbare Zunahme des Pulses und der Atemtätigkeit. Die Intensität sollte also so gewählt werden, dass man zwar eventuell leicht ins Schwitzen, aber nicht außer Atem kommt und erschöpft wird. Eine anstrengendere körperliche Tätigkeit liegt auf der virtuellen Skala bei etwa sieben bis acht. Einfacher ausgedrückt: Bei einer mittleren Intensität kann man noch reden, aber nicht mehr singen; bei einer höheren Intensität ist kein durchgehendes Gespräch mehr möglich.

2. Krafttraining sollte mindestens an zwei Tagen pro Woche durchgeführt werden. Dabei bieten sich acht bis zehn Übungen, die die wichtigsten Muskelgruppen beinhalten, mit acht bis zwölf Wiederholungen pro Muskelgruppe an; oder auch Treppensteigen und andere muskelstärkende Aktivitäten, dazu noch Koordinations- und Gleichgewichtsübungen.[100, 101]

Ähnlich sind die österreichischen Empfehlungen für gesundheitswirksame Bewegung für alle Erwachsenen:

- Mindestens 150 Minuten Bewegung mit mittlerer Intensität (Tanzen, Spazieren gehen, Gartenarbeit) oder 75 Minuten mit höherer Intensität (Bergwandern, Rennrad fahren) pro Woche oder eine Kombination aus mittlerer und höherer Intensität.
- Idealerweise sollte die Aktivität auf möglichst viele Tage der Woche verteilt werden.

- An zwei oder mehr Tagen der Woche muskelkräftigende Bewegungen (zum Beispiel Liegestütz oder Theraband) mit mittlerer oder höherer Intensität durchführen, bei denen alle großen Muskelgruppen beansprucht werden.[102]

Bei Personen ab (etwa) 65 Jahren ist noch Folgendes erwähnenswert:

- Wenn Sie nicht mehr in der Lage sind, 150 Minuten Bewegung in mittlerer Intensität auszuführen, dann bewegen Sie sich so viel, wie es Ihre Beschwerden zulassen.
- Machen Sie auch Bewegungen und Übungen, die das Gleichgewichtsvermögen erhalten oder verbessern, damit Ihre Sturzgefahr reduziert wird. [102]

Beispiele für koordinationsfördernde Übungen sind zum Beispiel Stehen auf einem Bein oder Gehen oder Laufen auf unterschiedlichen Untergründen, wie sie im Wald zu finden sind.

Woher die Zeit nehmen?

Wenn Sie sich jetzt fragen, woher Sie die Zeit nehmen sollen, mindestens zweieinhalb Stunden die Woche, also vorzugsweise so drei- bis viermal die Woche eine Stunde und mehr körperlich aktiv zu sein, antworte ich darauf: Ja, Sie haben recht, es kann zeitintensiv sein – sei es die Fahrt zum Fitnessstudio oder zum Sportverein, Umziehen, Duschen, Fahrt zurück. Ja, das stimmt, aber Sie können viel in den Alltag packen. Minimum täglich sind, wie gesagt, 30 Minuten oder dreimal zehn Minuten, und die hat man schnell drin. Ein Beispiel:

- In der Früh: Zügiges Gehen zur U-Bahn, Straßenbahn oder zum Auto. Eventuell kleinen Umweg einplanen = zehn Minuten schnell auf dem Bewegungskonto verbucht.

- Zu Mittag: In der Mittagspause flott drei bis viermal um den Häuserblock gehen oder ein weiter entferntes Restaurant aufsuchen. Auf dem Rückweg die Treppen nehmen statt des Aufzugs = 10 bis 20 Minuten erledigt.
- Am Abend: Angenehme Schuhe anziehen und kurzer, zügiger Abendspaziergang oder schnelle Laufrunde mit Joggingschuhen = 10 bis 20 Minuten abgehakt.

Schon kommen Sie auf mindestens 30 bis 40 Minuten fast ohne zusätzlichen Zeitaufwand oder Entbehrungen.

Was ist zu beachten?

Wenn Sie erstmalig mit einem Trainingsprogramm beginnen, steigern Sie langsam den Umfang. Die körperliche Aktivität sollte Spaß machen und keine Qual sein. Es ist auch günstig, die Aktivitäten mit anderen gemeinsam zu planen. Das schützt nicht nur vor sozialer Isolation, die vor allem im Alter ein Problem darstellt, sondern fördert auch die gegenseitige Motivation.

Wichtig ist, dass mit zunehmendem Alter und besonders bei einer vorliegenden Erkrankung die medizinische Beratung in Anspruch genommen wird. Außerdem sollte bei jeglichen medizinischen Symptomen, die bei der körperlichen Belastung auftreten, das Training abgebrochen und ein Arzt konsultiert werden.

Das Hauptrisiko von körperlicher Aktivität für alle Altersgruppen sind Verletzungen des Bewegungsapparats. Dieses Risiko besteht immer, aber durch eine langsame Erhöhung des Umfangs und der Intensität der Bewegung, genügend Regenerations- und Erholungsphasen und eine gute Ausrüstung kann das Risiko niedrig gehalten werden. In selteneren Fällen kann es auch zu schweren Herz-Kreislaufsymptomen kommen, aber dies faktisch nur dann, wenn bereits eine Vorerkrankung besteht oder Risikofaktoren vorliegen.

Im Speziellen: Laufen

Körperliche Aktivität zählt zu den Grundpfeilern eines langen, gesunden Lebens. Unter den sportlichen Tätigkeiten gehört das Laufen dabei wahrscheinlich zur Top-Aktivität. Viele wissenschaftliche Untersuchungen haben sich mit den vorteilhaften Effekten des Laufens befasst. Duck-Chul Lee von der Iowa State Universität hat 2017 mit anderen KoautorInnen eine umfangreiche Übersichtsarbeit mit dem Titel *Running as a Key Lifestyle Medicine for Longevity*,[103] frei übersetzt *Laufen als Therapie für Langlebigkeit*, verfasst.

Seine Zusammenfassung verschiedenster Studien zu vorteilhaften Wirkungen des Laufens zeigte dabei unter anderem, dass nach Anpassung an Alter, Geschlecht und andere Risikofaktoren Läufer ein um 25 bis 40 Prozent geringeres Risiko für (vorzeitige) Gesamtsterblichkeit aufweisen. Das Risiko, an Herz-Kreislauferkrankungen zu sterben, ist bei Läufern im Vergleich zu Nichtläufern sogar um 45 bis 70 Prozent reduziert, nach Anpassung an potenzielle Störfaktoren. Außerdem weisen Läufer auch ein 30 bis 50 Prozent reduziertes Risiko für krebsbedingte Sterblichkeit im Vergleich zu Nichtläufern auf.

Regelmäßige Läufer können circa drei bis vier – und möglicherweise auch mehr – Jahre länger leben, wenn die empfohlene Dauer für körperliche Aktivität eingehalten wird, also mindestens 150 Minuten pro Woche.[104–106]

Das Verhältnis von Preis zu Leistung beziehungsweise Investition zu Lebensdauer ist beim Laufen denkbar günstig. Dabei wird ein Netto-Verhältnis von »Laufen« zu »Langlebigkeit« auf ungefähr 1:7 geschätzt, was so viel bedeutet wie, dass eine Stunde Laufen die Lebensdauer um sieben Stunden verlängern könnte.[103] Unter der Annahme von (mindestens) zusätzlichen drei Lebensjahren würde man nur etwa 0,4 bis 0,5 Jahre fürs Laufen investieren müssen. Investieren bedeutet in diesem Fall nicht unbedingt abquälen. Zwar bedarf es einer gewissen

Überwindung, in die Laufschuhe zu schlüpfen, aber spätestens nach 10 bis 15 Minuten breiten sich Glücksgefühle in den Belohnungsarealen im Gehirn aus, was ja grundsätzlich nicht übel ist, oder? Außerdem senkt man bei regelmäßigem Laufen und körperlicher Aktivität das Risiko für fast alle wichtigen Zivilisationskrankheiten. Zu den zusätzlichen Lebensjahren kommen, wenn man sich regelmäßig bewegt, daher nicht selten auch weitere Lebensjahre, die man im Gesunden verbringt, dazu.

Kann man es auch (mit Laufen) übertreiben?

Anlehnend an eine Untersuchung[107] mit über 55 000 Frauen und Männern und an andere Studien schätzen Lee und MitarbeiterInnen ein oberes Limit pro Woche von 4,5 Stunden oder 30 Meilen (entsprechend circa 48 Kilometern) sowie maximal sechs Laufeinheiten. Über diesen Werten wird möglicherweise kein zusätzlicher Nutzen hinsichtlich der Risikoreduktion von Sterblichkeit und eventuell auch Krankheiten beobachtbar sein. Wenn jemand drüber liegen sollte, bedeutet das jedoch auch nicht zwangsläufig, dass er keinen weiteren Benefit aus dem Laufen ziehen wird. Einerseits existieren zu den oberen Limits des Laufens nur relativ wenig Studien, sodass die Evidenz dementsprechend eher mittelgradig ist. Außerdem können trotzdem gewisse positive Gesundheitseffekte messbar sein. Jedenfalls wird es einem Spaß machen und Wohlbefinden hervorrufen.

Nichtsdestotrotz sollte auch immer an eine gewisse Gefahr des Übertrainings mit damit assoziierten Symptomen gedacht werden (siehe Einleitung zum Kapitel). Diese bilden sich aber komplett zurück, sobald man eine Regenerationspause eingelegt hat.

Muskulatur im Alter

Die wichtigsten Veränderungen im Körper, die zu einer Leistungsbeeinträchtigung im Alter führen, sind eine Reduktion der

Muskelmasse und eine Abnahme der Sauerstoffaufnahmefähigkeit in der Lunge.

Die Muskelmasse bestimmt die Muskelkraft, die nicht nur wichtig ist, um beispielsweise Gegenstände zu tragen, sondern auch, um das eigene Körpergewicht stabil gegen die Erdanziehung im Raum zu halten. Die Sauerstoffaufnahmefähigkeit bestimmt die Ausdauer des Menschen. Dabei ist der wichtigste physiologische Parameter, um die (Ausdauer-)Leistungsfähigkeit festzustellen, die sogenannte VO_2max, die maximale Sauerstoffaufnahme in der Lunge, die am Ende einer körperlichen Ausbelastung gemessen wird. Durch Ausdauertraining wird die VO_2max und damit die körperliche Leistungsfähigkeit deutlich verbessert.

Ein (deutlicher) Mangel an Muskelmasse oder Muskelkraft wird Sarkopenie genannt. Ab etwa dem 30. bis 35. Lebensjahr nehmen Muskelmasse und Sauerstoffaufnahmefähigkeit um etwa 0,5 bis 1 Prozent pro Jahr ab. Anlehnend an neue Richtlinien der »European Working Group on Sarcopenia in Older People« liegt Sarkopenie wahrscheinlich bei einer geringen Muskelkraft vor.[108] Wenn zusätzlich die Muskelquantität oder -qualität reduziert sind, ist die sichere Diagnose gestellt. Wenn auch die körperliche Leistungsfähigkeit niedrig ist, liegt eine schwere Sarkopenie vor.

Der altersabhängige Verlust der Skelettmuskelfunktion ist bei jedem Menschen zu sehen. Der Prozess spielt sich normalerweise langsam ab und zeigt individuelle Unterschiede.[109] Bei einer Sarkopenie kommt es im Speziellen zu einem beschleunigten Muskelabbau und damit verbunden zu einer Reduktion der Muskelfunktion.[110] Es kann als eine Art Muskelinsuffizienz oder -versagen verstanden werden.

Mit der Sarkopenie verbunden ist das Syndrom der Gebrechlichkeit, welches auch als »Frailty« bezeichnet wird. Dieses ist insbesondere im hohen Alter verbreitet. Frailty ist durch körperliche Schwäche (unter anderem eine verminderte Griffkraft), rasche Ermüdbarkeit, verlangsamte Gehgeschwindigkeit, verminderte (körperliche) Aktivität und einen unbeabsichtigten Gewichtsverlust charakterisiert.[111, 112] Wenn mindestens drei dieser Kriterien vorliegen, wird die Diagnose Frailty gestellt.

Die primäre Therapie für Sarkopenie und Gebrechlichkeit ist körperliche Aktivität, hier vor allem Krafttraining.[113] Des Weiteren sollte auch auf eine adäquate Ernährung geachtet werden. An erster Stelle steht dabei eine ausreichende Energiemenge (also eine ausreichende Kalorienzufuhr), um Gewichtsverluste und die damit einhergehende Abnahme der Muskelmasse so weit wie möglich zu vermeiden. Außerdem muss auf eine genügende Proteinzufuhr geachtet werden.[113] Die Empfehlung für die Proteinzufuhr liegt für Personen ab 65 Jahren, bei täglich 1 bis etwa 1,2 Gramm pro Kilogramm Körpermasse, je nach nationaler oder internationaler Fachgesellschaft. Der Grund ist nicht nur das *S*arkopenierisiko, sondern dass bei älteren Menschen wahrscheinlich auch die muskuläre Proteinsynthese nicht so effizient abläuft wie bei Jüngeren. Die lebenswichtige Aminosäure Leucin scheint hier möglicherweise eine besondere Rolle zu spielen, sodass es auch Meinungen in Richtung einer Leucinreichen Kost gibt.

Fazit und Empfehlungen

- Versuchen Sie, sich mehrmals die Woche täglich für mindestens 30 Minuten durchgehend oder verteilt auf mindestens zehn Minuten-Einheiten zu bewegen. Spazieren gehen, Treppen steigen et cetera, auch anstrengendere Hausarbeit zählt.
- Vergessen Sie nicht, mindestens zweimal die Woche auch Kraftübungen zu machen, die verschiedene Muskelgruppen belasten, wie zum Beispiel Kniebeugen und Liegestütze.
- Falls 30 Minuten zu viel sind, versuchen Sie trotzdem, täglich körperlich aktiv zu sein, wichtig ist, dass Sie etwas tun und dass Sie es regelmäßig tun.

- Wenn Sie es noch nichts getan haben, fangen Sie klein und langsam an.
- Lassen Sie sich vorher abchecken, vor allem wenn Sie im mittleren bis höheren Alters sind, neu anfangen oder wenn Krankheiten vorliegen.

Adipositas und Co.

Wenn nicht bald eine Abnehmpille ohne Nebenwirkungen erfunden wird, was (noch) in die Kategorie utopisches Wunschdenken fällt, wird weltweit die Zahl der Übergewichtigen wahrscheinlich weiter zunehmen, wobei es regionale Unterschiede in den Trends gibt[114]. Eine andere Möglichkeit, diese Entwicklung abzuwenden, wäre, dass sich in Zukunft die Menschen deutlich mehr bewegen und auf ihren Appetit aufpassen – eine Option, die leider fast so unrealistisch klingt wie die Idee mit der Abnehmpille. Im Zeitalter der fortschreitenden Technisierung und der an jeder Ecke verfügbaren Nahrung, zumindest in einem großen Teil der Welt, ist es nahezu eine Sisyphosaufgabe, die Menschen zu einem Umdenken zu »bewegen«. Zu groß ist die Verlockung der gemütlichen Couch, auf der man online seine Freunde trifft und mit wenigen Klicks sein Essen bestellt. Um seine Muskeln zu »schonen«, steht neben dem Auto auch heutzutage ein cooles E-Bike oder ein hipper Elektroroller neben dem Haus. Und es wird sicher nicht besser werden für unsere sträflich vernachlässigte Beinmuskulatur.

Die mannigfaltigen Vorteile von regelmäßiger körperlicher Aktivität und einer gesunden Ernährung wurden Zigtausende Mal beschrieben und liegen unbestreitbar auf der Hand. Die Wissenschaft hat jedenfalls ihren Job gemacht. Jetzt sind wir alle gefragt, die Empfehlungen umzusetzen.

Außer Diskussion steht, dass Übergewicht und Fettleibigkeit zu den größten medizinischen Bedrohungen in den Industrienationen, aber auch mittlerweile in den Schwellenländern gehören. Dafür gibt es hauptsächlich drei Erklärungen: Wir essen zu viel, wir essen zu schnell (und genießen zu wenig), und vor allem: Wir bewegen uns zu wenig. Fettleibigkeit liegt vor, wenn der sogenannte Body-Mass-Index, abgekürzt BMI, über 30 liegt. Er wird berechnet, in dem das Körpergewicht durch die Körpergröße in Metern zum Quadrat geteilt wird (BMI = kg/m^2). Bei einem BMI zwischen 25 und 30 liegt Übergewicht vor. Da auch sehr sportliche und muskulöse Menschen einen BMI zwischen 25 und 30 und eventuell sogar darüber haben können, wird seit einigen Jahren zusätzlich dem Bauchfett beziehungsweise dem Bauchumfang (deutlich erhöht sind Werte ab 102 Zentimetern bei Männern und ab 88 Zentimetern bei Frauen, gemessen auf Nabelhöhe) eine wichtige Bedeutung beigemessen. Jedoch zählt ein hoher BMI aufgrund eines »Schwarzenegger-Habitus« eher zu den Raritäten in der Bevölkerung, sodass der BMI auch ohne Berücksichtigung des Bauchumfangs, in, ich schätze mal, 90 bis 95 Prozent oder mehr der Fälle, eine Relevanz hinsichtlich der Diagnose von Übergewicht oder Fettleibigkeit besitzt.

Fettleibigkeit, aber auch deutliches Untergewicht sind mit einem höheren Risiko für Gesamtsterblichkeit assoziiert, wie eine umfangreiche Analyse von 239 Studien mit über zehn Millionen TeilnehmerInnen gezeigt hat.[115] Außerdem sind Fettleibigkeit und ein großer Bauchumfang mit einer Reihe von Krankheiten assoziiert. Dazu gehören insbesondere der Typ-2-Diabetes, aber auch Herz-Kreislauferkrankungen wie beispielsweise Bluthochdruck sowie Fettleber und diverse Krebsarten, zum Beispiel von Brust oder Dickdarm. Daneben ist Fettleibigkeit mit degenerativen Erkrankungen des Bewegungsapparats, aber auch mit beschleunigtem Altern verbunden.[116, 117]

Hinsichtlich Letzterem wird vermutet, dass Fettleibigkeit die wichtigsten Faktoren des Alterns ungünstig beeinflusst.[118] Dazu gehören unter anderem eine Instabilität des Erbgutes, Dysfunktionen im Energiestoffwechsel, Aktivierung der Zellalterung, aber auch eine beschleunigte Verkürzung der Telomere.[119, 120]

Telomere bilden die Enden der DNA-Stränge und enthalten zwar keine Erbinformation für die Bildung von Proteinen, sie weisen jedoch eine stabilisierende und schützende Funktion für die DNA auf. Bei jeder Zellteilung geht allerdings ein Stück der Telomere verloren. Sind sie irgendwann einmal aufgebraucht, werden zunehmend die Gene gekappt, und es kommt zu Funktionsstörungen der Zelle, die in weiterer Folge zum Zelltod führen. Quasi wie eine Zündschnur des Todes brennen die Telomere ab, bis die Zellen zugrunde gehen. Die meisten menschlichen Gewebe und Organe zeigen mit dem Alter eine deutliche Verkürzung der Telomere. Hiervon ausgenommen sind primär die Stammzellen und Keimzellen.[121]

Neben Fettleibigkeit verkürzen unter anderem auch negativer Stress und Lebensereignisse sowie psychiatrische Erkrankungen wie eine Depression die Telomere.[122, 123] Auf der anderen Seite wirkt körperliche Aktivität schützend und puffert gegen die stressinduzierte Verkürzung der Telomere ab.[124] Auch eine gesunde Ernährung weist eine gewisse protektive Funktion auf die Telomere auf.[125–130]

Übergewicht und vor allem Fettleibigkeit treten nicht nur in jüngeren Jahren gehäuft auf, sondern gehören auch zu den Haupterkrankungen in der Altersgruppe der über 60-Jährigen. Andererseits ist insbesondere bei über 75- bis 80-Jährigen auch die Unter- und Mangelernährung relevant. Diese kann mehrere Ursachen haben. Besonders eine eingeschränkte Mobilität, soziale Isolation und geringe ökonomische Verhältnisse können zu einem unzureichenden Zugang und Mangel an Nahrungsmitteln führen. Auch Krankheiten, die mit einem verminderten Appetit einhergehen, erhöhen das Risiko für Unter- oder Mangelernährung.

Wie nimmt man am besten ab?

Als Ernährungsmediziner beschäftige ich mich fast tagtäglich mit diversen Aspekten der Ernährung. Daher habe ich auch einen guten Überblick über verschiedene Möglichkeiten zum Abnehmen. Es würde jedoch mehr als den Rahmen dieses Buches sprengen, wenn ich Ihnen all die Wege und Diäten vorstellen würde, die unter Umständen helfen, einige Kilo loszuwerden.

Grundsätzlich ist die Formel fürs Abnehmen sehr einfach:

Verbrauchte (umgesetzte) Energie ist größer als die zugeführte Energie.

Einfach gesagt: Wenn Sie über längere Zeit mehr Kalorien verbrauchen, als Sie aufnehmen, werden Sie langsam, aber sicher, abnehmen. Unterm Strich muss daher die sogenannte Energiebilanz negativ sein. Dafür gibt es praktisch zwei Möglichkeiten:

1. Sie essen genauso viel wie immer – bewegen sich aber zigmal mehr als früher.
2. Sie essen weniger – bei gleichbleibendem Bewegungsausmaß.

Am stärksten wird der Effekt auf die Gewichtsabnahme ausfallen, wenn Sie weniger essen und deutlich mehr körperlich aktiv sind.

Zur Bewegung muss man ehrlicherweise sagen, dass der Kalorienverbrauch bei »üblicher« Freizeitaktivität, also zum Beispiel dreimal die Woche gemütliches Joggen für eine halbe Stunde oder ab und zu ein wenig Plantschen im Teich, nicht überwältigend hoch ausfällt. Körperliche Aktivität wirkt vor allem in Verbindung mit einer kalorienreduzierten Kost unterstützend beim Abnehmen und schützt insbesondere vor dem allseits bekannten Jo-Jo-Effekt. Wenn man allerdings regelmäßig intensiver trainieren sollte, kann kilomäßig schon was weggehen. Dabei können pro Stunde durchaus 400 bis 500 Kilokalorien, etwa 20 bis 25 Prozent des täglichen Energieumsatzes entsprechend, bei Aktivitäten wie zum Beispiel mittelschnellem Laufen (circa 7 bis 8 km/h), Radfahren (circa 20 km/h), Fußball spielen, Aerobic et cetera umgesetzt werden.

Da viele Menschen jedoch üblicherweise nicht täglich intensiv körperlich aktiv sind, muss primär an der Essensschraube gedreht und weniger Energie zu sich genommen werden, damit realistisch einige Kilos verloren gehen. Dafür gibt es drei Möglichkeiten:

1. Ich esse weniger – wie gesagt, bei gleichbleibender oder noch besser höherer körperlicher Aktivität.
2. Ich esse Lebensmittel mit einer geringen Energiedichte, also diejenigen mit weniger Kalorien pro gleicher Menge. Dabei sollte die Anzahl der täglichen Portionen natürlich gleich bleiben.
3. Ich stelle allgemein mein Essverhalten um und verzehre zum Beispiel auch Lebensmittel, die das Sättigungsgefühl verbessern und logischerweise damit verbunden das Hungergefühl unterdrücken.

Zu 1.: Das ist die typische, nachvollziehbare, Nummer-Eins-Empfehlung zum Abnehmen. Weniger zu essen. Dann muss man mittel- bis langfristig abnehmen – außer es liegen Krankheiten wie Hormonstörungen vor. Kleine Portionen, kleine Teller, kleine Einkaufstaschen heißt die Devise.

Unter diesen Punkt fallen auch die ganzen Variationen des Fastens, von jeden zweiten Tag essen bis zu 16 Stunden fasten und 8 Stunden essen, also die 16/8 Methode. Ich persönlich würde eher das zweite bevorzugen. Jeden zweiten Tag zu fasten oder sehr wenig zu essen wird zwar zu einer deutlichen Gewichtsabnahme führen, aber gleichzeitig auch die Leistungskurve an den Fastentagen beeinträchtigen, was auch nicht erstrebenswert ist. Vor allem dann nicht, wenn man eine anstrengenden und verantwortungsvollen Job hat. Außerdem kann es an den Fastentagen zu unangenehmen Hungerattacken kommen, die miese Laune machen und die Lebensqualität vermindern. Bei der 16/8 Methode sollte man jedoch schauen, dass in den acht »erlaubten« Stunden nicht gevöllert wird, da man sonst eher nur minimal bis gar nicht abnimmt.

Sinnvoll und machbar ist auch, an zwei Tagen die Woche nur knapp die Hälfte der üblichen Kalorien zuzuführen. Das ist eine gute Alternative zu anstrengenderen Formen des intermittierenden Fastens. Der Effekt auf die Gewichtsabnahme wird bei dieser Methode nicht so stark ausfallen wie bei den extremeren Formen des Fastens, aber dafür ist es ein Ansatz, der wahrscheinlich für jeden, zumindest für den Anfang, schaffbar ist. Wenn möglich, wäre es dabei gut, zwei aufeinanderfolgende Tage zu nehmen, da dadurch der zweite Tag unter Umständen ein wenig leichter fällt.

Zu 2.: Das ist auch eine Empfehlung von Experten. Viele Gemüse- und Obstsorten weisen eine geringe Energiedichte auf (wenig Kalorien pro 100 Gramm), wohingegen vor allem fettreiche Fleisch und Wurstwaren eine hohe Energiedichte besitzen. In diese Empfehlungen fällt daher eine Ernährung mit wenig Fleisch und Wurst, fettärmeren Milchprodukten und mit viel Gemüse und Obst. Ballaststoffreiches Gemüse und Obst sättigt auch recht gut. Klar sollte natürlich sein, dass man auch mit Gemüse und Obst zunehmen kann, wenn man täglich Unmengen davon isst. Stichwort: Energiebilanz!

Zu 3.: Eine wichtige Basis, um erfolgreich und nachhaltig abzunehmen, ist es generell, das Essverhalten umzustellen. Dabei geht es nicht nur darum, auf eine gesunde Kost zu switchen, sondern auch gewisse Verhaltensweisen zu ändern, die uns besser satt machen. Hier sind vor allem zwei Dinge wichtig:

- Essen Sie langsamer und
- kauen Sie mehr.

Zahlreiche Studien haben gezeigt, dass langsamer essen und mehr kauen das Sättigungsgefühl verbessert und mit einer geringeren Energiezufuhr verbunden ist. [131, 132]

Außerdem wurde in mehreren Studien nachgewiesen, dass Schnellessen deutlich mit Übergewicht und Fettleibigkeit assoziiert ist.[133] Eine Meta-Analyse zeigte beispielsweise, dass Schlinger eine über doppelt so hohe Chance aufweisen, fettleibig zu sein, als Langsamesser.[133]

Wichtig: Beobachten Sie daher Ihre Essgeschwindigkeit und Ihr Kauverhalten. Fragen Sie andere, wie diese Ihre Essgeschwindigkeit einstufen. Und wenn Sie sich immer schon gewundert haben, warum Ihr Teller nach spätestens fünf Minuten leergefegt ist, versuchen Sie, Ihre Essgeschwindigkeit zu optimieren. Es lohnt sich!

Auch das Einlegen von Pausen während des Essens, insbesondere bei »opulenteren« Mahlzeiten und Buffets, kann helfen Kalorien einzusparen. Die Sättigungshormone, die aus den Darmzellen freigesetzt werden, entfalten erst richtig nach etwa 15 bis 20 Minuten und aufwärts ihre volle Wirkung. Bei einem Mittagessen, das in zehn Minuten vollständig im Magen gelandet ist, kommen die hormonellen Sättigungsmechanismen, die verhindern sollen, dass wir zu viel essen, gar nicht richtig zum Tragen.

Hinsichtlich einer Verbesserung der Sättigung kann, wenn er vertragen wird, unter Umständen auch Cayennepfeffer wirksam sein. Eine Reihe von guten wissenschaftlichen Untersuchungen hat gezeigt, dass Capsaicin, ein Inhaltsstoff von Chili(schoten), das Sättigungsgefühl verbessert und zu einer geringeren Energieaufnahme führt.[134–136]

Was bringt überhaupt Abnehmen?

Das Wichtigste ist natürlich gute Laune, Wohlbefinden und eine höhere Leistungsfähigkeit. Außerdem ist bei vorliegendem Übergewicht oder besonders Fettleibigkeit bereits ein längerfristiger Gewichtsverlust von fünf bis zehn Prozent des Ausgangsgewichts mit deutlich positiven Effekten auf metabolische Faktoren, wie den Blutzuckerspiegel, die Triglyzeride, das günstige HDL-Cholesterin[137] oder auch das Typ-2-Diabetesrisiko assoziiert.[138]

Ferner wurde in einer Zusammenfassung von Studien gezeigt, dass Interventionen, die mit einer Gewichtsreduktion einhergehen, das Gesamtsterblichkeitsrisiko bei ursprünglich Fettleibigen vermindern.[139] Ein weiterer sehr wichtiger Effekt der Gewichtsabnahme ist eine Senkung des Blutdrucks.[140]

Hat Fettleibigkeit auch irgendwelche Vorteile?

Dass Fettleibigkeit einem nicht guttut und mit diversen Gesundheitsrisiken einhergeht, ist, so glaube ich, fast jedem bewusst. Niemand will dick sein, ein paar Rundungen und ein kleines Bäuchlein wird für viele sicher kein Problem darstellen, aber deutliches Übergewicht schon. Außer vielleicht für Hollywood-DarstellerInnen oder YouTube-InfluencerInnen, die damit ordentlich Kasse machen. Vor einigen Jahrhunderten galt »gut beleibt sein« als Symbol des Wohlstands und der Bildung. Schon seit längerer Zeit ist dies aber in beiderlei Hinsicht, zumindest in Europa, passé. In Schwellen- und Entwicklungsländern kann jedoch ein gewisses »Wohlstandsbäuchlein« immer noch als Statussymbol durchgehen.

Haben deutliches Übergewicht und Fettleibigkeit auch ihre guten Seiten? Ich stellte mir vor einigen Jahren diese Frage, als mir im Kino die Idee zu einer Studie gekommen war. Welcher Film mich damals inspiriert hatte, weiß ich nicht mehr, aber ich hatte die Idee, dem Zusammenhang zwischen Fettleibigkeit und Gewaltbereitschaft nachzugehen.

Zurückblickend auf die unzähligen Kino- und Fernsehfilme, die ich in den letzten drei bis vier Jahrzehnten gesehen habe, kann ich nahezu zweifelsfrei resümieren, dass fast ausnahmslos die Bösen normal bis leicht übergewichtig oder athletisch waren. Mag sein, dass auch der eine oder andere darunter war, der einen BMI von 30 hatte. Ich erinnere mich aber an keinen

Film, in dem ein augenfällig fettleibiger Mörder sein Unwesen getrieben hat, wobei ich selbstverständlich auch nicht alle Filme gesehen habe und nur ein Bruchteil in meinem Gedächtnis hängen geblieben ist. Aber wenn es fettleibige Gewalttäter gegeben haben sollte, waren das meiner Meinung nach eher Einzelfälle. Äußerst selten gab es einen fettleibigen Schurken, ausgenommen vielleicht in irgendwelchen Mafiafilmen. Die Beleibten sind eher die Guten, die Witzigen oder nicht selten auch die Opfer. Ein Paradebeispiel für alle drei Eigenschaften war der geniale Oliver Hardy, besser bekannt als beleibter Partner von Stan Laurel in Dick und Doof.

Ein Grund, warum das so sein könnte, liegt auf der Hand. Ein ordentlich beleibter Mörder mit sympathischem Gesichtsausdruck und schwerfälligem Gang kommt nicht so authentisch rüber wie ein muskelbepackter, drahtiger Killer mit kantiger Visage. Aber vielleicht ist das auch im wirklichen Leben so, dachte ich damals. So entwickelte ich meine Hypothese, dass Fettleibige weniger Gewaltverbrechen begehen.

Ein Jahr später ging ich dieser Frage nach und bekam nach einigen Bemühungen glücklicherweise die Möglichkeit, anonymisierte Daten von in Österreich inhaftierten männlichen Erwachsenen auszuwerten. Und meine Analyse dieses riesigen Datensets bestätigte meine Vermutung. Die Chance, wegen Verbrechen gegen Leib und Leben inhaftiert zu werden, war bei Fettleibigen fast 40 Prozent geringer im Vergleich zu Normalgewichtigen inhaftierten männlichen Straftätern.[141] Auch bei anderen Verbrechenskategorien zeigte sich eine geringere Chance. Trotz gewisser Limitationen, wie zum Beispiel dem Fehlen bestimmter Einflussfaktoren wie dem sozioökonomischen Status, konnte ich meine Studie in einer US-amerikanischen forensischen Zeitschrift veröffentlichen. Der Grundtenor meiner Studie war: Fettleibigkeit macht gemütlicher – eine recht ansprechende Interpretation meiner Analyse, und wenn ich globaler philosophieren würde – vielleicht wird durch die Zunahme an Fettleibigen die Welt in Zukunft friedlicher, eine zugegeben sehr »sophisticated« und recht überzogene Aussage, aber schön wäre es auf jeden Fall. Mir ist bewusst, dass die Ergebnisse meiner Studie nur eine gewisse Vermutung darstellen, die in anderen Studien bestätigt werden muss, bevor wahrscheinlichere Schlüsse gezogen werden können.

Eine Frage, die die Ergebnisse meiner Studie zwangsläufig aufwirft, ist die nach dem Warum? Welche Mechanismen könnten infrage kommen? Ein möglicher Grund könnten niedrigere Testosteron- und leicht höhere Östrogenspiegel bei fettleibigen Männern sein,[142] die dadurch eventuell weniger testosterongesteuertes Aggressionspotenzial aufweisen. Möglicherweise spielen auch bei fettleibigen Menschen höhere Serotoninspiegel im Gehirn eine Rolle.[143] Serotonin macht unter anderem zufrieden und ruhig.

Typ-2-Diabetes mellitus

Der Typ 2 der Zuckerkrankheit, Diabetes mellitus, gehört zu den häufigsten Erkrankungen auf der Welt. Dabei liegt primär eine sogenannte Insulinresistenz vor, was bedeutet, dass Insulin zwar vorhanden ist, aber an den Zielzellen, insbesondere an Fett- und Muskelzellen, aber auch in der Leber nicht gut wirken kann. Dadurch ist der Nüchternblutzuckerspiegel ständig erhöht, sofern nicht medikamentös behandelt wird. Im längeren Verlauf der Erkrankung kann es auch zu einer Sekretionsstörung von Insulin aus der Bauchspeicheldrüse kommen, was dazu führt, dass die Insulinspiegel im Blut absinken. Die mittel- bis langfristigen Konsequenzen eines nicht erkannten oder ungenügend therapierten Diabetes sind multiple Organschäden und ein höheres Sterblichkeitsrisiko.

Die Hauptrisikofaktoren für den Typ-2-Diabetes sind neben der Vererbung, vor allem Übergewicht und Fettleibigkeit (insbesondere ein größerer Bauchumfang), Bewegungsmangel, Rauchen, ein höheres Lebensalter und ein früherer Schwangerschaftsdiabetes. Des Weiteren sind auch erhöhte Blutfettwerte, Bluthochdruck und eine ungesunde Ernährung mit einem gewissen Risiko verbunden. Wenn nicht eine starke genetische Belastung vorliegt, könnte durch eine Gewichtsnormalisierung und regelmäßige Bewegung ein relativ großer Anteil der Typ-2-Diabetiker von ihren Medikamenten freikommen oder das Auftreten eines Diabetes verhindert oder wenigstens verzögert werden.

Zusätzlich zu Bewegung und dem Körpergewicht haben verschiedene Lebensmittel, teilweise unabhängig vom Körpergewicht, einen Einfluss auf das Typ-2-Diabetesrisiko.[144]

Das Risiko wird erhöht durch:

- einen hohen Konsum an unverarbeitetem und verarbeitetem rotem Fleisch, also insbesondere von Rind, Schwein, aber auch Lamm und Kalb, verarbeitetes Fleisch bezieht sich auf Wurst und Wurstwaren,
- einen hohen Konsum an zuckerhaltigen Limonaden und
- einem ständig hohen glykämischen Index (GI) der Kost.

Lebensmittel mit einem hohen glykämischen Index bewirken einen schnellen und starken Blutzuckeranstieg mit nachfolgender vermehrter Insulinausschüttung. Einen hohen GI haben zum Beispiel Weißbrot und Co., zuckerhaltige Limonaden, weißer Reis, Cornflakes und Kartoffeln/Pommes.

Schützend wirken:

- Vollkornprodukte und Ballaststoffe,
- eine magnesiumreiche Kost,
- (grünblättriges) Gemüse,
- Kaffee (in üblichen Mengen) und
- Vitamin D.

Vitamin D

Seit einigen Jahren gehört Vitamin D zu den populärsten, frei erhältlichen Nahrungsergänzungsmitteln. Noch vor 10 bis 15 Jahren galt Vitamin D als verschreibungspflichtiges Medikament. Ich kann mich erinnern, dass ich vor langer Zeit einmal Vitamin D für Zellexperimente bestellt hatte. Das Vitamin D-Pulver kam damals in einem kleinen, dunklen Flakon, welches mit einem gut sichtbaren Totenkopf markiert war. Nach Erhalt der Ware musste ich einen Giftschein ausfüllen und innerhalb von 48 Stunden an die Firma zurückfaxen. Mittlerweile kann sich jeder in Apotheken und Drogeriemärkten mit literweise Vitamin D eindecken. Vom Gift zum Allheilmittel? Warum der plötzliche Sinneswandel? Der Grund ist, dass in unseren Breitengeraden viele Menschen, insbesondere von etwa November bis April, unter einer Vitamin D-Unterversorgung leiden, wie in einigen Studien beschrieben wurde. Außerdem wurde nachgewiesen, dass Vitamin D in den üblichen Dosierungen sicher ist. Aber Vorsicht: wie Paracelsus gesagt hat: »Alle Ding' sind Gift und nichts ohn' Gift – allein die Dosis macht, das ein Ding' kein Gift ist.« Auch bei Vitamin D-Supplementen kann der Schuss nach hinten losgehen. Die Hauptnebenwirkung von zu viel Vitamin D, über längere Zeit eingenommen, ist eine Hypercalcämie, also eine Erhöhung des Kalziumspiegels im Blut. Und die führt zu Störungen in Muskel- und Nervenfunktionen und in Extremfällen zu Verkalkungen von Organen insbesondere der Nieren. Die Hauptwirkung von Vitamin D ist nämlich eine Verbesserung der Kalziumaufnahme im Darm. Dabei werden etwa 80 Prozent des Kalziums aus der Nahrung abhängig von Vitamin D in den Körper eingeschleust, sodass durch zu viel Vitamin D auch mehr Kalzium ins Blut gelangt.

Die Vitamin D-Synthese wird unter primärer Einwirkung von UV-Strahlung in der Wellenlänge von 280 bis 320 Nanometern in der Haut eingeleitet. In der wärmeren Jahreszeit reicht eine

10- bis 30-minütige Sonnenexposition von Armen, Beinen und Gesicht, etwa zwei bis drei Mal die Woche, so um die Mittagszeit herum, aus, um genügend Vitamin D zu bilden.[145] Im Winter wird unter normalen Umständen kaum bis kein Vitamin D gebildet, außer man nimmt täglich auf der Dachterrasse oder im Garten ein mehrstündiges Sonnenbad – was doch sehr realitätsfremd wäre. Daher steigt das Risiko für eine Vitamin D-Unterversorgung. Zwar wird Vitamin D auch im Fettgewebe gespeichert, aber wahrscheinlich reichen die Speicher nur für einige Wochen bis wenige Monate aus.

Ein Punkt, der seit Jahren kontrovers diskutiert wird, ist der normale Vitamin D-Spiegel im Blut. Eine der renommiertesten medizinischen Institutionen in den USA, das Institute of Medicine, sagt, dass 50 Nanomol pro Liter (entsprechen etwa 20 Nanogramm pro Milliliter) und mehr 25-Hydroxyvitamin D, abgekürzt 25OHD, im Blut für die meisten Menschen ausreicht.[146] Das 25OHD ist der Standardparameter für die Bestimmung der Vitamin D-Versorgung im Blut. Andere bekannte Forscher widersprechen dem jedoch und setzen 75 Nanomol pro Liter (entsprechen etwa 30 Nanogramm pro Milliliter) und mehr als Normalwert an.[147]

An einen postulierten Normalwert von 75 Nanomol pro Liter und mehr kommen die meisten Mittel- und Nordeuropäer, wahrscheinlich auch nicht wenige Bewohner der Mittelmeerländer im Winter, Spätherbst und möglicherweise auch im Frühling nicht heran. Eine umfassende Untersuchung zeigte zum Beispiel, dass über das Jahr verteilt etwa 40 Prozent der Europäer 25OHD Werte unter 50 Nanomol pro Liter aufweisen.[148] In Deutschland waren das sogar über 60 Prozent der Erwachsenen.[149]

Mich hat daher vor wenigen Jahren interessiert, ob ein höherer Grenzwert einen gesundheitlichen Vorteil bringt. Viele Labors in Wien geben 75 Nanomol pro Liter und mehr als Normal- beziehungsweise Optimalwert an. Ist das überhaupt sinnvoll? Oder ist es übertrieben beziehungsweise Geschäftemacherei, um den Vitamin D-Konsum und die Laborindustrie anzukurbeln? Um dem optimalen Wert auf die Spur zu kommen, habe ich mit KollegInnen eine Meta-Analyse von Beobachtungsstudien zu der Assoziation des 25OHD-Spiegels mit dem Risiko, an Dickdarmkarzinom oder Typ-2-Diabetes zu erkranken, durchgeführt. Diese beiden Krankheiten habe ich ausgewählt, da in einigen Studien gezeigt wurde, dass das Krankheitsrisiko bei einem Vitamin D-Mangel erhöht ist. Und in der Tat konnten wir zeigen, dass mit zunehmendem 25OHD-Spiegel auch das Risiko für diese beiden Krankheiten weiter abnahm. Das geringste Risiko war bei etwa 90 bis 100 Nanomol pro Liter messbar.[150] So gesehen ist es meiner Meinung nach vernünftig, einen 25OHD-Spiegel von *mindestens* 60 bis 65 Nanomol pro Liter anzupeilen.

Fettstoffwechsel

Cholesterin

Cholesterin ist ein lebenswichtiges, fettähnliches Molekül, das im Körper gebildet wird und diverse wichtige Funktionen erfüllt. Jedoch ist schon seit einigen Jahrzehnten bekannt, dass ein sehr hoher Cholesterinspiegel im Blut das Risiko für Arteriosklerose (Arterienverkalkung) und damit verbunden Herz-Kreislauferkrankungen, wie Herzinfarkt, erhöht. Dabei sollte zwischen dem in der populären Wissenschaft benannten »bösen« LDL-Cholesterin (abgekürzt LDL-C) und dem »guten« HDL-Cholesterin (abgekürzt HDL-C) unterschieden werden. Aber – auch das LDL-C ist notwendig, da es die Zellen mit Cholesterin beliefert. Jedoch steigert es in zu hoher Konzentration im Blut das Risiko für Arteriosklerose, Herzinfarkt und andere Herz-Kreislauferkrankungen. Daher gilt ein hoher LDL-C-Blutspiegel als ein sehr bedeutender Risikofaktor für Herz-Kreislauferkrankungen in der Medizin.

Das als »gut« bezeichnete Cholesterin ist das HDL-C. Es bewirkt einen Abtransport und in weiterer Folge die Ausscheidung von nicht benötigtem Cholesterin über die Leber und den Darm. Außerdem werden noch weitere protektive Funktionen des HDLs vermutet, wie Entzündungshemmung, antioxidative Effekte und Gefäßprotektion.[151] Ein zu niedriger HDL-Cholesterinspiegel ist daher mit einem erhöhten Risiko für Herz-Kreislauferkrankungen assoziiert.[152] Insbesondere viel Bewegung, aber auch eine Gewichtsabnahme bei Übergewicht sowie die Reduktion der Zufuhr von Trans-Fettsäuren, welche unter anderem in Backwaren, frittierten Kartoffelprodukten und Fertiggerichten in nennenswerten Mengen vorkommen, können den HDL-Cholesterinspiegel im Blut nachweislich erhöhen.[152]

Erwähnenswert ist jedoch, dass einzelne Studien aus den letzten Jahren vermuten lassen, dass in wahrscheinlich selteneren Fällen auch möglicherweise *extrem hohe* HDL-Cholesterinspiegel ungünstig sein könnten[153, 154] Hier scheinen verschiedene Faktoren wie die Grunderkrankung, aber auch genetische Faktoren eine Rolle zu spielen.[155] Weitere Studien sind jedenfalls notwendig, um diese These zu bestätigen.

Wie kann der Cholesterinspiegel gesenkt werden?

Bei einem leicht erhöhten Gesamtcholesterin- oder LDL-C-Spiegel kann zunächst durch regelmäßige Bewegung und insbesondere gesunde Ernährung versucht werden gegenzusteuern. Dazu gehört nicht nur eine Kost mit weniger Cholesterin und gesättigten Fetten aus tierischen Lebensmitteln, sondern auch der reichliche Verzehr von Ballaststoffen aus insbesondere Vollkornprodukten, aber auch aus Gemüse und Obst. Nüsse scheinen ebenfalls den LDL-Cholesterinspiegel bis zu einem gewissen Grad zu senken, insbesondere bei Personen mit einem BMI unter 30 und denjenigen, die sich fettreich ernähren.[156]

Auch die kontrollierte Zufuhr von Pflanzensterolen/-stanolen kann den LDL-Cholesterinspiegel senken. Die Pflanzensterole/-

stanole gehören, anlehnend an zahlreiche Publikationen, zu den potentesten nicht medikamentösen Senkern des LDL-Cholesterinspiegels.[157–159] Pflanzensterole (auch bekannt unter dem Begriff Phytosterine) sind natürliche Bestandteile pflanzlicher Zellen. Sie finden sich vor allem in Pflanzenölen. Übliche Quellen für Pflanzensterole sind Sonnenblumen-, Mais-, Soja-, Distel- und Rapsöl und daraus hergestellte Lebensmittel wie etwa Margarine. Zusätzlich zu diesen Pflanzensterolen gibt es noch hydrierte pflanzliche Sterole, die als Stanole bezeichnet werden. Pflanzliche Sterole und Stanole sind dem Cholesterin ähnlich. Sie hemmen die Aufnahme des Cholesterins im Darm und bewirken dadurch seine vermehrte Ausscheidung mit dem Stuhl. Gewöhnlich setzt die Wirkung nach ein paar Wochen ein. Die durchschnittliche Senkung des LDL-Cholesterinspiegels bewegt sich dosisabhängig in einem Bereich von etwa sechs bis zwölf Prozent.[158] Die mittlere wirksame Dosis liegt bei etwa zwei Gramm pro Tag. Pflanzensterole werden seit ein paar Jahren vor allem in einigen Margarinen und teilweise auch anderen funktionellen Lebensmitteln, wie Joghurtdrinks, angereichert.

Wichtig ist jedoch zu wissen, dass nicht bei jedem Menschen ein hoher Gesamt- beziehungsweise LDL-Cholesterinspiegel im Blut durch einen vernünftigen Lebensstil, inklusive gesunder Ernährung und Zufuhr von Pflanzensterolen, gesenkt werden kann. Aus diesem Grund ist nicht selten eine medikamentöse Therapie angezeigt, vor allem wenn das LDL-C einen bestimmten Grenzwert überschreitet und/oder weitere Risiken, wie vor allem Arteriosklerose (inklusive einem erlittenen Herzinfarkt), Rauchen, Diabetes, Bluthochdruck oder schwerere Nierenerkrankungen vorliegen.[152]

Eier

Der Zusammenhang zwischen dem Konsum von Eiern und dem Risiko für Herz-Kreislauferkrankungen gehört zu den schwierigeren und viel diskutierten Themen in der Ernährungsmedizin. Einige Studien geben Entwarnung,[160] andere jedoch zeigen ein erhöhtes Risiko bei hohem Eikonsum auf.[161] Eier sind hochwertige Lebensmittel, und gegen einen vernünftigen Konsum, so etwa drei bis maximal vier Eier in der Woche, spricht grundsätzlich absolut nichts.

Wenn jedoch ein hoher Cholesterinspiegel vorliegt, wäre es vernünftig, den Verzehr von Cholesterinquellen, wie Eier und Fleisch, zu reduzieren, auch wenn nicht jeder Mensch auf eine hohe Nahrungscholesterinzufuhr mit einer Erhöhung des Cholesterinspiegels reagiert. Das ist individuell unterschiedlich. Außerdem macht das Nahrungscholesterin nur etwa 25 Prozent des Blutcholesterinspiegels aus, das meiste kommt von der körpereigenen Synthese[162].

Grundsätzlich ist es jedoch gut und wichtig, seinen Cholesterinspiegel zu kennen, um in weiterer Folge seinen Lebensstil zu optimieren und/oder gegebenenfalls eine medikamentöse Therapie in Erwägung zu ziehen.

Triglyceride

Triglyceride werden auch Neutralfette genannt. Sie sind die wichtigsten Fette in der Nahrung und kommen als Speicherfett im Fettgewebe vor. Triglyzeride werden auch im Körper gebildet.

Neben einem hohen LDL-Cholesterinspiegel erhöht auch ein hoher Triglyceridspiegel im Blut das Risiko für Herz-Kreislauferkrankungen.[163, 164] Zusätzlich zu genetischen Faktoren, Nebenwirkung, von gewissen Medikamenten, Diabetes oder Erkrankungen von vor allem Leber oder Hormonstoffwechsel spielt insbesondere der Lebensstil eine wichtige Rolle.[165, 166] Folgende klassische Risikofaktoren können den Triglyceridspiegel im Blut erhöhen:

- Übergewicht und vor allem Adipositas,
- körperliche Inaktivität,
- Rauchen,
- energie- und fettreiche Kost und
- hoher Alkoholkonsum!

Daher kann ein gesunder Lebensstil mit Gewichtsreduktion, regelmäßiger Bewegung, keinem oder wenig Alkohol sowie eine vernünftige Ernährung den Triglyceridspiegel im Blut senken. Wenn ein sehr hoher Wert vorliegt, unter anderem durch genetische Ursachen, sollte eine medikamentöse Therapie in Erwägung gezogen werden.

Fazit und Empfehlungen

- Eine Gewichtsabnahme von einigen Kilogramm oder besser eine Gewichtsnormalisierung senkt bei fettleibigen Personen das Sterblichkeitsrisiko und bei vorliegendem Bluthochdruck den Blutdruck, verbessert die Insulinwirkung und den Blutzuckerstoffwechsel und hat positive Auswirkungen auf die Blutfettwerte.
- Die effizienteste und nachhaltigste Methode, um abzunehmen, ist weniger zu essen und sich täglich ausreichend zu bewegen. Eine machbare Möglichkeit für den Anfang ist, an zwei Tagen die Woche nur die Hälfte der üblichen Kalorienmenge zuzuführen. Das entlastet den Stoffwechsel und hilft bis zu einem bestimmten Grad beim Abnehmen.
- Außerdem sollten generell Lebensmittel mit weniger gesättigten Fettsäuren bevorzugt werden, insbesondere mehr Gemüse, Obst und Vollkornprodukte.
- Langsamer essen und mehr kauen wirkt stark protektiv gegenüber einer Gewichtszunahme. Wenn Sie nicht sowieso schon zu den Super-Langsamessern gehören, versuchen Sie wenigstens, jeden Bissen zwei- bis dreimal mehr zu kauen.

- Durch eine Reduktion eines hohen Konsums an Wurst, Wurstwaren und (rotem) Fleisch wird das Typ-2-Diabetesrisiko signifikant gesenkt.
- Reichlich Gemüse und Vollkornprodukte helfen nicht nur beim Abnehmen, sondern reduzieren auch das Risiko für viele Zivilisationskrankheiten.
- Lassen Sie Ihren Nüchtern-Blutzucker, Cholesterin- und Triglyceridspiegel im Blut überprüfen. Bei hohen Werten besprechen Sie das weitere Vorgehen mit Ihrem Arzt. Regelmäßige Bewegung, Gewichtsnormalisierung und gesunde Ernährung weisen bei vielen Menschen zum Teil deutliche therapeutische Effekte auf den Stoffwechsel auf!

Kombination von verschiedenen Lebensstilfaktoren

In den vorangegangenen Kapiteln bin ich auf die vier wichtigsten Faktoren, Rauchen, Ernährung, Bewegung und Übergewicht, eingegangen, die unser Risiko für vorzeitiges Ableben oder diverse Krankheiten beeinflussen. Wie sieht aber unser Risiko aus, wenn nicht eine, sondern mehrere dieser Einflussvariablen berücksichtigt werden? Auch dieser Frage sind wissenschaftliche Untersuchungen nachgegangen.

Eine Studie bei zwei großen US-amerikanischen Kohorten mit fast 115 000 TeilnehmerInnen, die in regelmäßigen Abständen untersucht und bis zu 32 Jahre lang betreut wurden, zeigte zum Beispiel, dass diejenigen, die einen normalen Body-Mass-Index aufwiesen und einem gesunden Lebensstil nachgingen, ein 61 Prozent niedriges Gesamtsterblichkeitsrisiko aufwiesen als diejenigen, die diese Kriterien nicht erfüllten.[167]

Auch bei einer schwedischen Studie mit mehr als 64 000 TeilnehmerInnen wurde ein 53 bis 61 Prozent geringeres Risiko der Gesamtsterblichkeit bei denjenigen, die einem gesunden Lebensstil nachgingen, kalkuliert. Der gesunde Lebensstil bezog sich dabei auf Nicht-Rauchen, mindestens 150 Minuten körperliche Aktivität pro Woche, keinem bis moderaten Alkoholkonsum und eine gesunde Kost. Die AutorInnen der Studie schätzten, dass bei Befolgung dieses gesunden Lebensstils Frauen um 4,9 und Männer um 4,1 Jahre länger leben können.[168]

In einer großen Schweizer Studie mit 16 721 TeilnehmerInnen zeigte sich ebenfalls, dass für 65-jährige Männer ohne die Risikofaktoren Rauchen, hoher Alkoholkonsum, körperliche Inaktivität und ungesunde Ernährung die Wahrscheinlichkeit, in den nächsten zehn Jahren zu überleben, bei 86 Prozent lag, im Vergleich zu 67 Prozent bei denen, die alle vier Risikofaktoren aufwiesen. Bei Frauen waren ähnliche Unterschiede (90 Prozent für diejenigen ohne die Risikofaktoren und 77 Prozent für 65-jährige Frauen mit den Risikofaktoren) zwischen den beiden Extremen beobachtbar.[169]

Auch eine Untersuchung in einer großen niederländischen Kohorte mit über 33 000 TeilnehmerInnen zeigte, dass diejenigen die nicht rauchten, körperlich aktiv waren, einen normalen BMI aufwiesen und sich mit einer mediterranen Kost ernährten, ein Minimum an zwei Jahren länger in guter Gesundheit lebten im Vergleich zu der Gruppe ohne gesunden Lebensstil.[170]

Schließlich wurde in einer Meta-Analyse von Martin Loef und Harald Walach aus dem Jahre 2012, in die 15 Studien mit über einer halben Million TeilnehmerInnen inkludiert wurden, eindrucksvoll berechnet, dass eine gesunde Lebensführung mit einem normalen Körpergewicht das Sterblichkeitsrisiko um 66 Prozent senken kann.[171]

Zusammenfassend haben die Forschungen der letzten Jahrzehnte nicht nur bewiesen, dass Rauchverzicht, ein normales Körpergewicht, regelmäßige Bewegung, gesunde Ernährung und kein bis maximal moderater Alkoholkonsum einen massiven Einfluss auf unsere Lebensspanne aufweisen, sondern es konnte auch gezeigt werden, dass die Gesundheitseffekte durch eine

Kombination dieser Maßnahmen noch weiter verstärkt werden. Wie ich schon vorher mehrmals angeführt habe, geht es dabei nicht nur darum, die vorgesehene Lebensspanne auszureizen und eventuell ein paar Jahre drauf zu legen, sondern mindestens genauso wichtig ist es, wie gut wir diese zusätzlichen geschenkten – oder besser wohlverdienten – Jahre verbringen, ohne große Behinderungen und Krankheiten. Jeder, der schon einmal nur über ein paar Tage oder wenige Wochen stärkere Schmerzen hatte und dessen körperliche Leistungsfähigkeit spürbar eingeschränkt war, wird sich nach der Zeit vorher sehnen.

Daher ist es umso wichtiger, sich frühzeitig nicht nur über seinen Beruf, die Familiengründung oder andere größere Ziele im Leben Gedanken zu machen, sondern auch über seine Gesundheit und den Lebensstil, den man führt.

Schlaf

Seit genau 50 Semestern unterrichte ich an der Universität und bilde als einer der vielen habilitierten Kolleginnen und Kollegen MedizinstudentInnen aus. Daneben halte ich auch einige Vorträge, in denen ich mein ständig wachsendes Wissen sowohl anderen WissenschaftlerInnen als auch einer breiteren Masse weitergebe.

In den 25 Jahren als Unilehrer hält man nicht selten gleiche oder ähnliche Vorträge zu diversen Themen. Dabei verfügt wahrscheinlich jeder versierte, langjährige Vortragende über ein kleines, aber feines Depot an Lieblingsfolien oder Studienergebnissen, die er immer wieder gerne präsentiert. Bei mir ist es nicht anders. Einer meiner ausgewählten, oft verwendeten, geistigen Schätze handelt vom Schlaf. Es ist eine Abbildung, die ich zufällig in einer Übersichtsarbeit von 2001 mit dem Titel *Health in a 24-h Society* (Gesundheit in einer 24-Stunden-Gesellschaft) von Shantha Rajaratnam und Josephine Arendt aus der Universität Surrey gefunden habe. Die Abbildung findet sich auf Seite 1002 im Band 358 der Zeitschrift *Lancet* und bezieht sich wiederum auf eine Studie aus dem Jahr 1997 von Drew Dawson und Kathryn Reid, die in der Zeitschrift *Nature* erschienen war.[172] Top-Zeitschriften wie *Nature* akzeptieren manchmal auch ausgefallene, sauber durchgeführte Studien, weil diese in der Regel oft zitiert werden und medienwirksam sind. Jeder Wissenschaftler möchte einmal durch eine Publikation in *Nature* oder *Science* in den akademischen Adelsstand erhoben werden. Dazu bedarf es entweder einer jahrelangen, intensiven intellektuellen und physischen Kraftanstrengung in einem bekannten Labor, plus zusätzlich einer ordentlichen Portion Glück, oder eben eines durchschlagenden Geistesblitzes für eine adrette Studie, wie die von Dawson und Reid.

An deren Untersuchung nahmen 40 Personen teil, die an einem Versuchstag 28 Stunden lang durchgehend wachgehalten wurden und an einem anderen Termin Alkohol bis zu einem Blutspiegel von einem Promille trinken mussten. Bei verschiedenen Alkoholspiegeln oder Stunden in Wachheit wurde dann mehrmals die kognitive Leistungsfähigkeit am PC überprüft. Dabei zeigte sich, dass die Performance nach 17 Stunden durchgängiger Wachheit derjenigen entsprach, die bei einem Blutalkoholspiegel von 0,5 Promille gemessen wurde. Nach 24 Stunden ohne Schlaf war dies sogar nahezu äquivalent zu einem Ein-Promillespiegel im Blut. Sie können sich sicher vorstellen, wie jemand mit einer derartigen Alkoholbelastung im Blut drauf ist. Den Führerschein wäre er längst los und verantwortungsvolle Tätigkeiten sollte er in diesem Rauschzustand auch nicht unbedingt ausüben.

Diese Studienergebnisse verdeutlichen, wie wichtig der Schlaf für unsere Leistungsfähigkeit ist, insbesondere bei Nacht- oder Schichtarbeitern weisen mögliche Schlafdefizite eine gesonderte Relevanz auf.

Generell wird der Einfluss eines guten Schlafes auf die Gesundheit und Leistungsfähigkeit des Menschen oft unterschätzt. Dabei wird einem erholsamen Schlaf selten eine große Bedeutung beigemessen, und viele Menschen ignorieren oder kennen nicht die Konsequenzen eines schlechten Schlafes. Schlaf ist jedoch ein physiologischer Prozess, der für die Regeneration des Körpers und psychisches Wohlbefinden extrem wichtig ist. Menschen, die eine ausreichende Schlafdauer und gute Schlafqualität aufweisen, sind entspannter, leistungsfähiger, können sich besser konzentrieren und weisen daher auch eine bessere Lernfähigkeit auf. Andererseits kann chronisch schlechter Schlaf viele gesundheitliche Folgen nach sich ziehen. Dabei spielen Stress, beeinträchtigte Regenerationsmechanismen und Stoffwechselveränderungen eine Rolle.

Schlaf setzt sich grundsätzlich aus verschiedenen Phasen zusammen. Differenzieren kann man dabei den Nicht-REM-Schlaf vom REM-Schlaf. REM steht für Rapid-Eye-Movement und bezieht sich auf schnelle Augenbewegungen, die während dieser Schlafphase auftreten. Vor allem in den REM-Phasen treten Träume auf, an die man sich manchmal gut erinnern kann. Beim Nicht-REM-Schlaf kann man zwischen den Phasen eins und zwei, in denen der Schlaf relativ leicht und oberflächlich ist, und den Tiefschlafphasen, die vor allem in der ersten Nachthälfte vorkommen, unterscheiden. Insbesondere die Tiefschlafphasen sind für eine Erholung und Regeneration des Körpers elementar. Im Tiefschlaf werden auch Reize und Informationen, die tagsüber erworben worden sind, verarbeitet und gespeichert. So gesehen ist der Schlaf wichtig für das Gedächtnis und für Lernvorgänge. Der Körper macht in einer Nacht normalerweise mehrere dieser Phasen durch.

Wie viel Schlaf benötigen wir?

Das ist grundsätzlich individuell unterschiedlich. Ein Hauptkriterium ist, wie man sich nach der Nachtruhe fühlt: frisch und lebendig oder müde und ermattet? Um tagsüber optimal aufmerksam und leistungsfähig zu sein sowie als Basis für eine gute Gesundheit, benötigt der erwachsene Mensch wahrscheinlich sieben bis etwa acht Stunden Schlaf in der Nacht.[173]

Die Schlafdauer beeinflusst nicht nur unsere kognitive und physische Performance, sondern auch maßgeblich unser Krankheits- und Sterblichkeitsrisiko. Eine Meta-Analyse, in die insgesamt 67 Studien eingeschlossen wurden, hat diesbezüglich Folgendes gezeigt: Das geringste Risiko für Gesamtsterblichkeit, koronare Herzkrankheit und Schlaganfall lag bei etwa sieben Stunden Schlafdauer.[174] Dabei zeigte sich interessanterweise, dass nicht nur eine kürzere, sondern auch eine längere Schlafdauer (acht bis neun Stunden und mehr) mit einem erhöhten Risiko für diese drei Endpunkte einherging. Die Erkenntnisse bezüglich des Sterberisikos wurden speziell auch für ältere Menschen bestätigt.[175] Als Gründe, warum auch eine längere Schlafdauer potenziell nachteilige Wirkungen aufweisen kann, werden ein stark fragmentierter, nicht erholsamer Schlaf, aber auch vorliegende Krankheiten wie Depressionen oder das Schlaf-Apnoe-Syndrom diskutiert.

Schlafmangel und Schlafstörungen

Geschätzt wird, dass etwa jeder vierte bis fünfte Erwachsene in Industrieländern unter Schlafstörungen beziehungsweise Schlaflosigkeit und/oder einer schlechten Schlafqualität (Fachbegriff: Insomnie) leidet. Diese können als eigenständige Symptomatik oder als Folge von Erkrankungen oder anderen Ursachen auftreten.[176, 177] Ein stressiger Alltag, psychische Probleme, von Angststörungen bis zu Depressionen, diverse körperliche Beschwerden, vor allem chronische Schmerzen, Nebenwirkungen von Medikamenten, aber auch der übermäßige Konsum von Alkohol können Schlafstörungen verursachen. Auch regelmäßige (Nacht-)Schichtarbeit kann Schlafstörungen begünstigen.

Grundsätzlich kann auf einfachster Ebene zwischen Einschlaf- und Durchschlafstörungen unterschieden werden. Bei ersterem kommt es zu einer verlängerten Einschlafzeit. Bei Durchschlafstörungen sind ein Schlaf mit längeren Unterbrechungen sowie zu kurze Schlafperioden in den Tiefschlafphasen oder ein zu frühes Erwachen am Morgen relevant. In neueren Klassifikationen wird zusätzlich auch ein nicht erholsamer Schlaf beschrieben. Daneben sind auch noch einige andere Klassifikationen von Schlafstörungen wie Hypersomnien (Tagesschläfrigkeit), Schlaf-assoziierte Atemstörungen (sogenanntes Schlaf-Apnoe-Syndrom) oder auch zirkadiane Schlafstörungen durch zum Beispiel Störung des 24-Stunden-Rhythmus bei Schichtarbeit oder Jetlag bekannt.

Konsequenzen eines schlechten Schlafes

Der gestörte Schlaf fordert seinen Tribut. Man ist müde, tagsüber schläfriger, reizbarer und mies gelaunt. Außerdem bewirkt ein schlechter Schlaf unter Umständen eine Einschränkung der kognitiven Fähigkeiten, wie Aufmerksamkeit oder Konzentration. Darüber hinaus kann es zu einer erhöhten Fehleranfälligkeit oder Neigung zu Unfällen während der Arbeit oder beim Autofahren kommen.[178]

Ein zu kurzer oder schlechter Schlaf kann sich zusätzlich negativ vor allem auf das Herz-Kreislaufsystem und den Stoffwechsel auswirken.[179] Mehrere Studien haben dabei einen deutlichen Zusammenhang zwischen chronischer schlechter Schlafqualität (Insomnie) und der Wahrscheinlichkeit, an Bluthochdruck zu erkranken, beschrieben.[180–182] Als Mechanismen werden eine vermehrte Aktivierung des Stressnervensystems, gesteigerte Freisetzung von Hormonen, die den Blutdruck erhöhen können sowie Dysfunktionen in der Gefäßwand diskutiert.[180] Des Weiteren ist, wie oben beschrieben, eine zu kurze, aber auch eine zu lange Schlafdauer mit einem höheren Risiko für koronare Herzkrankheit, die zum Herzinfarkt führen kann, assoziiert.[183]

Ein Schlafmangel erhöht außerdem das Risiko für Typ-2-Diabetes, wie mehrere Studien und Meta-Analysen zeigen konnten.[184, 185] Als Gründe werden neben einer verminderten Insulinwirkung[186] auch eine geringere körperliche Aktivität bei zu kurzem oder schlechtem Schlaf diskutiert.[187] Regelmäßige körperliche Aktivität verbessert die Insulinwirkung und schützt vor Übergewicht, zwei Hauptfaktoren, die mit dem Diabetesrisiko zusammenhängen.

Eine aktuelle Meta-Analyse beschreibt ferner auch ein erhöhtes Risiko für Fettleibigkeit bei einem zu kurzen Schlaf.[188] In diesem Zusammenhang konnten einige kurzzeitige Studien bei jüngeren Erwachsenen zeigen, dass eine experimentell hervorgerufene Schlafrestriktion zu einem erhöhten Hungergefühl und einer vermehrten Energieaufnahme führt.[189] Es ist auch schon seit einiger Zeit bekannt, dass langjährige Nachtschichtarbeit, welche unter anderem auch mit Schlafproblemen einhergeht, das Risiko für Übergewicht und Fettleibigkeit erhöht.[190]

Neben einem erhöhten Hungergefühl werden auch hedonische Gründe diskutiert, wie ein chronisch unzureichender Schlaf eine erhöhte Kalorienzufuhr und damit zusammenhängend die Entstehung von Übergewicht begünstigen kann.[191] Die gesteigerte Energiezufuhr wird unter anderem durch vermehrtes »Snacken«, aber auch durch einen häufigeren Verzehr von kalorienreichen Speisen (Fast Food) begünstigt. Dabei scheinen bei einem Schlafdefizit eher ungesündere Lebensmittel eine stärkere Aktivierung von Belohnungszentren im Gehirn zu bewirken.[192] Man könnte es auch als einen Kompensationsmechanismus für die unbefriedigende Nachtruhe bezeichnen, quasi Trost durch Chips und Co. Außerdem stehen auch mehr Stunden für Essen zur Verfügung, wenn man zu kurz schläft.

Zusätzlich zu einem erhöhten Risiko für Diabetes mellitus und Fettleibigkeit kann durch Schlafmangel auch das Immunsystem in Mitleidenschaft gezogen werden.[179] Bei einem Versuch mit jüngeren Erwachsenen zeigte sich diesbezüglich, dass durch eine schlechte Schlafqualität (Insomnie) entzündungsfördernde Eiweißmoleküle ins Blut ausgeschüttet werden.[193] Eine chronische Insomnie bewirkt außerdem eine vermehrte Freisetzung des Stresshormons Cortisol.[194] Dies kann sich nachteilig auf den Stoffwechsel, etwa eine Erhöhung des Blutzuckerspiegels, aber auch auf neurophysiologische Parameter, wie zum Beispiel das Gedächtnis, auswirken.

Obwohl Beeinträchtigungen der Schlafqualität, vor allem im Alter auftreten können, sollten deutliche Schlafstörungen, aber auch eine erhöhte Schläfrigkeit am Tag medizinisch abgeklärt werden. Ein Arzt sollte insbesondere kontaktiert werden, wenn

- die Schlafstörung über mehrere Wochen besteht und mit psychischen Veränderungen wie Gereiztheit, depressiven Symptomen und Angst vor dem Schlafen einhergeht,
- Konzentrationsschwäche und starke Tagesmüdigkeit auftreten,
- die Leistungsfähigkeit merkbar eingeschränkt ist oder
- als Auslöser von einem selbst oder vom Partner psychische (Angst, Depression, Manie) oder körperliche Gründe, wie unter anderem das Schlaf-Apnoe-Syndrom, vermutet werden.[176]

Was kann man tun?

Zu Fundamenten einer guten Schlafhygiene gehören (anlehnend an[177, 195–198], modifiziert und ergänzt):

- Versuchen Sie zu gleichen Zeiten ins Bett zu gehen und aufzuwachen. Das stellt Ihre innere Uhr ein. Diese liegt in einem kleinen Areal im Gehirn (im sogenannten Nucleus suprachiasmaticus) und steuert unter anderem unser Schlafverhalten. Aber auch umgekehrt ist ein regelmäßiger Schlaf, sei es hinsichtlich Einschlafzeit oder -dauer, ein Taktgeber für die innere Uhr.
- Legen Sie sich abends, nur wenn Sie müde sind, ins Bett. Falls Sie auch nach einer spannenden Lektüre im Bett nicht einschlafen können, stehen Sie wieder auf und gehen Sie erst wieder ins Bett, wenn Sie müde sind.
- Reduzieren Sie, so weit es geht, die Lärmbelastung in der Nacht. Eine besonders störende Lärmquelle, nicht selten auch im hohen Dezibelbereich, kann der schnarchende Partner sein. Denken Sie daran, dass ein guter Schlaf extrem wichtig ist. Lebt man nicht in einer winzigen Einzimmerwohnung gibt es Alternativen, über die man zumindest reden sollte.
- Ein abgedunkelter Raum ist natürlich wichtig; aber auch, wenn es irgendwie geht, eine moderate beziehungsweise am besten keine Verwendung von Laptop, Tablet oder Smart-

phone etwa ein bis zwei Stunden vor dem Schlafengehen. Bei Smartphones und Tablets sollte rechtzeitig der Blaufilter eingeschaltet werden.

- Die Zimmertemperatur im Schlafzimmer sollte nicht zu hoch sein, jedenfalls niedriger als die im Wohnzimmer.
- Versuchen Sie, auch wenn es oft schwerfällt, während des Einschlafens an angenehme Dinge zu denken und sich nicht mit Problemen und deren Lösungen auseinanderzusetzen. Schäfchen zählen wäre zum Beispiel eine, zugegeben sehr naive, Möglichkeit.
- Einschlafrituale oder Entspannungsübungen können auch helfen, das Einschlafen und die Schlafqualität zu verbessern.
- Essen Sie nichts oder wenig vor dem Schlafengehen, vor allem keine stark zuckerhaltigen Speisen. Dies kann durch eine erhöhte Insulinausschüttung eine reaktive Unterzuckerung nach sich ziehen, welche wiederum zu Unruhe und Hungergefühlen führen kann. Dadurch verzögert sich das Einschlafen.
- Folgende Dinge können auch das Einschlafen verzögern oder zu Durchschlafproblemen führen: Kurzschlafepisoden, sogenannte Naps, am späten Nachmittag und am Abend; ausgiebiger Nachmittagsschlaf, vor allem nach 15 Uhr; koffeinhaltige Getränke wie Kaffee und Energy-Drinks sowie größere Mengen an Alkohol oder intensive körperliche Tätigkeiten kurz vor dem Schlafengehen. Allgemein verbessert jedoch regelmäßige Bewegung den Schlaf!

Mögliche nicht-medikamentöse Einschlafhilfen

Neben den wichtigen Empfehlungen zur Schlafhygiene können insbesondere bei leichten Schlafstörungen zunächst einmal Melatonin oder unter Umständen Baldrian als Schlafhilfe ausprobiert werden. Beide sind als Nahrungsergänzungsmittel in Österreich und Deutschland frei erhältlich. Verbessert sich die Schlafstörung jedoch nicht, sollte eine ärztliche Beratung in Anspruch genommen werden.

Melatonin

Melatonin ist ein Hormon, das praktisch bei allen Lebewesen nachgewiesen werden kann. Melatonin wird hauptsächlich von der Epiphyse (Zirbeldrüse) in der Nacht ausgeschüttet und vermittelt seine Information an die innere Uhr im Gehirn und an periphere Organe, die auch Bindungsstellen für das Hormon der Dunkelheit besitzen.

Die Melatoninproduktion und die nachfolgende Ausschüttung ins Blut folgen einem zirkadianen (circa 24 Stunden dauernden) Rhythmus, der durch einen nächtlichen Anstieg mit Höchstwerten um etwa zwei bis drei Uhr und sehr niedrigen Werten während der Helligkeitsperiode gekennzeichnet ist.

Im Tierreich hat Melatonin unter anderem einen Einfluss auf die Reproduktion und die Sexualentwicklung.[199] Beim Menschen hat Melatonin eine schlaffördernde Wirkung, und wahrscheinlich vermittelt es Informationen über den Hell-Dunkel-Wechsel oder von der inneren Uhr im Hypothalamus auf periphere Organe und deren physiologische Funktionen.[200] Melatonin ist daher für die Stabilisierung von zirkadianen Rhythmen wichtig. Des Weiteren wird auch eine Wirkung dieses Zirbeldrüsenhormons im Gefäßsystem vermutet. Obwohl beim Menschen Bindungsstellen für Melatonin in verschiedensten anderen Organsystemen nachgewiesen wurden, ist über deren Funktion nach Aktivierung durch Melatonin noch relativ wenig bekannt.

Besonders in pharmakologischen Dosierungen weist Melatonin außerdem eine potente antioxidative Wirksamkeit auf und wirkt dabei insbesondere antioxidativ gegen die extrem zerstörerischen Hydroxylradikale (OH·).[201]

Die Melatoninausschüttung wird bei Lichtintensitäten ab circa 200 Lux in relevantem Ausmaß unterdrückt.[202] 200 Lux entsprechen ungefähr einer leichten Zimmerbeleuchtung. Daher können ständige Nachtschichtarbeit oder Lichtsmog in der Nacht, hier vor allem heutzutage durch Tablets, Smartphones und Co. die Melatoninausschüttung bis zu einem bestimmten Grad hemmen. Insbesondere Licht im Blauspektrum unterdrückt die Melatoninausschüttung mit der möglichen Konsequenz einer geringeren Schlafqualität und hat unter Umständen auch negative Auswirkungen auf die Gesundheit.

Für Melatonin als Nahrungsergänzungsmittel sind, wie ich schon beschrieben habe, primär zwei Einsatzgebiete wissenschaftlich erwiesen:

1. Bei Schlafstörungen, insbesondere zur Verbesserung des Einschlafens beziehungsweise der Zeit bis zum Einschlafen.[203] Die empfohlene Dosis beträgt ein bis drei bis maximal fünf Milligramm circa 45 bis 60 Minuten vor dem geplanten Zubettgehen. Bei insbesondere älteren Menschen ab etwa 55 Jahren, die eine geringere nächtliche Melatonin-Produktion im Vergleich zu jüngeren Personen aufweisen, kann auch ein retardiertes Melatonin-Präparat eingenommen werden. Dieses setzt Melatonin langsam über mehrere Stunden frei und ahmt dadurch die physiologische, nächtliche Melatoninausschüttung nach. So wird möglicherweise zusätzlich die Wahrscheinlichkeit für nächtliches Erwachen reduziert.
2. Zur Reduktion von Jetlag-Symptomen[204] nach Langstreckenflügen in Zeitzonen mit in der Regel mehr als vier bis fünf Stunden Differenz. Hier beträgt die Dosis auch ein bis fünf Milligramm etwa eine Stunde vor dem geplanten Zubettgehen in der neuen Zeitzone für ein paar Tage, bis sich die innere Uhr auf die neue Zeitzone eingestellt hat.

Baldrian

Baldrianwurzelextrakte sind ein beliebtes Mittel gegen Schlafstörungen und kommen seit etwa 300 Jahren in der Volksmedizin zum Einsatz. Die übliche therapeutische Dosis liegt bei etwa 400 bis 600 Milligramm täglich[205], und damit Baldrian gut wirken kann, sollte es mindestens etwa zwei bis drei Wochen eingenommen werden.

Die wissenschaftliche Evidenz für die Wirksamkeit von Baldrian bei Schlafstörungen ist jedoch widersprüchlich.[205] Probieren kann man es bei insbesondere leichten Insomnien aber auf jeden Fall.

Lichttherapie

Neben schlaffördernden Nahrungsergänzungsmitteln und wenn diese nicht ansprechen Medikamenten, kann bei Schlafstörungen im Alter manchmal auch eine richtig dosierte Lichttherapie helfen, die Schläfrigkeit am Tag zu reduzieren und den Einschlafvorgang zu verkürzen.[206, 207]

Die Lichttherapie wird auch seit Längerem erfolgreich bei der Herbst-/Winterdepression angewandt. Die wenigen Nebenwirkungen können in Abhängigkeit von der Lichtdosis Kopfschmerzen, trockene Augen und leichte Erregung (Hypomanie) sein. Idealerweise erfolgt die Lichtexposition in der Früh und am Vormittag. Bei einer Exposition am Abend kann die Einschlafzeit nach hinten verlagert werden.

Fazit und Empfehlungen

- Ein guter, ausreichender Schlaf ist extrem wichtig für Wohlbefinden, Aufmerksamkeit und Leistungsfähigkeit.
- Ein chronischer Schlafmangel erhöht das Risiko für Krankheiten, unter anderem für Typ-2-Diabetes, Übergewicht, Bluthochdruck und koronare Herzkrankheit.

- Wenn Sie schlecht schlafen, nehmen Sie sich zunächst die Tipps zur guten Schlafhygiene zu Herzen. Falls auch nach einigen Wochen keine Besserung eintritt, besprechen Sie Ihre Schlafprobleme mit einem Arzt.
- Falls Sie schlecht oder zu kurz schlafen, achten Sie bewusst auf eine gesunde Ernährung und versuchen Sie, sich mehr zu bewegen, um das Risiko einer Gewichtszunahme zu reduzieren.
- Deutliches Übergewicht erhöht auch das Risiko für Schlafstörungen, die mit Atemnot einhergehen.
- Bei Vorliegen eines Diabetes mellitus oder von Bluthochdruck sollten auch die Schlafgewohnheiten erfragt werden.

Kognition und Demenz

Vor einigen Jahren traf ich mich mit meinen Freund Kemal am Hafen von Kadıköy in Istanbul. In einem Café bestellten wir uns einen türkischen Tee und genossen zunächst die unglaubliche Aussicht von der Terrasse. Vor uns das intensive Grünblau des Marmarameers, rechter Hand der ehrwürdige Bahnhof von Haydarpasa und gegenüber der prächtige Topkapı-Palast sowie die Blaue Moschee mit ihren seltenen sechs Minaretten. Hier hatten die großen Architekten der Vergangenheit in Zusammenspiel mit der Natur wirklich ganze Arbeit geleistet.

Während wir an dem heißen Tee nippten, erzählte mir Kemal die traurige Geschichte seiner Mutter. Sie war eine erfolgreiche Managerin in der Textilindustrie gewesen, von vielen geschätzt, sprühend vor Optimismus und Lebensfreude, die versuchte, einem gesunden Lebensstil nachzugehen und sich auch um ihr soziales Netzwerk kümmerte. Es schien alles perfekt zu laufen bis zu dem Tag, an dem sie das erste Mal eine wichtige Verabredung mit meinem Freund vergaß. Kemal erzählte mir, dass dieses Ereignis ihn damals zwar kurz irritiert hatte, weil seine Mutter, auch berufsbedingt, immer sehr verlässlich gewesen war, aber dass er sich zunächst keine weiteren Gedanken darüber machte. In den Wochen darauf vergaß sie jedoch immer wieder kleinere Dinge des Alltags, wie die Schlüssel oder auch beim Einkauf im Haushalt fehlende Lebensmittel. Im Beruf bekam sie ebenfalls Probleme. Ein Neurologe stellte daraufhin eine gewisse kognitive Beeinträchtigung fest, die für ihr Alter von 64 Jahren eher untypisch war, da auch keine weiteren Risikofaktoren oder Krankheiten vorlagen.

Drei Jahre später wurde eine Alzheimer-Demenz diagnostiziert. Zusammen mit einer Pflegekraft kümmerte sich Kemals

Vater um seine Frau. »Irgendwann lag sie nur noch im Bett oder saß in ihrem Lieblingssessel und schaute emotionslos nach vorne. Ein sehr trauriger Anblick«, erzählte er mir. »Wir hatten kaum Zugang zu ihr, sie war die meiste Zeit abgekoppelt von uns und vegetierte vor sich hin. Eines Tages jedoch, als ich ihr zufällig ein Fotoalbum aus ihrer Kindheit und Jugend zeigte, lächelte sie und fing an, ein wenig zu reden. Es war erstaunlich! Diese alten Erinnerungen aktivierten meine Mutter und holten sie für ein paar kurze Momente aus ihrer eingemauerten, unerreichbaren Welt zurück in unsere.« Daraufhin recherchierte Kemal mit seinem Vater Dinge, die seine Mutter in ihrer Kindheit geliebt hatte, seien es alte türkische Volkslieder, die sie gerne gehört, oder Bücher, die sie mit Freude gelesen hatte. Er spielte ihr dann die Lieder aus alten Zeiten vor, las aus den Büchern, die laut ihrer Schwester und Freundinnen infrage kamen, und zeigte ihr auch immer wieder ihr Fotoalbum. Diese, zugegeben simple Therapie sprach an. Zwar nicht immer, aber recht oft konnte er seiner Mutter ein kleines Lächeln entlocken, manchmal auch kurze Äußerungen, und er hatte vor allem das Gefühl, dass sie in diesen Augenblicken innerlich ruhig und zufrieden war.

Diese Geschichte verdeutlicht, dass in selteneren Fällen eine schwere Demenz auch bei jüngeren SeniorInnen ohne ersichtliche Risikofaktoren auftreten kann. Und sie zeigt auch eindrucksvoll, dass durch gewisse Interventionen, wie in diesem Fall das Aktivieren von alten Erinnerungen[208] oder auch beispielsweise durch Berührungen und Massagen,[209] die Lebensqualität von dementen Menschen verbessert werden kann.

Für das Altern hat die Aufrechterhaltung der kognitiven Funktionen eine enorme Relevanz. Störungen der kognitiven Funktionen von leichter kognitiver Störung/Beeinträchtigung (in der Fachsprache als »mild cognitive impairment« bezeichnet) bis hin zur Demenz kommen häufig vor. Hier spielt, neben dem Alter und genetischen Faktoren, auch der Lebensstil eine entscheidende präventive Rolle.

Das Gehirn erfüllt eine Vielzahl von Aufgaben, sei es die Verarbeitung von sensorischen Reizen, Aktivierung der Muskulatur, Steuerung der Herz-Kreislauf-Atemfunktionen und des Hormonsystems oder die Regulation des Wärmehaushaltes und des Hunger-Sättigungsgefühls. Neben dieser übergeordneten Kontrolle der körperlichen Funktionen ist das Gehirn aber auch Sitz des Intellekts und des Bewusstseins. Hier werden bewusst oder unbewusst Informationen aus den unterschiedlichen Sinneskanälen und dem Gedächtnis aufgenommen, integriert, gedeutet und schließlich Entscheidungen gefällt und in Handlungen umgesetzt. Diese Fähigkeit des Gehirns fasst man unter dem Begriff »kognitive Funktion« zusammen. Sprache, abstraktes Denken, Interpretationen jeglicher Art, Aufmerksamkeit und Orientierung, all das fällt unter diesen Begriff.[210, 211] Von den kognitiven Funktionen wird beim älteren Menschen vor allem die Gedächtnisfunktion in leichte bis stärkere Mitleidenschaft gezogen. Diese lässt sich in das allgemein bekannte Kurz- und das Langzeitgedächtnis einteilen.

Das Kurzzeitgedächtnis umfasst vor allem die letzten Sekunden bis zu wenigen Minuten und ist wichtig für Informationen, die im Alltag benötigt werden. Ist es beeinträchtigt, können sich die Personen nicht mehr an kurz vorangegangene Unterhaltungen oder Ereignisse erinnern. Im Alter kommt es zu einer unspezifischen und individuell stark unterschiedlich ausgeprägten Abnahme des Kurzzeitgedächtnisses. Das zeigt sich, indem sich ältere Menschen häufiger wiederholen und zum Beispiel komplexe Vorgänge und Aufgaben schwieriger verstehen.

Das Langzeitgedächtnis hingegen speichert Informationen, die einige Tage bis Jahrzehnte, quasi bis in die Kindheit, zurückliegen.

Neben dem Kurz- und Langzeitgedächtnis gibt es noch die prospektive Gedächtnisleistung. Diese bezieht sich auf die Fähigkeit, sich an zukünftige Dinge zu erinnern, beispielsweise eine Verabredung einzuhalten. Auch diese Fähigkeit scheint im

Alter in unterschiedlichem Ausmaß eingeschränkt zu sein.[212] Dies kann zum Beispiel dazu führen, dass man vergisst, seine Medikamente einzunehmen.

Kristalline und fluide kognitive Fähigkeiten

In den Neurowissenschaften wird grundsätzlich zwischen »crystallised« oder »fluid abilities« der kognitiven beziehungsweise der Gedächtnisfunktionen unterschieden. Kristalline Fähigkeiten (oder Intelligenz) beziehen sich auf vorhandenes Wissen, Bildung, Weisheit sowie kulturelle und soziale Faktoren und sind im Langzeitgedächtnis verankert. Sie beinhalten auch die Fähigkeit, das Wissen adäquat umzusetzen. Diese Fähigkeiten nehmen im Laufe des Lebens zu und bleiben im Alter stabil.

Der zweite Typus der kognitiven Fähigkeiten ist der fluide Typ. Dieser Typ beinhaltet das Lösen von neuen Problemen, Reaktionsgeschwindigkeit und das Erkennen von komplexen Reaktionen.[213] Als Beispiele seien der schnelle Wechsel zwischen verschiedenen Aufgaben, das rasche Lösen von Problemen, aber auch, die Orientierung in einer komplexen, neuen Struktur erwähnt. Diese Fähigkeiten werden unter anderem über das Kurzzeitgedächtnis gesteuert und nehmen im Alter, wie bereits oben erwähnt, normalerweise bis zu einem bestimmten Grad ab. Sie werden außerdem durch auftretende Krankheiten, vor allem des Gehirns, wie zum Beispiel einem Schlaganfall, beeinflusst.

Leichte kognitive Störung oder Beeinträchtigung

Die Abnahme kognitiver Fähigkeiten im Alter ist individuell sehr unterschiedlich. Dabei ist die Differenzierung zwischen normalen, altersentsprechenden Veränderungen und einer milden oder leichten kognitiven Störung nicht immer einfach. Sie ist auch abhängig vom Grad des Intellekts und dem akkumulierten Wissen, das man sich in jüngeren Jahren erworben hat. Ist die Ausgangsbasis hoch, wirkt sich ein kognitiver Abfall im Alter weniger aus als bei einer geringeren Ausgangslage. Ob eine leichte kognitive Störung/Beeinträchtigung vorliegt, wird unter anderem mit neuropsychologischen Tests und gegebenenfalls bildgebenden Verfahren abgeklärt. Dabei wird insbesondere auch unterschieden zwischen einer reinen Beeinträchtigung der Gedächtnisfunktion oder einer nicht-amnestischen kognitiven Beeinträchtigung, bei der das Gedächtnis nicht gestört ist.[214]

Zu den Kriterien der leichten kognitiven (Gedächtnis-)Störung gehören:

- eine unter Berücksichtigung des Ausbildungsstandes unterdurchschnittliche Gedächtnisleistung im Vergleich zum Erwartungswert der betreffenden Altersgruppe;
- eine anderweitig nicht wesentlich eingeschränkte intellektuelle (kognitive) Leistungsfähigkeit;
- die Alltagsbewältigung gelingt;
- dass die Gedächtnisstörung möglichst durch eine Bezugsperson bestätigt wird und
- dass keine Demenz vorliegt.[214–216]

Neben der Gedächtnisleistung können unter anderem auch weitere intellektuelle Fähigkeiten, wie zum Beispiel Sprache, Aufmerksamkeit oder auch die Orientierungsfähigkeit für die Diagnose berücksichtigt werden.[217]

Alle diagnostischen Kriterien verfolgen das Ziel, die leichte kognitive Störung einerseits von der physiologisch-normalen Leistungsminderung im Alter abzugrenzen und andererseits eine Demenz auszuschließen. Schwierig ist die Diagnose vor allem bei Personen, die von einem hohen Niveau in den »normalen« Bereich abgerutscht sind. Außerdem sollten, wie bereits erwähnt, die starken interindividuellen Unterschiede berücksichtigt werden.

Demenz

Die leichte kognitive (Gedächtnis-)Störung ist ein Risikofaktor und eine Vorstufe für die Alzheimer-Erkrankung, der schlimmsten Form der Demenz. Aus diesem Grund ist es sehr wichtig, diese PatientInnen zu erkennen, um dann eventuell, wenn überhaupt möglich, gewisse vorbeugende Maßnahmen vorzunehmen. Der Anteil an Alzheimer-PatientInnen in der Bevölkerung nimmt zu, weil vor allem die Lebenserwartung steigt und damit auch das Risiko, im Alter an Demenz zu erkranken. Die Alzheimer-Erkrankung ist bis heute unheilbar und endet nach manchmal jahrelangem Verlauf tödlich. Im fortgeschrittenen Stadium benötigen Alzheimer-PatientInnen ständige Betreuung und insbesondere Pflege.

Die genauen Ursachen für die Entstehung einer Demenz sind nur teilweise klar. Wie bereits von Alois Alzheimer im Jahre 1906 beschrieben, lagert sich Eiweiß (sogenannte Beta-Amyloid-Plaques) in Regionen des Gehirns ab, die für Gedächtnis, Lernen, Verhalten, aber auch Emotionen verantwortlich sind. Die Plaques beeinträchtigen, in Verbindung mit einer Anreicherung von krankhaft verändertem Tau-Protein, die Reizübertragung beziehungsweise den Informationsfluss zwischen den Nervenzellen.[218] Außerdem kommt es auch zum Absterben von Nervenzellen.

Der Hauptrisikofaktor für Alzheimer-Demenz ist ein hohes Lebensalter. Zudem spielen eine genetische Disposition – insbesondere das Tragen des Epsilon-4-Allels vom sogenannten Apolipoprotein E (APOE 4) –, aber auch gewisse neurologische Erkrankungen wie Depressionen, starker Alkoholkonsum sowie (schwerere) Kopfverletzungen in der Krankheitsgeschichte eine Rolle.[219, 220] Außerdem sind alle Faktoren, die direkt oder indirekt eine Verkalkung der Hirngefäße begünstigen, Risikofaktoren für Demenzerkrankungen, etwa Rauchen, Bluthochdruck, ein hoher Cholesterinspiegel im Blut, Fettleibigkeit oder Diabetes.[220, 221]

Zusätzlich wurden noch andere Risikofaktoren beschrieben, dabei unter anderem auch Einsamkeit (siehe das Kapitel Soziale Isolation, Einsamkeit und Partnerschaft).

Die kognitiven Funktionen des sogenannten Hippocampus, einem Gebiet im Gehirn, welches für Gedächtnis und Lernprozesse wichtig ist, sind besonders anfällig dafür, mit dem Alter abzunehmen.[222] Ein gesunder Lebensstil, inklusive kognitive Beanspruchung, etwa durch Lesen (von Büchern), Musizieren, eine Sprache erlernen et cetera, wirkt sich nicht nur positiv auf das Demenzrisiko,[223] sondern auch auf die altersabhängigen Funktionsverluste im Hippocampus aus.[224]

Für 2015 wurde angenommen, dass etwa 47 Millionen Menschen weltweit an Demenz erkrankt waren, und es wird weiter geschätzt, dass 2030 die Anzahl auf 75 Millionen und 2050 auf 131 Millionen ansteigen wird.[220]

Grundsätzlich gilt, dass bei Vorliegen jeglicher Einschränkung der kognitiven Funktionen, die man selbst bemerkt oder die von einer Bezugsperson wahrgenommen wird, es wichtig ist, frühzeitig einen Arzt zu kontaktieren, der dann alles weitere wie Diagnostik und Therapie veranlasst.

Kognitive Reserve und Plastizität

Eine wichtige Vorstellung in der Altersforschung ist der Gedanke an die sogenannte kognitive Reserve. Die Grundidee dabei ist, dass durch eine frühzeitige Aktivierung des Gehirns (vor allem Lernen, Hirnjogging, mentale Stimulation, befriedigende soziale Netzwerke) ein Guthaben aufgebaut wird, von dem man im Alter zehren könnte. In der Praxis kommt es in der Tat immer wieder vor, dass kein direkter Zusammenhang zwischen den Symptomen des Patienten und der sichtbaren Hirnschädigung besteht. Bekannt sind dabei Fälle von Verstorbenen, deren Gehirne deutlichste krankhafte Veränderungen zeigten und die laut Angehörigen und Umfeld keinerlei oder nur geringste kognitive Einschränkungen aufwiesen.[225] In diesem Kontext ist es auch berechtigt zu sagen, dass die Hirnentwicklung niemals aufhört. Lebenslanges Training kann zum deutlichen Aufbau dieser Reserve führen.

Die kognitive Reserve ermöglicht es einem Menschen, auch bei krankhaften Veränderungen die diversesten Funktionen des Gehirns aufrechtzuerhalten.[226] Zelluläre Korrelate der kognitiven Reserve sind eine vermehrte synaptische Plastizität (siehe nächster Absatz) und eine verminderte zelluläre Atrophie (Gewebeschwund).[227]

So gesehen ist das Gehirn ein plastisches Gebilde,[222, 228] das sich verändern und optimieren kann. Nervenzellen sind langlebige Zellen, die fast alle vor der Geburt oder kurz danach im Rahmen der Entwicklungsphase gebildet werden. Neuere wissenschaftliche Untersuchungen lassen aber vermuten, dass auch das ältere Gehirn bis zu einem bestimmten Grad plastisch ist und zur Neurogenese befähigt ist.[229] Vor allem neue Herausforderungen und regelmäßige geistige Aktivitäten können im Alter wahrscheinlich eine Neubildung von Nervenzellen und Synapsen bewirken.[230]

Was kann man tun?

Seit drei bis vier Jahrzehnten erforschen Wissenschaftler intensiv einerseits die Risikofaktoren für kognitive Störungen und andererseits die vorbeugenden Maßnahmen, die davor schützen. Die zentrale Frage ist, warum einige SeniorInnen im Alter eine hervorragende geistige Leistungsfähigkeit zeigen und andere, die scheinbar ähnliche Voraussetzungen aufweisen, nicht. Klar ist, dass vorbeugend einiges getan werden kann.

Die Lancet-Kommission zur Demenzprävention, Intervention und Betreuung nimmt an, dass ein relevanter Anteil der Demenzfälle aufgrund von vermeidbaren Risikofaktoren auftreten.[231] Dabei wird zum Beispiel geschätzt, dass ein Drittel aller

Alzheimer-Fälle auf sieben beeinflussbare beziehungsweise therapierbare Faktoren (geringe Bildung, Rauchen, Bluthochdruck und Fettleibigkeit im mittleren Alter, Diabetes, Depression und körperliche Inaktivität) zurückzuführen sind.[232]

Daher lohnt es sich in der Tat, spätestens im mittleren Alter einem gesunden Lebensstil nachzugehen. Es lohnt sich nicht nur für einen selbst, sondern auch für die nächsten Angehörigen, und wenn man weiter denkt, für die Gesellschaft.

Neben Rauchverzicht, regelmäßiger Bewegung und der Vorbeugung oder Behandlung der erwähnten Risikoerkrankungen gehören zu wichtigen präventiven Maßnahmen auch gesunde Ernährung, soziale Aktivitäten und Hirntraining, auch als Gehirnjogging bekannt.

Wie eine Lampe ständig mit Öl versorgt werden muss, so gilt es, ständig durch Übung Verstand und Geist zu stärken. Das Gehirn stimulieren, viel Lesen, sich neues Wissen aneignen, etwa eine neue Fremdsprache erlernen, komplexe Aufgaben und Rätsel lösen sind wichtige Maßnahmen, um noch eine relativ gute »Reservekapazität« aufzubauen. Überspitzt formuliert gilt das Prinzip »use it or loose it«, was so viel heißt wie »verwende Dein Gehirn oder Du wirst es verlieren« (gemeint sind die kognitiven Fähigkeiten). Dies wird in der angloamerikanischen Literatur auch als Cognitive Enrichment – kognitive Bereicherung – bezeichnet.[233]

Studien konnten dabei zeigen, dass eine geringe Bildung das Risiko für eine Alzheimer-Demenz erhöht.[234] Dass Lernen im Alter möglich ist, wurde für verschiedene Fertigkeiten, wie zum Beispiel dem Erwerb einer neuen Sprache, nachgewiesen. Der Lernaufwand und das Lerntempo unterscheiden sich natürlich von dem einer jüngeren Person. Einen weiteren schützenden Einfluss auf einen altersabhängigen kognitiven Abfall hat ein zufriedenstellender und vor allem intellektuell fordernder Job.[235] Zusammengefasst lohnt es sich, auch im späten Alter »am Ball zu bleiben«.

Ernährung, Kognition und Demenzrisiko

Bezüglich Ernährung ist es vor allem wichtig, Lebensmittel mit einem hohen Gehalt an Antioxidantien, also Obst und Gemüse, zu verzehren, ebenso wie Lebensmittel, die reich an Omega-3-Fettsäuren sind. In diesem Zusammenhang haben Beobachtungsstudien eine Assoziation zwischen einem hohen Konsum von Fisch und Meeresfrüchten und einem geringeren altersabhängigen kognitivem Abfall gezeigt.[236] Die Effekte waren insbesondere bei Apo-Epsilon-4-Allel-Trägern zu sehen, also bei genetischer Vorbelastung.[237]

Des Weiteren ist auch eine gute Versorgung mit Vitamin B_{12} und Folsäure wichtig. Einige Studien zeigten ferner, dass die mediterrane Kost Vorteile hinsichtlich des kognitiven Abfalls im Alter aufweist.[92, 238, 239] Als Mechanismen werden eine effiziente antioxidative Kapazität, Entzündungshemmung und die Reduktion des Risikofaktors Homocysteins diskutiert.

Homocystein ist eine Aminosäure, welche im Stoffwechsel entsteht, aber nicht für den Aufbau der menschlichen Proteine verwendet wird. Sie wird durch die Vitamine B_{12}, B_6 und Folat abgebaut. Ein hoher Homocysteinspiegel im Blut gilt als Risikofaktor für Arteriosklerose. Anlehnend an eine umfangreiche Zusammenfassung von 28 Beobachtungsstudien mit über 28 000 TeilnehmerInnen ist seit einiger Zeit auch bekannt, dass ein hoher Homocysteinspiegel mit einem höheren Risiko für die Alzheimer-Erkrankung einhergeht.[240] Die Assoziation ist dosisabhängig. Jede Erhöhung des Homocysteinspiegel um fünf Mikromol pro Liter war in der Analyse mit einem 15 Prozent höheren relativen Alzheimer-Risiko assoziiert.

Neben den Vitaminen $B_{12,}$ B_6 und Folat, die unter anderem wichtig sind, um Homocystein abzubauen, ist auch Vitamin D protektiv. Verschiedene epidemiologische Untersuchungen haben dabei eine inverse Assoziation zwischen dem Vitamin D-Spiegel im Blut und dem kognitiven Abfall oder dem Auftreten einer Demenz bei Personen, die älter als 65 Jahren sind, gefunden.[92, 241, 242] Über Blutwerten von circa 90 Nanomol pro Liter für 25OHD, als Statusparameter für die Vitamin D-Versorgung, zeigte sich jedoch kein weiterer protektiver Effekt.[241]

Nikolaos Scarmeas und MitarbeiterInnen von der Universität Athen fassten in der renommierten Zeitschrift *Lancet Neurology* Nährstoffe, Lebensmittel oder Diäten zusammen, die einen protektiven Einfluss auf die Kognition und das Demenzrisiko aufweisen.[92] Dabei wurden nur diejenigen Ernährungsfaktoren berücksichtigt, bei denen in mindestens drei oder mehr Beobachtungsstudien einheitlich positive Effekte beschrieben wurden:

- Folat
- Vitamin E
- Flavonoide/Polyphenole (das sind sekundäre Pflanzenstoffe)
- Vitamin D
- Omega-3-Fettsäuren
- mehrfach ungesättigte Fettsäuren
- moderater Weinkonsum
- Kaffee
- Fisch und Meeresfrüchte
- Obst und Gemüse
- mediterrane Kost
- MIND-Diät (eine Kombination aus mediterraner Diät und einer anderen gesunden Kostform, der sogenannten DASH Diät)

Zum nicht selten zu locker gehandhabten Thema Alkohol:

Ein moderater Weinkonsum bedeutet einen wirklich geringen täglichen Weinkonsum, in einer Menge von maximal 125 Milliliter Wein, am besten Rotwein, pro Tag. In einer rezenten Meta-Analyse wurde berechnet, dass nur tägliche Alkoholmengen von kleiner/gleich 12,5 Gramm das Risiko für Demenz reduzieren.[243] 12,5 Gramm entsprechen eben in etwa 125 Milliliter Wein. Allerdings lag das geringste Demenzrisiko bei 6 Gramm Alkohol pro Tag, was in etwa einer Menge von 60 Milliliter Wein oder etwa 150 Milliliter Bier entsprechen würde, also eine absolut geringe tägliche Dosis! Alkohol ist und bleibt eine Droge und schädigt den Körper, wenn man es bereits nur ein wenig übertreibt. Hat man noch nie Alkohol getrunken, fängt man am besten gar nicht damit an.

Bewegung und soziale Aktivitäten

Bewegung ist gleichermaßen ein wichtiger Schutzfaktor vor Demenz. Laut einer umfangreichen Analyse von Sam Norton und KoautorInnen[232] ist mangelnde Bewegung der wichtigste vermeidbare Risikofaktor, der für die Entstehung von Alzheimer-Demenz-Fällen in den Vereinigten Staaten von Amerika, Europa und dem Vereinten Königreich verantwortlich ist.

Regelmäßige körperliche Aktivität kann das Risiko für kognitiven Abfall um bis zu 35 Prozent senken.[244] Diesbezüglich haben 21 von 24 Untersuchungen einer Übersichtsarbeit einen schützenden Effekt auf Kognition und Demenzrisiko zeigen können.[245]

Neben gesunder Ernährung und regelmäßiger Bewegung schützen besonders auch soziale Aktivitäten vor einem kognitiven Abfall im Alter, wohingegen Einsamkeit, soziale Isolation und vielleicht auch chronische Langeweile das Risiko für eine Beeinträchtigung der kognitiven Fähigkeiten erhöhen. Auch das Demenzrisiko wird bei länger andauernder sozialer Isolation erhöht.[246, 247]

In der österreichischen Leitlinie *Besser Leben mit Demenz*[248] sowie der deutschen S3-Leitlinie *Demenzen*[249] wird diesbezüglich ein aktives geistiges und soziales Leben zur Primärprävention einer späteren Demenz empfohlen. Eine aktuelle Meta-Analyse zeigt ebenfalls, dass eine kognitive Stimulation durch Gruppenaktivitäten und anregende soziale Interaktionen vorteilhafte

Effekte bei älteren Menschen mit leichter kognitiver Störung aufweisen.[250]

Schließlich beeinträchtigt auch chronischer negativer Stress die Gedächtnisleistung. Der postulierte Mechanismus ist eine vermehrte Ausschüttung des Stresshormons Cortisol, welches in ständig hohen Konzentrationen wahrscheinlich Hirnareale, die vor allem für das Gedächtnis wichtig sind, schädigt.

Was bringen gewisse Supplemente?

In einer Zusammenfassung von Studien des renommierten Cochrane-Instituts zur Supplementation von Vitaminen und Mineralstoffen für die Prävention der Demenz oder die Verzögerung des kognitiven Abfalls bei Personen mit milder kognitiver Beeinträchtigung fanden die Forscher keine vorteilhaften Effekte einer Supplementation.[251]

Auch bei kognitiv gesunden Personen über 40 Jahren zeigte sich in der Zusammenfassung von Studien kein vorteilhafter Effekt der Vitamin/Mineralstoff-Supplementation hinsichtlich einem späterem Schutz vor kognitivem Abfall oder Demenz.[252]

Bei Ginkgo hingegen sind vorteilhafte, therapeutische Effekte beschrieben worden. Hinsichtlich der Behandlung der Demenz zeigten dabei verschiedene Studien gewisse positive Effekte des Ginkgo-biloba-Extrakts auf kognitive Performance, Aktivitäten des täglichen Lebens sowie den generellen klinischen Eindruck der PatientInnen.[253] Effektiv waren tägliche Dosen von mehr als 200 Milligramm (in der Regel 240 Milligramm pro Tag) und eine Gabe von mindestens fünf Monaten.

Eine andere Zusammenfassung von Interventionsstudien kam ebenfalls zum Schluss, dass das Ginkgo-biloba-Extrakt (EGb761) bei PatientInnen mit kognitiver Beeinträchtigung oder Demenz in einer Dosis von 240 Milligramm pro Tag über 22 bis 26 Wochen den kognitiven Abfall stabilisieren oder verlangsamen kann. Die Effekte waren besonders bei PatientInnen mit neuropsychiatrischen Symptomen zu sehen.[254] Des Weiteren zeigten die Studien, dass das Extrakt sicher ist.

Fazit und Empfehlungen

- Ein gesunder Lebensstil kann das Demenzrisiko deutlich senken.
- Besonders wichtig sind neben Rauchverzicht auch regelmäßige Bewegung, kognitive Beanspruchung, soziale Aktivitäten und eine gesunde Ernährung, unter anderem auch eine mediterrane Kost.
- Vitamin B_{12}, Folat, Vitamin D, Antioxidantien wie Polyphenole und Vitamin E sowie (Fisch)-Omega-3-Fettsäuren sind neben anderen essenziellen Nährstoffen wichtig für die Gesundheit des Gehirns.

Check-up

Eine pechschwarze Schönheit lebte an der Rückseite meines linken Oberarms. Sie verweilte dort über viele Jahre, klein, scharf abgegrenzt und unauffällig. Sie störte mich nicht, eher war es das Gegenteil, bis mich doch eines Tages ein ungutes Gefühl heimsuchte. Diese flaue Empfindung kam aus dem Nichts, als ich eines Morgens das Muttermal näher im Spiegel betrachtete. Nicht nur als Mediziner kennt man die Gefahren des Melanoms, des hochgradig bösartigen schwarzen Hautkrebses. Obwohl diese makellose Schönheit nicht den Lehrbuchkriterien des Melanoms entsprach, sie hatte zum Beispiel keinen unregelmäßigen Rand oder verschiedene Farbtöne, machte sie mich nervös. Ich wollte das auffällige Etwas am Arm einfach weghaben. So ging ich zu einer niedergelassenen Kollegin und Allgemeinmedizinerin im neunten Wiener Gemeindebezirk, um das weitere Prozedere zu besprechen. Auch sie bestätigte mir, dass das Muttermal nicht unbedingt die Melanomkriterien erfüllt, aber wenn es dem Patienten missfällt und er es entfernt haben will, sollte man ihm den Wunsch unbedingt erfüllen, erklärte sie mir. Zudem empfahl sie mir, dass noch ein Hautarzt einen Blick darauf werfen und im Rahmen dessen auch die zig anderen Muttermale, die fast jeden Winkel meiner Haut besiedelten, überprüfen solle.

Da ich damals schon meinen 40sten hinter mir gelassen hatte und bisher zu keinem Check-up gegangen war, legte sie mir auch gleichzeitig eine Gesundheitsuntersuchung nahe. So ließ ich mich noch am selben Tag komplett untersuchen und mehrere Röhrchen Blut abnehmen.

Knapp zehn Tage später war ich mein suspektes Muttermal los. Ich war erleichtert und konnte die Sache zunächst für mich abhaken. Bis ich etwa eine Woche später einen Anruf von der Ordinationshilfe meines Hautarztes bekam, die mich um einen erneuten Termin ersuchte. Als Kollege wollte ich unbedingt mehr am Telefon erfahren, aber es war zwecklos. Keine Auskunft. Nicht mal einen Minimal-Hinweis, den ich als Mediziner irgendwie interpretieren konnte. So verbrachte ich eine eher durchwachsene Woche mit ein paar kurzen mentalen Abstürzen, in denen ich mich anzählte und überlegte, was ich tun würde, wenn der schlimmste Fall eintreten würde, eine Sorge, die durch diesen Anruf gar nicht so weit hergeholt war. Den nervösen Tiefpunkt der Ungewissheit erlebte ich dann im Wartezimmer des Hautarztes, wo ich mich mit erdrückenden Gedanken durch die knapp 60 Minuten Wartezeit durchquälen musste. Bei einem bösartigen Melanom standen die Karten nicht sehr gut. Trotz der Spitzen-medizin heutzutage.

Dann war es endlich so weit. Und es ging schnell. Mein Kollege sagte mir ohne Umschweife, dass ich Glück im Unglück gehabt habe. Die Diagnose war ein Melanoma in situ, eine Vorstufe des bösen Melanoms, das noch auf der Oberfläche ruhte und den Körper noch nicht invadiert hatte, um sich dann schnell auszubreiten. Ich war erleichtert und dachte mir, dass ich noch haarscharf den Verlust von einigen Jahren Lebensdauer abwenden konnte. Ein paar Monate später und es wäre vielleicht anders ausgegangen. Mein Bauchgefühl hatte mir recht gegeben.

Kurze Zeit später wurde mir im Allgemeinen Krankenhaus der Bereich um das Melanoma in situ großflächig ausgeräumt, um auf Nummer sicher zu gehen. Nachdem die Sache erledigt war, ging ich wieder zu meiner Allgemeinmedizinerin, um den Blutbefund des Check-ups zu besprechen. Mein Befund zeigte ein paar kleine Baustellen, die ich angehen musste, wie leicht erhöhte Cholesterin- und Triglyceridspiegel oder auch einen grenzwertig gesteigerten Ferritinwert, der zusätzlich bestimmt wurde. Ferritin ist das Speichermolekül für Eisen, und ein hoher Ferritinwert ist nicht nur ein Indikator für gute Eisenspeicher, sondern kann auch zusätzlich ein Marker für Entzündungen sein oder auch ein Risikoparameter für zum Beispiel den Typ-2-Diabetes.

Es war gut, mich durchchecken zu lassen, dachte ich mir damals. Ich wusste dadurch wo ich stand – was in Ordnung war und was ich optimieren konnte, vor allem durch einen gesunden Lebensstil. Der Check-up motivierte mich, etwas zu tun. Und so einen Motivationsschub sollte man gleich ausnutzen, bevor ein paar Wochen später der Alltag und die Bequemlichkeit-assoziierte-Amnesie einen überkommen.

Ich begann generell vor allem weniger Fleisch, mehr Gemüse und am Abend weniger Kohlenhydrate zu essen. In der Tat wirkte sich das im nächsten Jahr deutlich positiv auf meine Triglycerid- und Ferritinspiegel aus. Beim Cholesterin tat sich leider weniger, aber nicht bei jedem Menschen reagiert der Cholesterinspiegel im Blut auf eine cholesterinarme Kost.

So gehe ich mittlerweile seit etwa zehn Jahren regelmäßig zur Vorsorgeuntersuchung, wie es in Österreich genannt wird. Der Aufwand hält sich wirklich in Grenzen: Termin ausmachen, hingehen, kurz warten, Untersuchung, Nachbesprechung ein bis zwei Wochen später. Maximaler Zeitaufwand vier Stunden inklusive Wegzeit. Und das einmal pro Jahr. Eine KFZ-Überprüfung ist verpflichtend und dauert mindestens genau so lang, hat aber eine zigfach geringere Auswirkung auf unser Leben.

Was wird überprüft?

Im Rahmen der Vorsorgeuntersuchung werden unter anderem Risikofaktoren für Herz-Kreislauferkrankungen, welche im mittleren und hohen Alter die häufigste Krankheitslast bei uns ausmachen, untersucht. Die renommierte American Heart Association hat als Voraussetzung für eine ideale Herzgesundheit bei Erwachsenen (über 20 Jahren) folgende Punkte definiert:

1. Nicht-Rauchen;
2. Gesunde Kost nach den Empfehlungen;
3. Regelmäßige körperliche Aktivität nach gängigen Empfehlungen;
4. Ein normales Körpergewicht beziehungsweise ein BMI von unter 25 kg/m^2;
5. Ein normaler Blutdruck, optimalerweise <120 (systolisch, oberer Wert) zu <80 (diastolisch, unterer Wert) mmHg;
6. Ein normaler Nüchtern-Blutzuckerspiegel <100 mg/dL;
7. Normale Blutfettwerte, vor allem ein Blutcholesterinspiegel <200 mg/dL.[255, 256]

Diese »Big 7« agieren nicht nur als Schutzschirm vor Herz-Kreislauferkrankungen, sondern auch protektiv vor anderen altersabhängigen Krankheiten, auf die ich bereits eingegangen bin. Wir haben es also zu einem recht großen Anteil selbst in der Hand, etwas aus unserem Leben zu machen, zumindest hinsichtlich gesundheitlicher Aspekte.

Im Rahmen eines allgemeinen Check-ups werden auch andere Faktoren, die zum Beispiel der Prävention und Abklärung von verschiedenen Krebsarten dienen, überprüft.

Ziel ist es dabei, nicht nur Empfehlungen für einen gesunden Lebensstil zu erhalten, sondern vor allem auch Krankheiten in einem möglichst frühen, therapierbaren Stadium zu erkennen. Daher ist es empfehlenswert, sich in regelmäßigen Abständen untersuchen zu lassen. Das gilt nicht nur für Menschen im mittleren und fortgeschrittenen Erwachsenenalter, sondern auch für jüngere Erwachsene.

Wir können uns aber auch *zusätzlich* selbst monitoren. Zum Beispiel sind die ersten sechs der »Big 7«-Risikofaktoren für die Herzgesundheit durch das Einholen seriöser Informationen und einfache Selbstmessungen zu Hause manage- oder überprüfbar. Rauchstopp, Umstieg auf gesunde Ernährung, Bewegung und

Abnehmen können auch durch das Lesen entsprechender Literatur, einen Motivationsschub oder durch den Austausch mit Freunden und Bekannten, bei denen es funktioniert hat, in Angriff genommen und optimiert werden. Funktioniert das nicht, kann man jederzeit professionelle Hilfe in Anspruch nehmen, für jeden dieser vier Bereiche gibt es genug Experten. Auch ist die Messung des Nüchtern-Blutzuckerspiegels und vor allem des Blutdrucks zu Hause ohne Probleme möglich.

Bluthochdruck

Da ein zu hoher Blutdruck zu den Top-Risikofaktoren für (vorzeitige) Sterblichkeit und Krankheiten gehört und etwa jeder dritte Erwachsene davon betroffen ist, lohnt sich die Anschaffung eines automatischen Blutdruckmessers. Ein gutes Messgerät kostet nicht mehr als ein Abendessen mit der Familie in der Pizzeria. Im Vergleich zur der in einer Viertelstunde verdrückten Pizza ist das Preis-Leistungsverhältnis aber in diesem Fall deutlich besser. Die Anschaffung zahlt sich, nicht nur für einen selbst, sondern auch für alle Bekannten im Umfeld, die einmal wissen wollen, wie hoch ihr Blutdruck ist, aus. Und man hat einige Jahre was davon. Ich persönlich bevorzuge die »klassischen« Oberarm-Blutdruckmesser. Vor der Messung sollte man etwa fünf Minuten, bei vorangegangener intensiver körperlicher Aktivität unter Umständen noch länger, entspannt gewesen sein und vorher nicht geraucht haben.

Der Bluthochdruck ist eine tückische Erkrankung. Er ist zwar sehr leicht zu diagnostizieren, macht jedoch fast keine Beschwerden. Bei insbesondere deutlich höheren Werten können Kopfschmerzen, Schwindel, Ohrensausen, Herzklopfen und Gesichtsrötung auftreten.[257] Bei spontanem Nasenbluten sollte auch immer der Blutdruck kontrolliert werden.

Nicht erkannt und therapiert hat die Hypertonie mittel- bis langfristig fatale Folgen. Neben der Entstehung einer Herzmuskelschwäche (in der Fachsprache Herzinsuffizienz genannt) kommt es vor allem zur Arteriosklerose, Arterienverkalkung, die die wichtigsten Organsysteme betrifft und zu Herzinfarkt, Schlaganfall, Nierenschädigung und anderem führen kann. Etwa die Hälfte aller Schlaganfälle sind die Folge eines nicht erkannten oder unzureichend therapierten Bluthochdrucks. Akut kann ein extrem hoher Blutdruckwert auch tödlich sein, da es zum Herzversagen oder zur Hirnblutung kommen kann.

Daher sollte jeder Mensch seinen Blutdruck kennen, und wenn er normal ist, einmal jährlich, besser öfters, kontrollieren (lassen), vor allem wenn weitere Risiken vorliegen.

Von Bluthochdruck wird gesprochen, wenn mehrmals (Ruhe-) Werte von größer/gleich 140 mmHg (systolisch) und/oder ab größer gleich 90 mmHg (diastolisch) gemessen wurden.[258] Laut der europäischen Task Force for the management of arterial hypertension of the European Society of Cardiology (ESC) and the European Society of Hypertension (ESH) werden Werte zwischen 120 bis 129 mmHg systolisch und/oder 80 bis 84 mmHg diastolisch als normal angesehen,[259] optimal sind sie sogar noch niedriger mit Werten unter 120 zu 80 mmHg.

Bei einem grenzwertig erhöhten arteriellen Blutdruck, also so um die 140 zu 90 mmHg, *ohne* Vorliegen von weiteren Erkrankungen oder Risiken, wie vor allem andere kardiovaskuläre Erkrankungen, Diabetes oder Nierenerkrankungen, kann zunächst einmal über zumindest drei Monate versucht werden durch nicht-medikamentöse Maßnahmen den Druck zu senken. Folgende sechs Maßnahmen des Lebensstils wirken erwiesenermaßen Blutdruck senkend:

- regelmäßige Bewegung,
- Rauchverzicht,
- Reduktion des Alkoholkonsums auf geringe Mengen oder besser komplette Abstinenz,
- Gewichtsnormalisierung, insbesondere bei Fettleibigkeit,

- gesunde, vor allem salzarme und kaliumreiche Ernährung mit viel Gemüse und Obst sowie
- Reduktion von belastendem Stress.

Hilft das nicht oder liegen weitere Risiken vor, sollte eine medikamentöse Therapie eingeleitet werden. Aber auch dann wäre es sehr wichtig, sich an diese Empfehlungen des Lebensstils zu halten. Dadurch kann möglicherweise mittelfristig die eine oder andere Pille eingespart werden.

Ein paar Worte zu Stress und den Möglichkeiten, Stress zu reduzieren

Stress gehört zu den populärsten Begriffen der Moderne und wurde erstmalig vom Mediziner und Biochemiker Hans Selye (1907–1982) in die Wissenschaft eingeführt. Selye definierte Stress als Reaktion des Körpers auf jegliche Anforderung. In normaler »Dosis« regt er uns an, produktiv zu sein und gute Leistungen zu erbringen. Bei längerer, ständiger Einwirkung belastet Stress jedoch den Organismus und die Psyche. Stress wird daher hauptsächlich mit negativen Gefühlen in Verbindung gebracht. Durch ständige Aktivierung des Stressnervensystems Sympathikus und vor allem der prolongierten Freisetzung des Stresshormons Cortisol kann belastender Stress den Blutdruck erhöhen, metabolische Störungen begünstigen, aber auch zu Depressionen führen.

Um den viele von uns betreffenden Alltagsstress zu reduzieren oder vielleicht gar nicht aufkommen zu lassen, gibt es verschiedene Möglichkeiten:

1. Über Ursachen nachdenken. Der erste Schritt wäre, sich einmal zu überlegen, was einem Stress verursacht. Nicht alles kann man vermeiden, vor allem nicht im Job, aber für gewisse Dinge, wie stressige Autofahrten zum Beispiel, existieren Al-

ternativen, und man ist auch nicht verpflichtet, negativ eingestellten »Freunden«, die einem nicht guttun, ständig zur Verfügung zu stehen. In diesem Zusammenhang wäre es auch hier und da wichtig:

2. Nein sagen zu können. Nein ist ein hart klingendes, unbeliebtes Wort. Aber ein klares Nein ist manchmal unvermeidlich, um ein wenig Luft zu schnappen und sein Herz zu schonen. Man kann nicht für *jeden – immer – alles* erledigen und *universelle* Akzeptanz an den Tag legen. Grenzen ziehen und ein *angemessenes* Nein sind daher meiner Meinung nach immens wichtig bei der Stressvermeidung.
3. Bewegung. Für mehr Wohlbefinden und Stressbewältigung ist Bewegung eine hervorragende und wichtige Therapie, die noch dazu, wie bereits angeführt, deutlich das Sterbe- und Krankheitsrisiko reduziert.
4. Kommunikation. Vor allem im Job ist Stressvermeidung oft schwierig. Aber durch Ansprechen der Stress hervorrufenden Dinge, sei es mit dem Vorgesetzten, aber auch mit KollegenInnen, PartnerIn oder FreundInnen, kann bereits nicht selten ein Teil der inneren Anspannung vermindert werden.
5. Ausgleich nicht vergessen. Auch wenn man gewisse Stressquellen nicht vermeiden kann, ist es sehr wohl möglich gegenzusteuern, indem man zum Beispiel in der Freizeit Sachen macht, die einem Freude bereiten.
6. Zeit für Entspannung nehmen. Eins vorweg: Es muss nicht (immer) Yoga sein. Einfach gemütlich dasitzen, sich von Bach Adagios oder Ähnlichem berieseln lassen und an etwas Angenehmes denken kann bereits deutlich Stress reduzieren.
7. Eine gute Terminplanung. Ich zum Beispiel versuche, Aufgaben nicht gleichzeitig zu erledigen, quasi nach dem Motto »eins nach dem anderen«. Dabei setze ich auch vorher Prioritäten, wobei klarerweise vorrangige Arbeiten ganz oben auf der Liste stehen. Mir ist bewusst, dass die »Alles nach der Reihe«-Vorgehensweise in unserer schnelllebigen, drängen-

den Multitasking-Gesellschaft nicht immer machbar ist, auch nicht für mich; aber schwierig bedeutet nicht generell unmöglich.

Fazit und Empfehlungen

- Der regelmäßige medizinische Check-up ist wichtig, um Krankheitsrisiken und manifeste Krankheiten zu erkennen, damit der Lebensstil optimiert, und, wenn notwendig, rechtzeitig medizinische Therapien eingeleitet werden können.
- Eine Optimierung des Lebensstils hat bei vielen Menschen unter anderem einen günstigen Effekt auf den Blutdruck.

II. Soziale Faktoren

Tagtäglich spielen sich nicht nur in der großen, weiten Welt, sondern auch in unserem unmittelbaren Umkreis kleinere und größere Tragödien ab. Gründe dafür gibt es genug. Arbeitslosigkeit, schwere Krankheiten, psychische Belastungen oder auch Trennungen, die noch lange an der Substanz zehren. Nicht selten ist es eine Kombination von mehreren runterziehenden Faktoren. Dabei kann ein Mangel oder der Verlust an sozialen Beziehungen die sowieso schon dramatische Situation noch weiter verschärfen, sodass die Gefahr einer kompletten Dekompensation in gefährliche Nähe rückt.

Vor einigen Jahren hat es auch einen Bekannten von mir, nennen wir ihn Hermann, richtig erwischt. Hermann, ein sportlicher Informatiker mit vielseitigen Interessen und Fähigkeiten in verschiedenen Bereichen, hatte sich während eines Tanzkurses in eine kaufmännische Angestellte verliebt. Dann ging es recht schnell. Innerhalb von drei Jahren war er nicht nur verheiratet, sondern auch stolzer und glücklicher Vater von zwei Mädchen. Alles schien perfekt zu laufen. Fast zu perfekt, hätte ein Außenstehender vielleicht gedacht. Und in der Tat kam dann leider sehr bald der Absturz. So schnell der kleine, familiäre Traumpalast errichtet wurde, so schnell wurde dieser glückliche Mikrokosmos auch wieder zerstört. Aus Gründen, die Hermann nicht wusste oder mir nicht preisgeben wollte, hatte seine Frau von einem Tag auf den anderen anscheinend grundlos keine Lust mehr auf ihn. So verließ sie Hals über Kopf mit beiden Kindern die gemeinsame Wohnung und zog ans andere Ende von Wien. Die Tragödie meines Freundes nahm brutal ihren Lauf. Über einige Wochen versuchte er, die Situation zu entschärfen und die wahren Gründe zu erfahren, aber es half alles nichts. Irgendwelche massiven persönlichen Motive muss es gegeben haben, seien es psychische Probleme oder andere verborgene Dinge. Jedenfalls war es von außen nicht ersichtlich und absolut nicht nachvollziehbar.

Hermann lebte dann allein in der großen Wohnung, sah seine Kinder nur alle zwei Wochen, hatte keine Freude mehr, seinen Hobbys nachzugehen, und kapselte sich zunehmend ab. Die eher hoffnungslose Situation und das Alleinsein setzen ihm verständlicherweise ordentlich zu. Ärger und Frust, manchmal auch Resignation, prägten seine Stimmung, obendrauf kam noch eine gewisse Appetitlosigkeit, sodass er auch einige Kilos abnahm. Im Job lief es ebenfalls nicht rund. Alles in allem stand es nicht besonders gut um ihn, mit wenig Aussicht auf Besserung.

Nachdem mittlerweile fast neun Monate vergangen waren, verbesserte sich dann unerwartet seine psychische Situation. Er fing an, aktiver zu werden und konstruktiv an seiner privaten Zukunft zu arbeiten.

Einige Zeit später erzählte er mir von seinem Schlüsselerlebnis, was ihn damals so sehr berührte und zu einem Umdenken bewegte, sich wieder ins Leben einzuklinken: »An einem nebligen Tag in der Vorweihnachtszeit, an dem ich glaubte, der ärmste Mensch auf der Welt zu sein, traf ich zufällig auf der Straße einen Freund aus Kindheitstagen, den ich seit einer Ewigkeit nicht gesehen hatte. Wir kamen ins Gespräch, und ich erzählte ihm von meiner Trennung und der Zeit danach. Als ich ihn dann fragte, wie es ihm so ginge, kam eine irrsinnig traurige Geschichte, die ich nicht glauben konnte. Eine seiner Schwestern war im hochschwangeren Zustand beim Radfahren tödlich verunglückt. Danach nahm die Familientragödie ihren Lauf: Ihr Mann verfiel in eine Depression und erhängte sich ohne Vorwarnung an einem Montagmorgen, nachdem er sein Kind in die Schule gebracht hatte. Mein Freund übernahm daraufhin, nach einem Sorgerechtstreit mit der anderen Schwester, das Waisenkind, was recht bald dazu führte, dass seine Ehe in die Brüche ging. Es war eine dramatische Kettenreaktion unvorstellbaren Ausmaßes.«

Hermann erklärte mir dann, dass diese unbegreifliche Geschichte ihm ein wenig die Augen geöffnet hatte und ihn erkennen ließ, dass die aktuellen Vorkommnisse in seinem Leben im Vergleich dazu bei Weitem nicht so schlimm waren. Diese 30-minütige zufällige Begegnung gab ihm einen deutlichen Energieschub dranzubleiben und seine Stimmung wurde von Tag zu Tag immer besser.

Alles ist relativ im Leben, und wie Hermanns Beispiel gezeigt hat, realisiert man vor allem durch die teilweise leider sehr bedrückende Ereignisse im unmittelbaren Umfeld, dass es einem selbst eigentlich nicht so schlecht geht und wie dramatischer das Leben ablaufen kann.

Hermanns Geschichte hat aber auch verdeutlicht, dass das Fehlen von sozialen Beziehungen auf Dauer krank macht und der Austausch mit PartnerIn, Kindern, FreundInnen und NachbarInnen Zufriedenheit erzeugt und hilft Stress abzubauen. Die Unterstützung durch nahestehende Menschen beruhigt und schafft einfach Zufriedenheit. Es kommen neue Ideen und nicht selten ergeben sich andere Blickwinkel auf das Leben.

Wir vergessen leider viel zu oft, wie wohltuend ein Gespräch mit anderen sein kann. Jedes Mal, wenn ich mich mit einem Freund treffe, fühle ich mich entspannter und geerdeter. Im Trubel des Alltags liegt man häufig am Abend auf der faulen Haut oder wird in eine laxe Spirale hineingezogen. Aber wenn man sich aufrafft, um sich mit einem Freund oder einer Freundin zu verabreden, tut rein die Absicht schon gut. Niemand ist wirklich glücklich, wenn er immer wieder stundenlang am PC gespielt oder tagtäglich allein vor dem Fernseher gesessen hat. Richtig zufrieden ist man nach einem guten, lustigen oder auch beruhigenden Gespräch mit Menschen, die man mag.

In einer Befragung von 999 über 65-Jährigen in England und Schottland zur Lebensqualität waren soziale Aktivitäten (freiwillige Tätigkeiten im sozialen Bereich), Gesundheit, psychologische Faktoren (Optimismus, positive Lebenseinstellung), gute Nachbarschaft sowie finanzielle Absicherung die wesentlichen Faktoren, die die Lebenszufriedenheit bestimmten.[260] Ein gutes Verhältnis zu Kindern, Familie, Freunden und Nachbarn waren dabei die wichtigsten Punkte. Eine angenehme Wohnmöglichkeit, finanzielle Unabhängigkeit und Gesundheit waren weitere wichtige Kriterien.

Eine Befragung von älteren Schweden zeigte ebenfalls, dass für die Lebenszufriedenheit der soziale Faktor an erster Stelle steht, gefolgt von Unabhängigkeit und Eigenständigkeit.[261]

Soziale Isolation, Einsamkeit und Partnerschaft

Der Mensch ist von der Evolution aus betrachtet ein soziales Wesen. Er ist auf das harmonische Zusammenleben mit anderen angewiesen. Bereits Aristoteles hat die Menschen als »Gemeinschafts-Lebewesen« (Zoon politikon) bezeichnet. Menschen verbringen etwa 80 Prozent ihrer Zeit mit anderen Menschen, wie eine Studie in der Zeitschrift *Science* aus dem Jahre 2004 gezeigt hat (zitiert nach[262]).[263] Unsere Nachkommen sind auch unter allen Säugetieren diejenigen, die am längsten durch die Eltern betreut werden müssen. Daher liegt es in unserer Natur, dass wir ständig Kontakt zu anderen Menschen suchen. Es ist ein starkes Bedürfnis, das in uns verankert ist.

Unsere Gesellschaft befindet sich jedoch seit Anbeginn der Menschheit im ständigen Wandel. Aber im Gegensatz zu früher, als sich der Wandel eher langsam und mehr oder minder linear vollzogen hat, brachte insbesondere das letzte Jahrhundert enorme Veränderungen mit sich, und diese in einem exponentiellen Tempo. Urbanisierung, Überbevölkerung, Individualisierung und zunehmende Technisierung, hier vor allem die exzessive Verwendung von Internet und Smartphones, erschweren soziale Annäherung. Oft ist Anonymität erwünscht. Man ist heutzutage mobil, weg von den Angehörigen, unterwegs für Beruf und Selbstverwirklichung. Außerdem halten Beziehungen oft nicht mehr als ein paar Monate, vielleicht wenige Jahre.

Singlehaushalte nehmen stetig zu. Der Grund ist aber nicht nur der Wunsch nach Freiheit, Unabhängigkeit und beziehungstechnischer Unbekümmertheit in jungen Jahren oder Scheidungen im mittleren Alter, sondern auch, durch die höhere Lebenserwartung, der Verlust des Partners im letzten Lebensdrittel. Von der Dorfgemeinschaft über die mehrere Generationen überfassende Großfamilie zur Drei-Kind-Familie hat sich der Wandel mittlerweile in Richtung Alleinsein in den eigenen vier Wänden vollzogen.

Kommt dann noch eine Verminderung der sozialen Aktivitäten dazu, droht soziale Isolation. Das kann jeden betreffen, vor allem aber ältere Menschen, im Speziellen nach der Pensionierung, wenn zwangsläufig auch der tägliche Kontakt zu ArbeitskollegInnen wegfällt. Die Konsequenz von all dem ist für viele Betroffene bedrohliche Einsamkeit.

Einsamkeit ist dann der Nährboden für emotionale Probleme, seien es Melancholie, Depressionen oder Angststörungen. Aber Einsamkeit betrifft nicht nur die Psyche. 1988 wurden erstmalig die Ergebnisse von prospektiven Studien – das sind Studien, bei denen ein Versuchskollektiv untersucht und dann über einen gewissen Zeitraum beobachtet wird – zusammengefasst. Es konnte gezeigt werden, dass Menschen mit spärlichen sozialen Kontakten früher starben als kontaktfreudige Menschen.[264] Eine neuere Analyse aus dem Jahr 2010 von 148 Studien mit über 300 000 Versuchspersonen der letzten Jahrzehnte kam zu einem ähnlichen Ergebnis.[265] Dabei wurde berechnet, dass Menschen mit starken sozialen Bindungen eine um 50 Prozent höhere Überlebenswahrscheinlichkeit aufwiesen als Menschen mit einem geringen sozialen Umfeld. Das Risiko, früher zu sterben, lag bei einsamen Menschen mit geringen sozialen Kontakten ähnlich hoch wie bei Nikotinabhängigen oder Alkoholsüchtigen. Das Sterblichkeitsrisiko bei sozialer Isolation war sogar deutlich höher als bei Übergewicht. Soziale Kontakte hingegen schützen das Herz sowie Gefäßsystem und verbessern die Immunfunktionen, sodass auch das Sterblichkeitsrisiko abnimmt.

Einsamkeit versus soziale Isolation

Genau genommen sollte zwischen Einsamkeit und sozialer Isolation unterschieden werden. Einsamkeit kann definiert werden als eine wahrgenommene Diskrepanz zwischen den gewünschten und den tatsächlich vorhandenen sozialen Beziehungen.[266, 267] Es ist ein subjektives Erleben, in dem sich der Einzelne einsam fühlt. Im Extremfall ist es eine Empfindung des verzweifelten, resignierten Verlorenseins.

Einsamkeit kann auch in eine emotionale Komponente, bei einer fehlenden intimen Beziehung, eine soziale Komponente, bei fehlenden Freunden, oder übergeordnet als kollektive Einsamkeit, bei fehlender Zugehörigkeit zu einer größeren Gemeinschaft, eingeteilt werden.[266, 268]

Die soziale Isolation hingegen ist der nachweisbare, objektive Zustand des Alleinseins. Einsamkeit und soziale Isolation korrelieren zwar sehr gut miteinander, sind aber nicht dasselbe.[269] Es gibt Menschen, die gerne allein sind, ohne darunter zu leiden, zumindest zu gewissen Zeiten des Alltags oder Phasen des Lebens. Manchmal ist es auch wichtig, eine Zeitlang allein zu sein, um sich zu regenerieren, aber auch um zu sich (wiederzu-)finden. Umgekehrt gibt es aber auch Menschen, die einsam sind, obwohl sie (oberflächlich) von außen betrachtet ein großes soziales Netzwerk besitzen.

Extreme Aussteiger, wie der bekannte Schriftsteller Henry David Thoreau, der ab 1845 für mehr als zwei Jahre in den Wäldern von Concord (Massachusetts) am See Walden Pond lebt, und seine Erfahrungen in dem Buch *Walden oder Leben in den Wäldern* niedergeschrieben hat, müssen sich nicht unbedingt einsam fühlen, obwohl sie extrem sozial isoliert sind.

Auf der anderen Seite kann sich auch ein Familienvater, der ständig von seinen Kindern und im Job von den Arbeitskollegen umgeben ist, einsam fühlen, wenn seine Bedürfnisse vom Partner oder ihn umgebenden Menschen nicht erfüllt werden. Bei den sozialen Interaktionen spielt nämlich die Qualität und subjektive Wahrnehmung eine viel größere Rolle für die Lebenszufriedenheit und das Wohlbefinden als die Quantität der Interaktion.

1 000 »Freunde« auf Facebook zu haben, hat, wie allgemein bekannt, absolut gar nichts zu bedeuten. Zehn *gute* Freunde sind hundertmal besser. In Wirklichkeit reichen tun zwei oder drei, denen man richtig vertraut, die für einen da sind, wenn man sie braucht, die einem ein Gefühl der Nähe vermitteln.

Zwar spielt die Qualität der sozialen Interaktionen eine viel wichtigere Rolle, aber auch die Quantität kann vor allem im Alter eine gewisse Bedeutung erlangen. Wenn man im mittleren Alter nur einen kleinen Pool an Freunden gehabt hat, ist das Risiko, dass alle ab einem bestimmten Alter natürlicherweise verloren gehen, größer, als wenn auf einen großen Freundeskreis zurückgegriffen werden kann.

Einsamkeit kann mit einfachen Fragen wie »wie oft fühlen Sie, dass Ihnen ein anderer Mensch fehlt?«, »wie oft fühlen Sie sich verlassen?« oder »wie oft fühlen Sie sich von anderen isoliert?« erhoben werden (zitiert nach[262] basierend auf[270]).

Interessant ist, dass mehrere, vor allem Zwillingsstudien vermuten lassen, dass Einsamkeit auch eine relativ hohe erbliche Komponente aufweist. Diese scheint bei etwa 40 bis 50 Prozent zu liegen.[262, 271]

Gesundheitliche Konsequenzen

Es ist bewiesen, dass länger andauernde Einsamkeit und soziale Isolation krank machen und mit einer verkürzten Lebensdauer einhergehen können. Der Zusammenhang ist unabhängig vom Alter. Einsamkeit in früheren Jahren vermindert also die Wahrscheinlichkeit für ein langes Leben. Umgekehrt leiden beziehungsweise litten Hochbetagte möglicherweise seltener oder gar nicht unter Einsamkeit oder waren von ihrer Persönlichkeitsstruktur her besonders widerstandsfähig.

Einsamkeit und soziale Isolation steigern nicht nur das Risiko für (vorzeitige) Sterblichkeit,[272] sondern auch für verschiedene psychische und innere Krankheiten.[269] Beschrieben wurden Risikoerhöhungen insbesondere für Herz-Kreislauferkrankungen wie Bluthochdruck und Schlaganfall, aber auch für koronare Herzkrankheit, die im schlimmsten Fall zum Herzinfarkt führt.[262, 273–275]

Warum steigt bei Einsamkeit das Risiko für Herz-Kreislauferkrankungen? Einerseits ist Einsamkeit ein massiver Stressfaktor, der sich ungünstig auf die Ausschüttung von Stresshormonen, welche unter anderem auch den Blutdruck erhöhen, auswirkt. Andererseits lassen sich einsame Menschen auch unter Umständen mehr gehen und pflegen möglicherweise einen krankheitsfördernden Lebensstil, wie einen höheren Alkoholkonsum, Rauchen und ungesunde Ernährung. Verstärkt werden die negativen Gesundheitseffekte möglicherweise durch eine gleichzeitige körperliche Inaktivität. Außerdem beeinträchtigt Einsamkeit die Schlafqualität, mit einer kürzeren Schlafdauer, geringeren Schlaeffizienz und größeren Tagesmüdigkeit.[275] Auch ein schlechter Schlaf ist ein Stressfaktor, der auf das Herz schlagen kann.

Neben Herz-Kreislauferkrankungen erhöhen Einsamkeit und soziale Isolation das Risiko für psychische Erkrankungen, wie Depressionen[276] oder kognitive Beeinträchtigungen bis hin zu Demenzerkrankungen.[269, 277] In einer aktuellen Meta-Analyse, in die Daten von über 37 000 älteren Personen eingeflossen sind, zeigte sich, dass Einsamkeit das Demenzrisiko um 26 Prozent erhöht. Es besteht auch ein möglicher Zusammenhang zu einer milden kognitiven Beeinträchtigung.[278]

Soziale Isolation schwächt zudem das Immunsystem. In einer mittlerweile über 20 Jahre alten, interessanten Studie von Sheldon Cohen und MitarbeiterInnen wurden 276 gesunde Personen mit einem Schnupfenvirus infiziert. Vorher wurde ihr soziales Netzwerk erfragt. Es zeigte sich, dass diejenigen mit mehr sozialen Bindungen seltener krank wurden als welche, die über wenige verfügten.[279] Dabei wiesen Testpersonen mit nur ein bis drei sozialen Bindungen ein vierfach höheres Risiko zu erkranken auf als TeilnehmerInnen mit sechs und mehr sozialen Bindungen.

Aufgrund des höheren Krankheits- und Sterblichkeitsrisikos ist daher die aktive Teilnahme an der Gemeinschaft mit anderen Menschen für ein gesundes, langes Leben sehr wichtig. Ist man, vor allem im Alter, über längere Zeit sozial isoliert, steigt die Wahrscheinlichkeit, in den nächsten Jahren zu sterben, deutlich an.

Risikofaktoren für Einsamkeit

Anlehnend an eine meta-analytische Synthese von 218 Studien[280] war Einsamkeit mit soziodemographischen, psychosozialen und gesundheitsbedingten Faktoren verknüpft. Ein höheres Risiko wiesen unter anderem auf: Personen, die verwitwet, geschieden oder niemals verheiratet waren, keine Freunde hatten oder nur über lose, oberflächliche Freundschaften verfügten, in einer schlechteren physischen Konstellation waren sowie einen niedrigen sozioökonomischen Status (geringere Bildung und niedriges Einkommen) aufwiesen.

Ein hohes Alter ist ebenfalls ein Risikofaktor für Einsamkeit[281, 282] insbesondere in Kombination mit einem geringen sozioökonomischen Status[283, 284], einem schlechteren subjektiven Gesundheitszustand [284, 285] und eingeschränkter Mobilität.

In der *Kölner Hochaltrigen NRW80+* Studie wurde ferner beschrieben, dass hochaltrige Menschen, die in vollstationären Pflegeeinrichtungen lebten und damit verbunden eine geringere Gesundheit aufwiesen, einsamer waren als die Gesamtgruppe der Hochaltrigen.[266, 286]

Zudem ist bekannt, dass psychische Beschwerden, wie Depressionen, das Risiko für Einsamkeit erhöhen.[277] Bei einer Depression muss jedoch in beide Richtungen gedacht werden: Einerseits verstärken depressive Symptome das Gefühl von Einsamkeit, andererseits kann Einsamkeit zu Depressionen führen.[277, 287]

Interessant und ein wenig beunruhigend ist, dass Einsamkeit ansteckend sein kann, wie eine bekannte Studie von Cacioppo,

Fowler und Christakis aus dem Jahr 2009 beschrieben hat. Dabei wurden Daten aus der sogenannten *Framingham Heart Study*, die seit 1948 die primären Risiken für Herz-Kreislauf-Erkrankungen in der Bevölkerung von Framingham, einer Stadt in Massachusetts, USA, untersucht, ausgewertet. Mittlerweile werden auch viele andere gesundheitliche Risikofaktoren und Krankheiten, einschließlich Einsamkeit und Depression, in dieser Kohorte studiert.

John Cacioppo und Mitarbeiter haben dabei herausgefunden, dass sehr nahestehende Freunde von Einsamen eine um 52 Prozent höhere Wahrscheinlichkeit aufweisen, selbst unter Einsamkeit zu leiden.[288] Je weiter entfernt die anderen Freunde im sozialen Netzwerk zum Einsamen waren, desto geringer wurde die Wahrscheinlichkeit, dass diese selbst auch unter Einsamkeit leiden. Nicht nur die soziale, auch die räumliche Distanz determinierte die Wahrscheinlichkeit, einsam zu werden.[262]

Ein möglicher, nachvollziehbarer Grund für diese beunruhigende Beobachtung ist, dass das zurückhaltende, abweisende und scheue Verhalten eines Einsamen, sich auch auf andere, die sich vor allem im unmittelbaren Umfeld des Einsamen befinden und wenig Freunde haben, auswirkt. Kommen Misstrauen und Feindseligkeit dazu, geht der Kontakt unter Umständen komplett verloren, was dazu führt, dass die andere Person auch einsam wird. Eine andere Hypothese besagt, dass sich Menschen, die zu Einsamkeit neigen, ihresgleichen suchen, sodass das Risiko, das beide Seiten in eine Einsamkeitsspirale reingezogen werden, höher ist als bei Kontaktfreudigen.

Was kann man gegen Einsamkeit und soziale Isolation tun?

Einsamkeit ist nicht leicht zu erkennen. Viele Menschen wollen es vielleicht nicht wahrhaben oder sie schämen sich, darüber zu reden. Kaum jemand gibt gerne zu, dass er keine Freunde hat, dass er wie ein Einsiedler lebt oder dass die Menschen sich von ihm fernhalten. Wenn dann eine Melancholie oder eventuell sogar eine Depression dazukommen, entwickelt sich möglicherweise ein Teufelskreis, aus dem man nicht mehr aus eigener Kraft herauskommt, sodass auch keine Hilfe in Anspruch genommen werden kann. Daher ist es wichtig, frühzeitige Warnsignale zu erkennen, vor allem von nahestehenden Bezugspersonen, damit Maßnahmen ergriffen werden können.

Verschiedene Ansatzpunkte und Interventionen gegen Einsamkeit und soziale Isolation, insbesondere im Alter, wurden dabei in der wissenschaftlichen Literatur beschrieben:[289–291]

1. Aufrechterhaltung des bestehenden sozialen Netzwerkes durch unter anderem Näherbringen von elektronischen Informations- und Kommunikationsmöglichkeiten[292, 293] wie Computern (E-Mail, Internet) und neuerdings auch Smartphones. Obwohl nicht alle Interventionen die gewünschten positiven Effekte zeigten,[294] bin nicht nur ich der Meinung, dass auch ältere Menschen am »technischen Puls« der Zeit bleiben sollten. Meinem Vater zum Beispiel war die E-Mail-Kommunikation mit seinen Freunden und Kindern immer schon sehr wichtig gewesen. Vor Kurzem, mit 87 Jahren, hat er sein erstes Smartphone bekommen. Vorher besaß er ein kleines Tastenhandy. Ich war mir nicht sicher, ob er mit dem Smartphone klarkommen würde. Mein Zweifel war aber völlig unberechtigt. Innerhalb von wenigen Stunden konnte er die wichtigsten Funktionen des kompakten Gerätes bedienen. Mittlerweile genießt er es, kurz mit der Familie zu chatten, unkompliziert Fotos zu schießen und diese sogleich zu verschicken.
2. Erhalt von Möglichkeiten zur Bildung neuer sozialer Kontakte, wie Bewegungsinterventionen in der Gruppe: Es konnte zum Beispiel gezeigt werden, dass ältere Menschen, die mit einem Partner Wii, eine Spielkonsole, spielten, geringere Einsam-

keitscores und besseres Wohlbefinden zeigten als Personen, die nur gemeinsam fernsahen.[295]

In einer Meta-Analyse, die mehrere Studien zu dem Thema inkludierte, fand sich ein inverser Zusammenhang zwischen körperlicher Aktivität und Einsamkeit. Regelmäßige Bewegung reduzierte das Gefühl der Einsamkeit, umgekehrt war aber auch eine erhöhte Einsamkeit mit geringerer physischer Aktivität assoziiert,[296] vielleicht weil einsame Menschen wenig Energie haben, aktiv zu sein, ihnen möglicherweise auch alles egal ist und sie in eine Alleinsein-Lethargie verfallen, die sie in den eigenen vier Wänden festhält.

Seniorenclubs, die es an verschiedenen Ecken in Wien und anderen Städten gibt, sind zum Beispiel eine sehr gute Möglichkeit, soziale Kontakte zu knüpfen, ob mit oder ohne körperliche Aktivitäten. Auch regelmäßiges Kartenspielen reduziert das Gefühl der Einsamkeit. Täglich im Club ein wenig plaudern, lachen, sich gegenseitig und das Alter auf die Schippe nehmen, schafft Wohlbefinden und reduziert Stress.

3. Verbesserung der sozialen Unterstützung zum Beispiel durch freiwillige HelferInnen, die die ältere Person besuchen und Unterstützung anbieten. Die Wirksamkeit dieser Methode wird zwar widersprüchlich in der wissenschaftlichen Literatur beurteilt,[297] trotzdem ist es eine Möglichkeit, die soziale Isolation von SeniorInnen wenigstens für ein paar Stunden in der Woche zu durchbrechen. Von dieser Intervention können auch die HelferInnen profitieren, weil anderen zu helfen Wohlbefinden hervorruft, wie ich weiter unten besprechen werde.
4. Verbesserung der sozialen Fähigkeiten etwa durch soziale Kompetenztrainings:[289, 291] Bei diesen lernt man zum Beispiel, Komplimente zu geben und anzunehmen sowie generell die verbale und nonverbale Kommunikation, inklusive Tipps zum Flirten. Ein wünschenswertes Ziel wäre dabei einen dauerhaften Partner zu finden. Das ist leichter, wenn man einen Tick lockerer wird. Wichtig ist auch, ein gepflegtes äußere Erschei-

nungsbild zu erhalten, damit sich andere Menschen von der sozialen in die persönliche zwischenmenschliche Distanz des Einsamen hineintrauen.

5. Veränderung maladaptiver (fehlangepasster), sozialer kognitiver Muster beziehungsweise Schemata, welche mit einer verzerrten Eigenwahrnehmung oder einem geringen Selbstwertgefühl einhergehen, aber auch zu Fehleinschätzungen von anderen Menschen und des Umfelds führen. Um dieses kontraproduktive Gedankengut zu verbessern, wird zum Beispiel die kognitive Verhaltenstherapie genutzt.[291, 298] Dabei soll nicht nur eine negative Bewertung von bestehenden oder älteren Sozialkontakten evaluiert, diskutiert und optimiert werden, sondern auch versucht werden, Fehlanpassungen der eigenen Person aufzudecken, sodass Hindernisse im Kontakt mit anderen abgebaut werden können.

Insbesondere die Veränderung/Verbesserung maladaptiver sozialer kognitiver Muster hat sich in der wissenschaftlichen Literatur als eine wirksame und effiziente Intervention erwiesen.[298, 291]

Auch die aktive Teilnahme bei der Formung neuer sozialer Netzwerke wird als effektiv erachtet.[299] Dabei sind laut einer Zusammenfassung von Studien vor allem Gruppeninterventionen, die darauf abzielen, soziale Netzwerke aufrecht zu erhalten oder zu verbessern, hilfreich, um Einsamkeit bei SeniorInnen zu reduzieren.[300]

Ehe und Trennungen

Eine gute Ehe – oder heutzutage auch eine langjährige Lebensgemeinschaft – ist ein bedeutend protektiver Faktor, der mit besserer Gesundheit und einem längeren Leben verbunden ist. Dabei zeigten verschiedene Studien, dass Verheiratete ein geringeres (vorzeitiges) Sterblichkeitsrisiko als Singles, geschiedene oder verwitwete Personen aufweisen.[301] Die dafür diskutierten Gründe sind ökonomische Absicherung, soziale Unterstützung beziehungsweise Schutz vor Einsamkeit und sozialer Isolation, Stressreduktion sowie ein besseres Liebesleben und allgemein mehr Körperkontakt. Angenehmer Körperkontakt und regelmäßige Streicheleinheiten können Stress abwehren und Wohlbefinden hervorrufen, wie ich in meinem Buch *Das Glück der Berührung* dargestellt habe.[302] Dabei erhöhen angenehme Berührungen und Umarmungen die Ausschüttung des Wohlfühl- und Kuschelhormons Oxytocins und dämpfen die Reaktion des Stressnervensystems oder des Stresshormons Cortisol auf einen standardisierten Stressreiz. Zum Beispiel wurde in einem Experiment bei Paaren der eine Partner gestresst, in dem er aufgefordert wurde, eine Rede vor Fremden zu halten. Einige der gestressten Versuchspersonen hatten dabei vorher Körperkontakt mit ihrem Partner. Sie betrachteten Hände haltend ein romantisches Video und umarmten sich anschließend für 20 Sekunden. Die andere Gruppe hatte vor dem Stresstest keinen Körperkontakt. Die Versuchspersonen, die von ihrem Partner angenehm berührt wurden, wiesen während der Stresssituation deutlich niedrigere Blutdruckwerte und Herzfrequenzen auf als solche, die allein gelassen wurden.[303] Dabei gab es keine geschlechtsspezifischen Unterschiede.

Als weitere protektive Mechanismen der Ehe kommt neben einer allgemeinen Zufriedenheit auch ein geringeres riskantes Verhalten, wie zum Beispiel Alkohol- oder eventuell auch Drogenkonsum, infrage. Auf der anderen Seite kann sich eine Ehe aber ungünstig auf das Körpergewicht auswirken, wie ich aus eigener Erfahrung berichten kann. Einige Monate nach meiner Hochzeit hatte ich, ohne es richtig bewusst wahrgenommen zu haben, vier bis fünf Kilo mehr auf den Rippen. Grenzenlose Gemütlichkeit, der fehlende Druck, jemanden finden zu müssen, eine ausgiebige, gute Kost sowie ein größerer Fernseher mögen Gründe bei mir gewesen sein, warum ich nach dem Ja-Wort Fettmasse zugelegt hatte. Seit einigen Jahren bin ich sie zum Glück wieder los. Im Nachhinein betrachtet war es beziehungstechnisch nicht ungefährlich, sich nach der Hochzeit gehenzulassen. Gegen ein wenig entspannte Gemütlichkeit ist ja nichts einzuwenden, überspannt man jedoch den Bequemlichkeitsbogen, darf man sich nicht wundern, wenn Probleme auftauchen.

Generell ist Ehe nicht Ehe. Nicht alle laufen gut.[304, 305] Ständige Konflikte, Streitereien, subtile oder offene Feindseligkeit in der Partnerschaft wirken sich negativ auf verschiedene physiologische Variable aus.[306] Bluthochdruck, Immunschwäche und chronische geringgradige Entzündungsprozesse können die Folge sein. Der ständige Stress kann im schlimmsten Fall auch zu einem Herzinfarkt führen.

Auf der anderen Seite ist eine gute Partnerschaft mit besserer körperlicher Gesundheit assoziiert, wie eine Übersichtsarbeit von 126 Studien mit über 72 000 TeilnehmerInnen beschrieben hat.[304]

Dass eine liebevolle Partnerschaft vor Krankheiten schützt, wurde eindrucksvoll in einer viel zitierten, älteren Studie aus dem Jahr 1976 gezeigt. Dabei wurden 10 000 israelische Männer im Alter von 40 plus über fünf Jahre lang beobachtet, um Risikofaktoren für Angina Pectoris, eine Herzerkrankung, die mit starken Brustschmerzen bei vor allem körperlichen Belastungen einhergeht, zu untersuchen.[307] Angst und schwere psychosoziale Probleme waren, neben klassischen Risikofaktoren wie Bluthochdruck oder Diabetes, bestätigte Risiken für das Auftreten der Angina Pectoris. Aber bei denjenigen, die ursprünglich ein hohes Ausmaß an Ängstlichkeit aufwiesen, trat die Erkrankung signifikant seltener auf, wenn sie ihre Frauen als liebevoll und unterstützend wahrgenommen haben, verglichen mit Teilnehmern, die sich nicht geliebt und unterstützt gefühlt haben.

Summa summarum ist eine gute Ehe/Beziehung Gold wert. Daher sollte man den Partner halten, um ihn zu behalten. Und mit »halten« meine ich nicht nur das Körperliche, sondern auch die psychosozialen Bedürfnisse, die jeder Mensch hat. Ohne

Investition geht gar nichts, außer man hat zufällig einen völlig bedürfnislosen Partner erwischt, was jedoch, wenig überraschend, eher eine absolute Rarität wäre. Kleinigkeiten können durch eine gewisse Anstrengung wieder ausgebügelt und wieder ins Lot gebracht werden. Und auch eine Schutz- oder Frustmauer, die über die Jahre errichtet wurde, kann wieder, zumindest einige Zentimeter oder mehr, abgebaut werden. Oft ist es nach der Trennung von einem langjährigen Partner überhaupt nicht leicht, einen neuen, passenden zu finden. Man war ja nicht umsonst so viele Jahre zusammen. Es hatte nicht nur einen, sondern sehr viele Aspekte, die ein neuer Partner erst einmal erfüllen muss. Kompromisse sind dann nicht selten die Folge, sodass man unter Umständen von einem zum anderen schlittert.

Dass eine gute Ehe in der Regel glücklich macht, brauche ich nicht weiter zu kommentieren. Aber interessant ist, dass glückliche Menschen eher dazu tendieren zu heiraten, vor allem im jungen oder späteren Alter.[308] Auf der anderen Seite geht eine geringe Lebenszufriedenheit vor einer Ehe möglicherweise mit einem höheren Risiko für eine geringere Zufriedenheit während einer Ehe und einem höheren Risiko für spätere Scheidungen einher, wie in einem großen deutschen Kollektiv beschrieben wurde.[308]

Daher wäre es vernünftig und vorteilhaft, seinen Lebenszufriedenheits-Pegel vor einer Ehe halbwegs zu normalisieren, besser wäre zu optimieren, und generell mit sich selbst ins Reine zu kommen.

Fazit und Empfehlungen

- Einsamkeit und soziale Isolation machen krank und erhöhen das Sterblichkeitsrisiko.
- Ältere Menschen haben ein höheres Risiko zu vereinsamen.
- Die Veränderung fehlangepasster Denkweisen und die For-

mung oder der Erhalt sozialer Netzwerke können helfen, das Gefühl von Einsamkeit zu vermindern.

- Wenn Sie sich einsam fühlen, reden Sie mit Menschen, die Ihnen nahestehen, darüber. Einsamkeit und soziale Isolation sind absolut keine Schande, sondern mittel- bis langfristig gefährlich!
- Wenn Sie sich aufraffen können, versuchen Sie über verschiedene Wege, wie Kurse, soziale Vereine et cetera, regelmäßig Kontakt zu anderen aufzubauen. Gut und wichtig wäre auch regelmäßiger Sport in der Gruppe, da hier zusätzliche Vorteile für die Gesundheit erzielt werden.
- Falls Sie es nicht schaffen oder auch niemanden zum Reden haben, kontaktieren Sie Ihren Hausarzt oder eine Therapeutin, um das weitere Vorgehen zu besprechen.

Die Macht des Helfens

Als Mediziner wird man auch im privaten Bereich mit medizinischen Notfällen konfrontiert, bei denen man seine Hilfe anbietet. Besonders stressig ist dabei ein Notfall im Flugzeug, wie ich es selbst erleben musste.

Vor einiger Zeit hatte ich an einer Tagung in Sapporo, Japan, teilgenommen und bestieg die Maschine von Osaka nach Paris, um von dort nach Wien zurückzufliegen. Ich setzte mich an meinen Fensterplatz in einer der letzten Reihen und versuchte abzuschalten, als etwa 20 Minuten nach Abflug eine Ansage meine Ruhe störte. »Ist ein Arzt an Bord?«, hieß es in drei verschiedenen Sprachen. Nach einer kurzen Pause das Gleiche noch einmal, diesmal eine Spur drängender.

Ich löste meinen Gurt und quetschte mich angespannt durch die Reihe. Die Flugbegleiterin hatte es anscheinend bemerkt und kam mir schon entgegen. Nachdem ich bestätigt hatte, Mediziner zu sein, machten wir uns auf den Weg in den vorderen Bereich des Fliegers. Der Weg dorthin kam mir wie eine Ewigkeit vor. Mit leicht mulmigem Gefühl in der Magengegend ging ich alle denkbaren Störungen im Kopf durch. Von der Lungenembolie über eine diabetische Entgleisung bis hin zum Herzinfarkt war alles möglich. Ich rechnete mit dem Schlimmsten. Was würde ich, was könnte ich tun? Ich versuchte, Ruhe zu bewahren. Dann kamen wir beim blauen Vorhang an und zwängten uns seitlich hindurch. Am Boden liegend sah ich zunächst eine helle Jeans und zwei Cowboystiefel, die ordentlich zuckten. Daneben knieten eine Flugbegleiterin und ein Flugbegleiter. Bei näherem Hinsehen offenbarte sich mir ein auffallend unruhiger, etwa 25-jähriger Mann, schlank bis untergewichtig, der mit einem rosafarbenen, halboffenen Hemd bekleidet war. Eine der

Flugbegleiterinnen versorgte mich mit Hintergrundinformationen, während ich mich zum Patienten kniete.

Der Business-Class-Passagier hatte anscheinend plötzlich angefangen schnell und heftig zu atmen. Er blickte nervös um sich und rief auf Französisch, dass er Angst habe. Das klang offensichtlich nach einer psychogenen, durch Flugangst hervorgerufenen Störung, dachte ich damals und versuchte zunächst, den jungen Mann zu beruhigen. Da sich sein Zustand jedoch nicht besserte, verlangte ich eine Tüte, die ich ihm direkt vor Mund und Nase hielt. Und siehe da, kurze Zeit später fing er sich wieder. Seine Atemfrequenz wurde langsamer und die Unruhe besserte sich merkbar. Die Tütentherapie hatte gewirkt. Ein Wunder ist geschehen, hätte ein Schaulustiger, der die Materie nicht kannte, gesagt und mich zu seinem Leibarzt erkoren. Aber, es war keine Hexerei gewesen. Ich ließ ihn einfach sein ausgeatmetes Kohlendioxid, das er vermehrt über die beschleunigte Atmung verloren hatte, wieder über die Tüte zurückatmen. Das war alles, nicht mehr und nicht viel weniger. Oft sind es die einfachen Dinge, mit denen man das Komplizierte wieder geradebiegen kann. Und das hier war ein Paradebeispiel dafür gewesen.

Meine Hilfeleistung wurde belohnt. Ich wurde hochgestuft und durfte den Rest des Fluges in der Business Class sitzen. Jedoch, so nahm ich an, nicht ohne Hintergedanken des Flugpersonals, die jetzt einen Schutzengel für meinen Patienten auserkoren hatten.

Jedenfalls war es ein gutes Gefühl gewesen, jemandem geholfen zu haben. Mit Helfen kann man (fast) nichts falsch machen, sondern den anderen, aber auch sich selbst Gutes tun.

Eines der bekanntesten Beispiele zur Macht des Helfens aus der Literatur ist Charles Dickens' Weihnachtsgeschichte von Ebenezer Scrooge. Ebenezer, ein krankhaft geiziger, böser, kalter Mensch, wird nach der Heimsuchung von drei Geistern zu einem völlig verwandelten Menschen, der beginnt, das Gute in seiner Welt zu sehen. Er wird aktiv und profitiert davon.

Die Geister halten ihm einen Spiegel vor und zeigen ihm, was aus ihm geworden ist und wohin seine rücksichtslose Art führen wird. Und sie zeigen ihm auch, wie allein er ist, ohne jemanden, der ihm in irgendeiner Form nahesteht. Er fängt daraufhin an, Bedürftige zu unterstützen, und das Helfen macht ihn lebendig und glücklich. Er kann wieder lachen und das Leben wird nach vielen Jahren wieder lebenswert für ihn.

Nicht nur in seinem Fall gilt *nicht* »hilf Dir selbst sonst hilft Dir keiner«, sondern »hilf anderen und hilf damit Dir selbst«. Helfen tut gut, sowohl der Psyche als auch dem Körper.[309]

In einer Zusammenfassung von 27 Studien mit über 4000 TeilnehmerInnen, die meisten davon StudentInnen, wurde gezeigt, dass freundliches, hilfsbereites Verhalten anderen gegenüber das eigene Wohlbefinden verbessert.[310] In den verschiedenen Untersuchungen wurden die Personen instruiert, entweder einen Akt der Freundlichkeit zu leisten oder eine prosoziale monetäre Unterstützung zu tätigen. Danach wurde ihr Wohlbefinden mittels Fragebögen evaluiert.

Bei der ersten Intervention wurden die Testpersonen in der Regel gebeten, in der drauffolgenden Woche mindestens fünfmal täglich eine freundliche, prosoziale Handlung zu begehen, wie jemanden die Tür aufzuhalten, zu grüßen oder KommillitionInnen bei der Prüfungsvorbereitung zu helfen. Wahrscheinlich gehörte auch dazu, Bedürftigen ihren Platz in der Straßenbahn anzubieten und ähnliche Dinge. Bei der zweiten Intervention wurde den TeilnehmerInnen Geld gegeben, welches sie anderen schenken sollten.

Die Ergebnisse zeigten relevante positive Effekte auf das Wohlbefinden, die vergleichbar mit anderen Interventionen der positiven Psychologie, wie positivem Denken oder Dankbarkeit ausüben, waren.[311, 312]

Eine höhere Ebene Freundlichkeit und Hilfsbereitschaft ins Leben zu integrieren ist soziales Engagement, welches sich vor allem auf ehrenamtliche Tätigkeit, »Freiwilligenarbeit« oder »Freiwilligendienst« bezieht.

Soziales Engagement kann definiert werden als das Herstellen sozialer und emotionaler Verbindungen zu anderen Menschen, wie Familie, Freunden und der Gemeinschaft, zum Beispiel als aktiver Teilnehmer in Vereinen oder religiösen und nicht-religiösen Organisationen. Soziales Engagement tut nicht nur subjektiv gut, sondern weist auch positive Effekte auf die Gesundheit von insbesondere älteren Menschen auf.

Bei 364 jüngeren (21–59 Jahre), älteren (60–89 Jahre) und ältesten (90–97 Jahre) Erwachsenen, die an der multidisziplinären *Louisiana Healthy Aging Study* teilnahmen, wurde zum Beispiel festgestellt, dass soziales Engagement signifikant mit dem selbstberichteten Gesundheitszustand verknüpft war.[313]

Generell haben verschiedene Studien die Effekte von sozialem Engagement/Freiwilligentätigkeit bei älteren Menschen untersucht. Dabei zeigt die wissenschaftliche Literatur, dass SeniorInnen, die freiwillig beziehungsweise ehrenamtlich tätig waren, sei es in soziokulturellen, religiösen oder gesundheitsfokussierten Institutionen, aber auch in der Nachbarschaftshilfe, geringere Sterblichkeitsraten im Beobachtungszeitraum aufwiesen und über eine bessere Gesundheit verfügten.[314, 315] So war bei fast 2 000 älteren US-AmerikanerInnen über einen Zeitraum von durchschnittlich fast fünf Jahren intensive Freiwilligentätigkeit mit einer 44-prozentigen Reduktion der Sterblichkeit im Vergleich zu denjenigen, die nicht freiwillig tätig waren, assoziiert.[316]

Eine andere Zusammenfassung von verschiedenen Studien mit unterschiedlichen Beobachtungszeiträumen im Rahmen einer Meta-Analyse zeigte, dass freiwilliges Engagement mit einer 24-prozentigen Reduktion der Sterblichkeit bei älteren Menschen verbunden ist, und das, obwohl eine Vielzahl von Einflussfaktoren ausgeschaltet wurde.[317]

Eine Risikoreduktion im Ausmaß von 20 bis 30 Prozent ist vom epidemiologischen Standpunkt aus gesehen ein ordentlicher Effekt und liegt in einem Bereich, der in etwa auch bei der Assoziation von gesunder Ernährung und regelmäßiger Bewegung und dem Sterblichkeitsrisiko kalkuliert wird. Das zeigt, wie wichtig diese soziale Maßnahme für ältere Menschen ist.

Durch eine Kombination von sozialer Aktivität und kognitiver oder körperlicher Beanspruchung – je nachdem, was gemacht wird – könnte Freiwilligentätigkeit unter Umständen auch das Demenzrisiko von älteren Menschen senken. Das wäre ein weiterer, wichtiger Vorteil von sozialem Engagement.

Menschen, die freiwillig sozial tätig sind, fühlen sich, laut der wissenschaftlichen Literatur, glücklicher und leiden weniger unter Depressionen, das gilt insbesondere für Ältere.[318–320]

Generell dokumentierten zahlreiche epidemiologische Untersuchungen einen Zusammenhang zwischen Freiwilligentätigkeit und verschiedenen Komponenten des Wohlbefindens bei vor allem SeniorInnen.[321] In einem großen US-amerikanischen Sample mit über 29 000 Beobachtungen von Erwachsenen ab 18 Jahren zeigte sich zum Beispiel, dass Freiwilligentätigkeit signifikant mit besserer Gesundheit und Glück assoziiert war.[314] Dabei wurde geschätzt, dass der Anstieg des Glücks(-gefühls) bei wöchentlicher Freiwilligentätigkeit in etwa dem eines Einkommenszuwachses von ausgehend 20 000 Dollar und weniger zu einem von 75 000 bis 100 000 Dollar entsprach. Alles in allem also ein recht starker Effekt.

In diesem Zusammenhang ist die Beobachtung von Interesse, dass der positive Einfluss von freiwilliger Tätigkeit auf die Lebenszufriedenheit oder die Reduktion von depressiven Symptomen auch möglicherweise unabhängig von der altruistischen Haltung des Einzelnen aufzutreten scheint.[322] Einfach ausgedrückt bedeutet das, dass auch jemand, der jetzt nicht unbedingt die Helferseele für sich gepachtet hat, von sozialem Engagement profitieren kann.

Was sind potenzielle Gründe?

Für die positiven Effekte einer regelmäßigen Freiwilligentätigkeit, insbesondere bei älteren Menschen, werden verschiedene Gründe angeführt oder vermutet. Dazu gehören:

- das Gefühl, gebraucht zu werden,
- ein gesteigertes Selbstwertgefühl,
- der Schutz vor Rollenverlust und sozialer Isolation,
- die Etablierung von größeren sozialen Netzwerken,
- mehr Prestige und
- wohlmöglich auch eine bessere Identität.[321]

In der Freiwilligentätigkeit, im ehrenamtlichen Engagement und ähnlichen Dingen können ältere Menschen eine für sie bedeutsame Aufgabe sehen und das Gefühl bekommen, von anderen Menschen gebraucht zu werden. Dies wiederum kann sich positiv auf die Lebenseinstellung, das Wohlbefinden und das Selbstwertgefühl auswirken. Es gibt dem Einzelnen einen Sinn im Leben, ein Gefühl der Zugehörigkeit und der Sicherheit entsteht. Außerdem wird dadurch das Risiko für soziale Isolation und psychische Störungen reduziert.

Die positiven Effekte der Freiwilligentätigkeit sind möglicherweise besonders ausgeprägt bei Personen mit geringeren sozialen Interaktionen, sodass wahrscheinlich gerade in diesen Fällen soziales Engagement wichtig wäre.

Kann man es auch übertreiben?

Studien zeigen, dass positive Gefühle und Lebenszufriedenheit mit den Stunden freiwilligem Engagements steigen, aber nur bis zu einem bestimmtem Punkt, ab dem möglicherweise kein *zusätzlicher* günstiger Effekt bemerkbar sein könnte.[320, 323]

Laut Nicole D. Anderson und KoautorInnen, die sich in einer umfangreichen Übersichtsarbeit mit dem Thema Freiwilligentätigkeit (bei SeniorInnen) beschäftigt haben, zeigt die vorhandene Literatur, dass die optimale Dauer an freiwilligem Engagement, die mit den besten psychosozialen Vorteilen für SeniorInnen einhergeht, im Durchschnitt bei etwa 100 Stunden im Jahr zu liegen scheint oder bei etwa zwei bis drei Stunden in der Woche.[320] Die zwei bis drei Stunden in der Woche sind natürlich ein grober Schätzwert, der individuell stark (nach oben) abweichen kann, dabei wahrscheinlich insbesondere bei Personen mit geringeren sozialen Interaktionen beziehungsweise bei denjenigen, die ein höheres Risiko haben zu vereinsamen.

Es gibt jedoch einen Bereich, in dem intensives soziales Engagement nicht bei jedem mit gesundheitlichen und psychischen Vorteilen einhergeht: die Pflege. Hier werden nicht selten Grenzen des Machbaren ausgereizt. PflegerInnen klagen häufiger über geringeres Wohlbefinden, psychische Probleme und haben unter Umständen ein höheres Krankheitsrisiko.[324, 325]

Zusammenfassend führt soziales Engagement und eine uneigennützige, altruistische Denkweise zu einer tieferen und positiveren sozialen Integration, Ablenkung von persönlichen Problemen und ständiger Beschäftigung mit sich selbst, einem aktiveren Lebensstil, mehr Wohlbefinden und positiven Emotionen, wie Freundlichkeit, welche schädliche, negative Gefühle verdrängen. Anderen zu helfen hilft vor allem einem selbst. Helfen macht eine gute Stimmung, man ist energiegeladener, das Selbstwertgefühl steigt. Und es ist eine gute Basis für Gesundheit und ein längeres Leben, jedoch verständlicherweise ohne eine Garantie.

Daher ist es meines Erachtens wichtig, dass ältere Menschen auch nach der Pensionierung oder nachdem die Kinder das Haus verlassen haben, ein aktiver Teil der Gesellschaft, der Familie und des engsten Freundeskreises sind. Dies kann in Form eines geringfügigen Jobs sein, den man gerne macht, das gelegentliche Betreuen der Enkel oder eben eine ehrenamtliche Tätigkeit mit freier Zeiteinteilung. Das »am Ball bleiben« bringt nicht nur dem Umfeld und der Gesellschaft etwas, sondern, auch wenn man es anfangs vielleicht nicht bewusst realisiert, einem selbst noch mehr.

Alles in allem tut es gut, gut zu sein.

Ökonomische Faktoren

Für jeden von uns spielen wirtschaftliche Faktoren eine wichtige Rolle in unserem Leben, und insbesondere viele ältere Menschen erachten eine ökonomische Absicherung im Alter als grundlegend. Jedoch ist im Vergleich zu den bisher besprochenen vermeidbaren Aspekten, die unser Wohlbefinden, unsere Lebensspanne und unser Krankheitsrisiko determinieren, dieser Faktor weniger beeinflussbar. Mehr als ein gewissen- und ehrenhaftes Leben kann man nicht führen. Und das Erbe der Eltern kann man sich auch nicht aussuchen. Daher sollten wir uns grundsätzlich glücklich schätzen, dass wir in einem Land leben, in dem soziale Bedingungen als wichtig erachtet werden.

Macht Wohlstand überhaupt glücklich?

Was für eine Frage! Ohne lange zu überlegen, würden hier viele sagen: na sowieso! Aber bis zu welchem Einkommen? Gibt es eine Obergrenze, einen Sättigungswert für maximal viel Glück? Grundsätzlich sind das schwer zu beantwortende Fragen. Das hängt von sehr vielen Faktoren ab, neben der Persönlichkeit und der Lebenseinstellung unter anderem auch von der Gesundheit und von größeren Verantwortlichkeiten, wie Kindern, die man versorgen muss. Ein Milliardär mit schweren Lähmungen nach einem Schlaganfall wird wahrscheinlich sein Leben jederzeit gegen das eines fitten, gleichaltrigen Arbeitslosen eintauschen. Ein Alleinverdiener einer sechsköpfigen Familie wird auch mit einem guten Einkommen unter Umständen ins Schwitzen kommen, wohingegen ein Paar ohne Kinder durchaus auch mit einem geringeren Einkommen unbeschwert leben kann.

Gegen einen durchgehend linearen, positiven Zusammenhang zwischen materiellem Wohlstand und Glück/Zufriedenheit spricht das Easterlin-Paradox, welches den Umstand bezeichnet, dass in den westlichen Nationen das Pro-Kopf-Einkommen über einen längeren Zeitraum zwar stark angestiegen ist, dieser Anstieg aber nicht mit einem gleichwertigen Anstieg des subjektiven Wohlbefindens der untersuchten Population einherging.[326]

Obwohl diese These umstritten ist, haben einzelne Studien diese Behauptung bestätigt. Eine neuere, umfangreiche Untersuchung in der Zeitschrift *Plos One* lässt unter anderem vermuten, dass, anlehnend an Daten von mehreren Regionen in der EU, die Lebenszufriedenheit von niedrigen zu höheren Werten des Pro-Kopf-Bruttoinlandsprodukts (BIP) stark ansteigt, aber in reicheren Ländern bei etwa 30 000 US-Dollar ihr Maximum erreicht.[327] Das liegt noch deutlich unter dem durchschnittlichen BIP von Österreich oder Deutschland. In einer anderen Studie, in der US-Amerikaner befragt wurden, wurde ein Anstieg des emotionalen Wohlbefindens bis maximal etwa 75 000 US-Dollar Jahreseinkommen geschätzt. Danach war keine zusätzliche Steigerung messbar.[328] Jedoch stieg, im Gegensatz zum emotionalen Wohlbefinden, die »life evaluation«, frei übersetzt die Lebensbewertung, mit einem steigenden Einkommen weiter an. Die Lebensbewertung bezieht sich auf die allgemeine Zufriedenheit mit dem Leben und auf den Gedanken, ob man das Leben lebt, das man sich vorgestellt hat. Auch eine Analyse von weltweit durchgeführten Befragungen zeigte, dass das Haushaltseinkommen positiv mit dem Wohlbefinden assoziiert war.[329] Aber auch in dieser umfangreichen Studie war der Zusammenhang stärker für die Variable Lebensbewertung als für Faktoren wie positive (Vergnügen, Spaß, Lachen) oder negative Gefühle (Trauer, Ärger).

Stärkere Effekte bei niedrigem Einkommen und geringer Bildung

In einer Zusammenfassung von Studien aus Entwicklungsländern zeigte sich ebenfalls eine positive Assoziation zwischen dem ökonomischen Status und dem subjektiven Wohlbefinden.[330] Jedoch waren die Effekte in Entwicklungsländern und Gruppen mit niedrigem Einkommen und bei geringer Bildung deutlicher ausgeprägt als in Nationen mit höherem Einkommen und bei hochgebildeten Personen.

Es steht außer Diskussion, dass beschränkte finanzielle Ressourcen bis hin zur Armut nur mit geringer Zufriedenheit einhergehen. Bei einem niedrigen sozioökonomischen Status steigt aber auch das Risiko für Krankheiten und vorzeitige Sterblichkeit an.[331]

Verschiedene Gründe werden für diesen mehrfach bestätigten Zusammenhang herangezogen:[332] sei es kumulativer Stress, ungünstige Lebens- und Umweltbedingungen sowie insbesondere ein ungesunder Lebensstil und die daraus resultierenden gesundheitlichen Konsequenzen.

Dabei spielt mehreren Studien zufolge die Bildung hinsichtlich der Lebenserwartung, aber auch des Krankheitsrisikos, eine wesentliche Rolle[332], wahrscheinlich sogar eine stärkere als das Einkommen.[333] Als eine mögliche Erklärung für diese Beobachtung wird angeführt, dass Bildung durch adaptive Veränderungen im Gehirn kritischere, komplexere Denkweisen fördert. Dies könnte unter anderem auch eine bessere Gesundheitskompetenz begünstigen, welche wiederum eine wichtige Voraussetzung für einen gesünderen Lebensstil darstellt.

Daher ist es insbesondere auf politischer Ebene immens wichtig, in Bildung zu investieren, aber auch die untersten Einkommensklassen zu entlasten. Durch diese Maßnahmen wird nicht nur die Zufriedenheit der einkommensschwachen Schichten erhöht, sondern mittel- bis langfristig sehr wahrscheinlich relevante Einsparungen in den Gesundheitsausgaben erzielt.

Der Faktor Neid

Ein Faktor, der eine nicht unwichtige Rolle im Zusammenhang Geld und Glück spielt, ist das relative Einkommen.[334] Wie stehe ich zu anderen, vor allem zu denen in meinem näheren Umfeld? Stört es mich, dass die Nachbarin einen teuren SUV fährt und in einer Villa samt Pool wohnt? Habe ich Probleme damit, dass mein Arbeitskollege mehr verdient als ich? Beispiele gibt es genug. Der Neidfaktor ist nicht zu unterschätzen. Neid wird es immer geben. Jeden Menschen überkommt dieses Gefühl, in unterschiedlicher Ausprägung und Quantität. Ein Unlustgefühl, das unruhig und unglücklich machen kann und bei starker Ausprägung unter Umständen auch Unfrieden stiftet.

Nur hinsichtlich ökonomischer Faktoren wird es immer Ungleichheit geben, immer jemanden geben, der wohlhabender ist. Obwohl leicht dahingesagt, wäre es natürlich besser sich nicht ständig mit anderen zu vergleichen, vor allem wenn man schon einiges erreicht hat, sich sozusagen im Plateaubereich der (ökonomischen) Glückskurve befindet. Durch vier simple Überlegungen und mentale Maßnahmen ist es jedoch möglich, die innere Zufriedenheit zu verbessern und Neidgefühle abzublocken oder wenigstens zu reduzieren:

1. Stolz sein auf das, was man im Leben geleistet hat. Jeder kann auf etwas stolz sein; auch auf Dinge, die man normalerweise als selbstverständlich erachtet, wie eine noch so kleine abgeschlossene Ausbildung, die eigene Hilfsbereitschaft gegenüber anderen Menschen oder auch gewisse positive Charaktereigenschaften, deren man sich vielleicht gar nicht so bewusst ist.
2. Täglich Dankbarkeit üben; für die kleinen, aber auch größeren Dinge des Lebens (siehe auch Kapitel Dankbarkeit).

3. Sich zu überlegen, ob man das, worauf man neidisch ist, durch realistische Anstrengung in einem absehbaren Zeitraum selbst verwirklichen kann. Wenn ja, wäre es ein positiver Ansporn und eine Motivation, dieses Ziel anzugehen. Ist es etwas, das eher schwer erreichbar ist, kann eventuell der Gedanke, dass wahrscheinlich die meisten anderen es auch nicht erreichen können, tröstend sein.
4. Sich bewusst machen und akzeptieren, dass gewisse Neidgefühle völlig normal sind. Eine Prise Neid auf Irgendwen steckt fast in jedem von uns.

Auch auf die Grundeinstellung kommt es an

Zwei wichtige Aspekte bestimmen maßgeblich den Zusammenhang zwischen Glück und Geld:

Erstens das Ausgangsniveau für Freude und Lebenszufriedenheit, welches von der Persönlichkeit und der allgemeinen Lebenseinstellung des Individuums abhängt, und zweitens der bedeutende Faktor Gewöhnung. Sei es eine Gehaltserhöhung, ein Auto mit mehr PS oder eine sonstige größere Investition. Kurzzeitig wird es uns glücklich(er) machen, aber irgendwann verfliegt das Hoch, und der Glückspegel stellt sich dann wieder in die Nähe oder auf dem Ausgangsniveau ein.

In einer bekannten Studie aus den 1970er-Jahren haben Philip Brickman und Koautoren Lottogewinner untersucht und herausgefunden, dass sich nach einer relativ kurzen Periode der Freude das Befinden wieder auf den Normalzustand einpendelt.[335] Eine andere Gruppe waren Personen mit bleibenden Lähmungen. Auch bei diesen verbesserte sich das Befinden nach einer Phase der Gedrücktheit wieder und ging in die Nähe des Ausgangsniveaus zurück. In beiden Fällen verflüchtigte sich demnach das positive oder negative Gefühl wie im Rahmen eines Anpassungsmechanismus. Insgesamt scheint es so, dass sich nach großen materiellen, aber möglicherweise auch geistigen

Erfolgserlebnissen und auch nach schweren, bleibenden Schicksalsereignissen das Glücksgefühl nach einiger Zeit wieder auf einen Ursprungswert einpendelt. Dieser Mechanismus wird als hedonistische Anpassung bezeichnet.

Jedoch haben nicht alle Studien Brickmans Ergebnis bestätigen können. Eine neuere schwedische Untersuchung hat beispielsweise beschrieben, dass ein hoher Lottogewinn nachhaltig zur einer höheren Lebenszufriedenheit führt.[336] Auch eine Gruppe von 137 BritInnen zeigte zwei Jahre nach einem mittelhohen Lottogewinn immer noch ein höheres Wohlbefinden als vorher.[337] Verschiedene Faktoren wie Lebensbedingungen, kulturelle Unterschiede, Erziehung und vor allem Persönlichkeit können die Lebenszufriedenheit und damit die Unterschiede in den verschiedenen Studienergebnissen erklären. Eine weitere Einflussvariable wird das Ausgangsvermögen der Lottogewinner sein, wobei ein ursprünglich armer Mensch mehr vom unerwarteten materiellen Segen profitieren wird als jemand, der schon finanziell abgesichert war.

III. Psychologische Faktoren

Ich möchte Ihnen eine kurze persönliche Erfahrung zur positiven Lebenseinstellung schildern. Ich jogge seit vielen Jahren in einem idyllischen Wald in der Nähe meines Wohnsitzes. An einem Samstag, mitten im Juli, schlüpfte ich wieder in meine Laufschuhe, um für eine gute Dreiviertelstunde etwas für meinen Körper, mein Wohlbefinden und meine Inspiration zu tun. Beim Laufen kommen mir nämlich oft gute Ideen, von denen ich sowohl beruflich als auch privat profitiere.

Es war damals ein schöner Sommermorgen. Außer ein paar harmlosen Quellwolken war der Himmel frei. So aktivierte ich am Smartphone meine Lauf-App, stopfte meine Kopfhörer in die Ohren, startete meine Workout-Playlist und trabte los.

Freddie Mercury gab mir mit seinem »Don't stop me now« den belebenden mentalen Anfangsschub, um den knapp achtminütigen Anstieg in Richtung Wald zu überwinden. Nachdem ich gut zwei Kilometer zurückgelegt hatte, verdichteten sich unerwartet schnell die Wolken am Himmel, und kurze Zeit später ging es dann mit einem leichten Nieseln los. Ich ärgerte mich ein wenig und überlegte kurz, ob ich zügig nach Hause laufen sollte. Die Wetterlage schien alles bereit zu halten –plötzlicher Sonnenschein oder eine Attacke mit fünf Millimeter dicken Hagelgeschossen. Da ich zuversichtlich war, dass es bald aufhören würde, und ich außerdem den anstrengenden Teil der Strecke bereits hinter mir gelassen hatte, entschied ich mich weiterzulaufen. Aber ich hatte kein Glück. Ein »Mr. Blue Sky« aus der Playlist später entlud es sich ordentlich über mir. Da ich keine

Lust hatte, unter einem dicht belaubten Baum den ärgsten Teil abzuwarten, gab ich Gas und rannte jetzt unter einer endlos langen, frischen Regendusche. Voll durchnässt war das nicht unbedingt eine angenehme Freizeitaktivität, aber weil ich es nicht ändern konnte, konzentrierte ich mich mehr auf meine Beine als auf die Frustzentren im Gehirn.

Kurze Zeit später kam mir eine Joggerin entgegen. Ich grüßte sie mit einer nonverbalen Geste in Richtung »Musste das jetzt sein«. Sie lächelte und rief mir, nachdem ich den rechten Kopfhörer abgenommen hatte, freundlich zu: »Wir werden ja nur nass, halb so wild.« Ich lächelte zurück, bedankte mich mit einem knappen »Sowieso!« und lief weiter. Nach dieser Begegnung überkam mich ein kurzes Gefühl der Freude, welches mich die widrigen Umstände komplett vergessen ließ. Diese flüchtige Begegnung hatte mir gutgetan, und ich dachte jetzt: »Was solls, die paar Wassertropfen stören mich nicht. Passiert ja selten. No problem!« Außerdem freute ich mich auf ein warmes Bad, was meine Stimmung und Motivation noch weiter »anheizte«. Etwa 50 Minuten später kam ich vollkommen durchnässt zu Hause an.

Ich war glücklich und dankbar, dass ich meine Runde nicht abgebrochen hatte. Die Erfahrung hatte mir gutgetan. Früher wäre ich bei den ersten Regentropfen auf dem schnellsten Weg nach Hause abgebogen. Diese einmalige Überwindung war anscheinend notwendig gewesen, und ich hatte das Gefühl, meinen Lebenshorizont entscheidend erweitert zu haben. Mein kurzer, intensiver Trip ins Unwetter hat die meisten Aspekte für eine positive Lebenseinstellung und Denkweise abgedeckt – Optimismus, Freundlichkeit und Lächeln, Dankbarkeit und Lernen aus negativen beziehungsweise ungünstigen Dingen oder Situationen.

Ich hätte auch anders reagieren können: mich ärgern und meinen Frust über das Klima auslassen, pessimistisch und blödsinnig dahinplappern, dass mich ein Blitz treffen oder dass ich krank werden könnte, der flüchtigen Begegnung ein »Sch…wetter« an den Kopf werfen statt dem »Sowieso!«. Das alles hätte mir die Freude genommen und den restlichen Tag vermiest. Vor allem hätte es absolut nichts gebracht. Und möglicherweise hätte dieser Ärger und Pessimismus mein Leben um ein paar Minuten verkürzt, wer weiß.

Psychologische Aspekte spielen eine besonders wichtige Rolle für ein langes Leben. Verschiedenste Studien haben dabei klare Zusammenhänge zwischen Glück und Freude, welche in der globalen, englischen wissenschaftlichen Literatur gemeinhin als »happiness« bezeichnet werden, und Langlebigkeit gefunden.[338–342] Im nächsten Kapitel gehe ich näher auf diesen Aspekt ein und verwende dabei den Begriff »Glück« als Synonym für »happiness«.

Glück und positive Lebenseinstellung

Seit über 2000 Jahren interessiert die PhilosophInnen und andere Intellektuelle, was den Menschen glücklich und das Leben gut und lebenswert macht. Ein bekanntes Zitat stammt von Cicero: »Die Untersuchung des glückseligen Lebens ist der einzige Gegenstand, den sich die Philosophie zum Zweck und Ziel setzen muss.«[343] Jeder möchte glücklich sein, und wenn Menschen danach gefragt werden, was sie für ein gutes Leben brauchen, dann nennen sie oft Glück, Gesundheit und die Aussicht auf ein langes Leben.[339]

Eine Fülle an Glücksbüchern widmet sich diesem Thema, und eine unüberschaubare Zahl an Lebensberatern, die einem zum Glück und zur Lebenszufriedenheit verhelfen wollen, finden sich auf Google.

Wir haben nicht nur das Recht auf Leben, wie es im Grundgesetz verankert ist, sondern meiner Meinung nach hat auch jeder das Recht auf ein gutes Leben. In der Eröffnungspassage der Unabhängigkeitserklärung der Vereinigten Staaten von Amerika steht das Streben nach Glück (the Pursuit of Happiness) gleichberechtigt neben dem Recht auf Leben und Freiheit.

Wie kann Glück definiert werden?

Glück kann definiert werden als eine komplette, länger andauernde und gerechtfertigte Zufriedenheit mit dem Leben als Ganzes.[344, 345] Anlehnend an den Philosophen Richard Kraut bedeutet Glück auch, daran zu glauben, dass jemand die ihm wichtigen Dinge bekommt, und damit verbunden auch die angenehmen Gefühle, die damit einhergehen.[346] Der bekannte US-amerikanische Psychologe Abraham Maslow hat ein gutes Leben mit dem

Ausmaß (täglicher) Zufriedenheit assoziiert. Je mehr Bedürfnisse befriedigt werden, desto glücklicher werden Menschen sein und schließlich nach Selbstverwirklichung streben können. Maslow hat die Bedürfnisse des Menschen hierarchisch angeordnet und diese als bekannte Bedürfnispyramide dargestellt.

Eine typische, einfache Frage, um das Glücksniveau eines Menschen festzustellen, lautet: »Alles in allem genommen, würden Sie sich als sehr glücklich, ziemlich glücklich oder nicht sehr glücklich bezeichnen?«[347]

Glück hat zwei Zeitkomponenten: das Jetzt und das Vergangene. Wir können in diesem Augenblick glücklich sein, weil wir vielleicht gerade etwas Schönes erleben. In diesem Fall ist Glück etwas Kurzes, Vergängliches. Oder wir sind glücklich, weil eine Erinnerung uns eingenommen hat und wir über etwas Schönes in der Vergangenheit nachgedacht haben. Eine Anhäufung von schönen Erinnerungen in früheren Jahren füllt unser Depot für die späteren Phasen des Lebens mit Glück. Daher ist es wichtig, sein Leben so zu gestalten, dass eine gewisse Anzahl an guten Dingen passiert, die einen dann Wochen, Monate oder Jahre später glücklich stimmen können.

Neben den Erinnerungen und aktuellen Ereignissen im Jetzt, existieren verschiedene andere Faktoren, die eine gute Basis für Glück darstellen. Dazu gehören unter anderem Optimismus und allgemeine (Lebens-)Zufriedenheit,[348] aber auch ein gesundes Selbstwertgefühl und meiner Meinung nach auch ein gutes Verhältnis zu den Eltern. Zu letzterem Punkt möchte ich eine bemerkenswerte Studie erwähnen, bei der 126 junge, gesunde Männer in den frühen 1950er-Jahren über die Liebe, die sie von ihren Eltern erhielten, befragt wurden. 35 Jahre später wiesen 91 Prozent derjenigen, die das Gefühl hatten, keine »warme« Beziehung zu ihren Müttern gehabt zu haben, klassische Krankheiten des mittleren Alters auf, wie koronare Herzkrankheit, Bluthochdruck, aber auch Alkoholismus. Verglichen dazu hatten nur 45 Prozent derjenigen, die sich geliebt gefühlt haben, diese

Krankheiten. Ähnliche Ergebnisse waren auch hinsichtlich der Vaterliebe beobachtbar.[349]

Es existiert sogar eine Welt-Datenbank für Glück, die sich World Database of Happiness nennt[350] und wichtige Publikationen zu dem Thema zusammenfasst. Dabei werden vier Qualitäten des Lebens, die mit Glück assoziiert sind, unterschieden:

1. Die Lebenswertigkeit der Umwelt, wie gute Lebensbedingungen, saubere Luft und gute Lebensqualität.
2. Die Lebenswertigkeit des Individuums, wie Gesundheit oder auch wie der Einzelne mit Problemen des Lebens umgehen kann.
3. Die Sinnhaftigkeit des Lebens. Das Leben muss einen höheren Sinn haben. Es muss einen Mehrwert geben, als dass nur die basalen Bedürfnisse wie Ernährung, Schlaf oder Ähnliches erfüllt werden. Dieser zusätzliche Nutzen bezieht sich auf verschiedene Dinge wie Kultur, Tradition oder kritische Denkweisen.
4. Lebenszufriedenheit und Wohlbefinden.[351]

Langes Leben durch Glücklichsein

In einer umfangreichen Übersichtsarbeit mit dem aussagekräftigen Titel *Happy People Live Longer: Subjective Well-Being Contributes to Health and Longevity* (Glückliche Menschen leben länger: Der Einfluss von subjektivem Wohlbefinden auf Gesundheit und Langlebigkeit) kommen der Glücksforscher Ed Diener und seine Koautorin Micaela Y. Chan zu dem eindeutigen Schluss, dass Freude und Glück, kurz »happiness«, subjektives Wohlbefinden und/oder eine positive Lebenseinstellung (Optimismus et cetera) mit einer längeren Lebensdauer, sowohl bei Gesunden als auch bei Kranken, assoziiert sind. Die AutorInnen bezogen sich dabei auf zahlreiche Studien und Meta-Analysen.[339] Eine andere umfangreiche Zusammenfassung zu diesem Thema zeigte ebenfalls, dass mehr als die Hälfte der eingeschlossenen Studien einen Zusammenhang zwischen Glück und Langlebigkeit beschrieben haben.[342]

Diener und Chan schätzten in ihrer Arbeit, dass anlehnend an verschiedene Studien eine unglückliche Person in einem wirtschaftlich entwickelten Land möglicherweise vier bis zehn Jahre kürzer lebt im Vergleich zu einem sehr glücklichen Menschen. Wenn man bedenkt, dass glückliche Menschen besser leben und ein geringeres Krankheitsrisiko aufweisen, lohnt sich der Aufwand, in seine Stimmung zu investieren.

Sogar Tiere scheinen länger zu leben, wenn sie glücklicher sind. Alexander Weiss und Koautoren haben beschrieben, dass Orang-Utans, die von ihren Pflegern als glücklich eingestuft wurden, deutlich länger lebten als diejenigen, die ein geringeres subjektives Wohlbefinden zeigten.[352]

Eine der bekanntesten psychologischen Studien überhaupt ist die Nonnen-Studie von Deborah Danner und Kollegen.[353] Dr. Danner und ihre Mitarbeiter lasen und analysierten autobiographische Texte, die von Nonnen in den 1930er-Jahren verfasst wurden. Die AutorInnen der Studie interessierte vor allem, welche der 180 untersuchten katholischen Nonnen früher starben, welche alt wurden und was die beiden Gruppen voneinander unterschied. Es zeigte sich, dass diejenigen Nonnen, die in jungen Jahren über viele positive Emotionen berichteten und ein glückliches Leben beschrieben hatten, etwa sieben bis zehn Jahre älter wurden als diejenigen, die am wenigsten positive Gefühle schilderten.

Diese Studie ist nicht nur wegen der tollen Idee besonders wertvoll, sondern vor allem aufgrund der extremen Gleichheit des Kollektivs. Ein großer Nachteil von Interventions- und Beobachtungsstudien ist der individuelle Faktor. Jeder Mensch isst anders, bewegt sich anders, hat einen anderen Tagesablauf und nicht zu vergessen, verfügt über andere sozioökonomische Bedingungen. All diese potenziellen Unterschiede treffen auf Nonnen in einem Kloster nicht zu. Sie haben keinen Partner, weisen einen gleichen Tagesablauf auf, essen das Gleiche und bewegen sich in einem mehr oder minder ähnlichen Ausmaß. Der einzige Unterschied ist ihre Persönlichkeit, ihr Charakter und ihre Lebenseinstellung. Ein bis zu zehn Jahre längeres Leben kann als ein sehr massiver Effekt gewertet werten und zeigt eindrucksvoll die enorme Bedeutung einer positiven Lebenseinstellung auf unsere Lebensspanne.

In einer anderen interessanten Studie fanden Sarah D. Pressman und Sheldon Cohen, dass bekannte Psychologen, die positive Worte wie »aufmerksam«, »lebendig«, »energisch« oder »humorvoll« in ihren Autobiographien verwendet hatten, drei bis sechs Jahre länger lebten im Vergleich zu denjenigen, bei denen keine derart positiven Worte zu finden waren.[354]

Auch eine neuere Untersuchung bei fast 33 000 US-Amerikanern zeigte, dass Glück mit einem längeren Leben assoziiert ist. Im Vergleich zu Personen, die sehr glücklich waren, wiesen diejenigen, die nicht glücklich waren, ein 14 Prozent höheres Sterblichkeitsrisiko auf.[341]

Die Kraft des Lächelns

Der Gesichtsausdruck ist ein wichtiges emotionales Barometer. Ein Lächeln sagt mehr als tausend Worte, und die Zufriedenheit eines Menschen kann vor allem auch aus der Art, wie und wie viel er lächelt und lacht abgeleitet werden. In einer interessanten US-amerikanischen Studie wurde die Intensität des Lächelns auf Fotografien aus dem Jahr 1952 von Baseballspielern ausgewertet und mit der Lebensdauer der Personen in Verbindung gebracht.[338] Dabei zeigte sich ein erstaunliches Ergebnis. Die Baseballspieler mit dem herzlich-intensivsten Lächeln lebten bei Studienauswertung im Schnitt um sieben Jahre länger als diejenigen, die auf dem Foto gar nicht gelächelt hatten. Die Autoren vermuteten in ihrer Studie außerdem, dass die Sterblichkeit durch die Intensität des Lächelns vorhergesagt werden kann, ein Ergebnis, das ein paar Jahre später jedoch infrage gestellt wurde.[355]

Nichtsdestotrotz ist ein Zusammenhang zwischen Lächeln, Wohlbefinden und Lebensspanne durchaus nachvollziehbar. Und ebenfalls verständlich ist, dass ein Lächeln beim Empfänger die Belohnungsareale im Gehirn aktivieren und Freude und Glück hervorrufen kann.[356]

Nehmen Sie sich einmal Zeit und stöbern Sie durch Ihre alten Fotoalben. Wie war Ihr Gesichtsausdruck damals und wie ist er jetzt? Kinder und junge Menschen lachen noch herzhaft und lebendig. Mit dem Älterwerden und der Anhäufung von Schwierigkeiten und Rückschlägen verschwindet nicht selten diese Unbekümmertheit, und die mimische Muskulatur um den Mund verkümmert zusehends. Auch im Alltag, wenn ich in der Stadt unterwegs bin, sehe ich seltener Menschen im mittleren und hohen Alter, die Freude und Zufriedenheit ausstrahlen. Vielen merkt man die Last des Lebens an. Auch ich habe in den letzten Jahren feststellen müssen, dass ich seltener lächle. Ich versuche daher, immer wenn mir bewusst wird, dass ich öfters streng und unfreundlich durch die Welt spaziere, gegenzusteuern. Im Grunde genommen gibt es fast nichts Leichteres. Ein paar nette Worte und ein kurzes Lächeln erfordern keine Anstrengung. Vielleicht ein wenig Überwindung, weil man es nicht mehr gewohnt ist oder Frust und Sturheit einen diktieren. Ein ehrliches Lächeln zu schenken tut aber einfach gut, nicht nur dem Empfänger.

Angst und Ärger machen krank

Eine positive Stimmung wirkt sich nicht nur günstig auf die Lebensspanne, sondern auch vorteilhaft auf das Herz-Kreislaufsystem, vor allem den Blutdruck und den Puls, aus. Andererseits sind klassische negative Stimmungen, wie Stress, Depression, Angst, Ärger und Feindseligkeit Risikofaktoren für Herz-Kreislauferkrankungen.[357–360] Das Risiko für kardiovaskuläre Ereignisse liegt zum Beispiel bei Personen, die ein höheres Ausmaß an feindseligen Gefühlen und Ärger an den Tag legen, etwa 20 Prozent höher im Vergleich zu denjenigen, die nicht diese Eigenschaften besitzen.[359] Bei chronisch ängstlicher Stimmung ist das Risiko für koronare Herzkrankheit und Herztod sogar noch höher, wie eine Zusammenfassung von Studien mit Daten von fast 250 000 Personen zeigen konnte.[360]

Angst ist auch ein Bremser für positive Gefühle. Angstsyndrome beziehungsweise Angsterkrankungen, wie Panikattacken, generalisierte Ängstlichkeit und Besorgtheit oder auch soziale Ängstlichkeit, gehören zu wichtigen psychiatrischen Erkrankungen im höheren Lebensalter.[361] Es wird geschätzt, dass jeder zehnte oder vielleicht sogar mehr der älteren Menschen darunter leiden.[362] Pathologische Ängstlichkeit, mit innerlicher Unruhe, Reizbarkeit, Katastrophisieren und anderen Symptomen, wird jedoch öfters nicht richtig ernst und wahrgenommen. Bei den psychischen Erkrankungen stehen sie im Schatten der klassischen, bekannten Depression und der Demenz. Trotzdem sollten sie schon beim geringsten Verdacht abgeklärt werden.

Interessant ist, dass wir möglicherweise evolutionär, zumindest bis zu einem bestimmten Grad, auf negative Gefühle programmiert sind.[363] Das hängt möglicherweise damit zusammen, dass negative Gefühle, wie Angst, mangelndes Vertrauen oder Feindseligkeit, mit Gefahren und dem Überlebensdrang verknüpft sind. Nach dem Motto: lieber einmal zu viel vorsichtig und ängstlich in der freien Wildbahn unterwegs sein als einmal zu wenig. Im Vergleich zu früher ist das tägliche Leben bei uns natürlich bei Weitem nicht mehr so rau und durch Ungewissheit geprägt, aber eine gesunde Portion Angst oder Skepsis kann manchmal nicht schaden, um gewisse Dinge zu vermeiden oder abzuwenden.

Positive Gefühle mögen evolutionär biologisch auch relevant sein, sie tragen aber weniger zum Überleben in einer gefährlichen Umgebung bei. Möglicherweise sind wir also eher auf eine angespannte, weniger freundliche Stimmung als auf Glück »programmiert«. Vielleicht erklärt das auch, warum einige Menschen dauerhaft mies gelaunt sind und über einen argwöhnischen Charakter verfügen – es mag auch in unseren Genen liegen. Und in der Tat gibt es Untersuchungen, unter anderem auch auf Basis von Zwillingsstudien, die zeigen, dass die Gene *bis zu* 50 Prozent an unserem Glücksniveau beteiligt sind.[364] Der Rest sind vor allem das bewusst gewählte Leben, die Umwelt und ein kleinerer Teil Zufall oder äußere, nicht beeinflussbare Umstände.

Positive Gefühle stimulieren das Immunsystem

Eine positive Lebenseinstellung stärkt auch das Immunsystem und wirkt sich günstig auf Entzündungsprozesse im Körper aus. In einer aufwändigen, interessanten Studie erhoben Cohen und Mitarbeiter bei 334 Versuchspersonen mittels Fragebögen die aktuelle Gemütsverfassung.[365] Es wurde auf der einen Seite nach positiven Emotionen wie Freude, Lebendigkeit, Zufrieden- und Entspanntheit und auf der anderen Seite nach negativen Gefühlen wie deprimiert sein, Ängstlichkeit und Feindseligkeit gefragt. Danach wurden den Versuchspersonen Schnupfenviren in die Nasenschleimhaut appliziert und anschließend über fünf Tage unter klinischer Beobachtung überprüft, ob sie krank wurden. Die Erkrankung wurde sowohl mit objektiven Kriterien, wie der Beurteilung der Nasenschleimmasse, als auch mit subjektiven, durch Befragung der Symptome, erhoben.

Dabei zeigte sich eindrucksvoll, dass diejenigen mit reichlich positiven Gefühlen deutlich seltener erkrankten im Vergleich zu denen mit einer geringen positiven Gemütsverfassung.

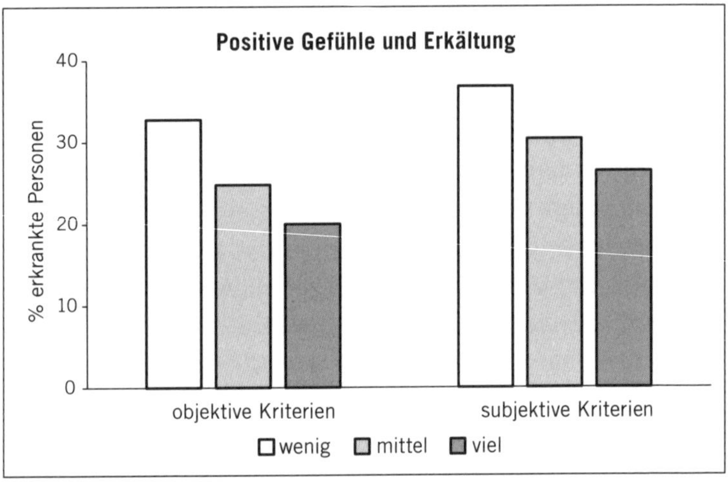

Abbildung 3: Einfluss von wenig, mittel oder viel positiven Gefühlen auf die Erkrankungshäufigkeit nach einer Infektion mit Schnupfenviren. Balken näherungsweise adaptiert aus Figur 1 in: Cohen, Doyle et al. 2003[365].

Wie können die günstigen Effekte auf die Gesundheit erklärt werden?

Positiv eingestellte Menschen lassen sich weniger gehen und folgen einem gesünderen Lebensstil, in dem sie zum Beispiel nicht rauchen[366] oder sich mehr bewegen. Das Stresssystem wird weniger beansprucht, und der Schlaf ist oft auch besser.[367] All das wirkt sich günstig auf die Gesundheit aus. Auch frühere negative Erfahrungen, die einen krank und unglücklich gemacht haben und die man jetzt vermeidet, könnten eine Rolle spielen. Andererseits gibt es sicher genug Menschen, die sich von Unglück zu Unglück katapultieren, weil sie gewisse Dinge nicht erkennen oder wahrhaben wollen oder zu bequem sind, etwas daran zu ändern: ein problematischer Partner, der einem nicht guttut, der Job, in dem man andauernd gemobbt wird, oder eine Wohnung, die ständig Lärmquellen ausgesetzt ist. Der Mensch ist ein Gewohnheitstier und manchmal zu ängstlich, um größere Veränderungen anzugehen.

Positive Lebenseinstellung wirkt schmerzhemmend

Ein weiterer interessanter Aspekt von positiven Gefühlen und Einstellungen ist ihre potenzielle schmerzstillende Wirkung. Insbesondere bei älteren Menschen spielen Schmerzen eine wichtige Rolle. Chronisch andauernd können sie die Lebensqualität erheblich verschlechtern.

Beim Schmerzempfinden ist nicht nur die organische Komponente von Bedeutung, sondern auch die psychische. Daher zielen neben primär medikamentösen auch psychologische Interventionen auf die Schmerzkontrolle ab.[368] Es wurde durch verschiedene Studien belegt, dass negative Emotionen oder Stimmungen, wie Ärger und Depressionen, das Schmerzgefühl intensivieren können.[369] Auch Angst kann akute und chronische Schmerzen verstärken. Auf der anderen Seite gibt es akkumulierende Evidenz dafür, dass sich positive Gefühle günstig auf das Schmerzerleben auswirken.[370]

In experimentellen Untersuchungen, bei denen ein positiver Affekt durch zum Beispiel angenehme Musik oder schöne Fotografien ausgelöst wurde, zeigte sich eine bessere Schmerztoleranz oder geringere Schmerzintensität auf Schmerzreize.[371, 372] Auch eine optimistische Lebenseinstellung kann die Schmerzempfindlichkeit auf einen Schmerzreiz senken.[373]

Optimismus

Einer der immer wiederkehrenden Themen in der Wissenschaft der positiven Psychologie ist Optimismus. Optimisten schätzen das Positive in ihrem Leben, sehen der Zukunft zuversichtlich entgegen und denken nicht viel an schlechte Dinge. Optimisten sind jedoch auch keineswegs naiv und leugnen nicht die Herausforderungen und Probleme des Lebens. Sie negieren nicht die Gegenwart und verneinen nicht Dinge, die nicht gut laufen, sondern sie ändern ihren Blick darauf. Sie schauen quasi, überspitzt gesagt, öfter, aber nicht ständig, durch orangefarbene Brillengläser aufs Leben.

In einer Studie bei älteren Menschen zeigte sich, dass Optimismus nicht nur ein Vorhersagefaktor für besser wahrgenommene Gesundheit war, sondern auch einer für geringere Schmerzpegel.[374] Optimisten weisen zudem ein geringeres Risiko auf, an einem Herzinfarkt zu sterben als Pessimisten.[375] Sie schauen besser auf sich und führen in der Regel einen gesünderen Lebensstil.

In einer rezenten Untersuchung aus Boston wurden fast 70 000 Krankenschwestern und 1 429 Veteranen gefragt, ob sie eher optimistisch oder pessimistisch seien. Die Resultate wurden dann mit der Lebensspanne der Personen in Verbindung gebracht. Es zeigte sich, dass Frauen, die sehr optimistisch waren, um 14,9 Prozent länger lebten als diejenigen, die wenig optimistisch waren. Bei Männern betrug der Unterschied zwischen den beiden Extremen 10,9 Prozent.[376]

Das Ausmaß des lebensverlängernden Effektes bei optimistischen Frauen entsprach fast dem zwischen Frauen, die über keinen Herzinfarkt in der Vergangenheit berichteten im Vergleich zu denen mit einer früheren Herzinfarktdiagnose.[376] Eine ebenfalls sehr aktuelle Meta-Analyse von zehn Studien mit fast 210 000 TeilnehmerInnen zeigte eindrucksvoll, dass Optimismus das Risiko für vor allem Tod durch Herz-Kreislauferkrankungen im Mittel um 35 Prozent reduziert.[377] Zusammenfassend bestätigen diese Studien den starken positiven Effekt einer optimistischen Denkweise für die Gesundheit!

Optimismus wirkt sozusagen wie ein Antikörper gegen negative Ereignisse, Erfahrungen und Erinnerungen, und eine optimistische Denkweise ist besonders wichtig, wenn es mal nicht so gut läuft. Es spielen verschiedene Faktoren eine Rolle, ob man eher optimistisch oder pessimistisch durchs Leben geht (basierend auf [378, 379]):

- Wie bei vielen Dingen auch ist ein wichtiger Faktor die Vererbung: Waren schon der Vater oder die Mutter, aber auch die Großeltern Pessimisten, besteht eine gewisse Gefahr, dass man ebenfalls diese Anlage erhalten hat und sich der familiäre Pessimismus im Stammbaum fortsetzt. Durch Bewusstwerden seiner eigenen Lebenseinstellung, aber auch durch konstruktive Reflexionen von außen, kann man dem Pessimismus, bis zu einem bestimmten Grad, gegensteuern, indem insbesondere neue Denkweisen und Verhaltensmaßnahmen gesetzt werden.
- Wie wir unsere Eltern oder andere Bezugspersonen erlebt haben: Sind wir in einem Umfeld von Schwarzsehern oder positiven Menschen aufgewachsen? Waren unsere Bekannten, Freunde et cetera Optimisten, oder haben viele um uns herum Tag ein Tag aus nur gejammert?
- Wie unsere Eltern und Lehrer mit uns umgegangen sind: Wurden wir motiviert und gelobt oder oft kritisiert und runtergemacht? Motivation und Wertschätzung sind das Lebenselixier eines jeden Menschen. Motivation und Wertschätzung schaffen Wohlbefinden und Selbstvertrauen, und das in jedem Alter. Leider wird diese Lebensenergie aktivierende Essenz selten im Alltag und Job eingesetzt. Durch entsprechende Motivation, mit einem oder besser mehreren Quäntchen Wertschätzung, können auch schwierige Aufgaben und Situationen gut gemeistert und das Risiko für aufkommende Unzufriedenheit und Kummer minimiert werden.
- Welche eigenen Erfahrungen wir im Leben gemacht haben: Wenn es ständig miserabel läuft, sich Schicksalsschläge die Hand reichen und jegliche Bemühungen im Sande verlaufen, ist verständlicherweise irgendwann mal der Akku leer, mit der Gefahr, dass die restliche minimale Positivität, die man noch irgendwie zu bieten hat, komplett einer negativen Denkweise weichen wird.

Optimismus wird manchmal auch mit einem Pollyannaismus gleichgesetzt. Pollyannaismus oder das Pollyanna-Phänomen bezeichnet einen überzogenen, blinden Optimismus, sozusagen »alles ist in bester Ordnung«. Pollyanna basiert auf dem 1913 veröffentlichten, berühmten Kinderbuch von Eleanor H. Porter. Das Phänomen könnte man auch als »alles gut«-Mentalität verstehen, zwei Worte, die heutzutage im täglichen Leben oft zu hören sind, dabei jedoch eher eine »No problem«- oder »Mach Dir keine Sorgen«-Bedeutung aufweisen.

Im Gegensatz zum Pollyanna-Phänomen ist ein »normaler« Optimismus ein Zustand, in dem man die Meinung vertritt, dass die Zukunft mehr positive als negative Ereignisse bringen wird und nicht nur ausschließlich Positives.[380]

Charakteristika des Glücks

Im Rahmen der weltweiten Gallup-Umfrage hat der bekannte Glücksforscher Ed Diener mit KollegInnen Charakteristika von glücklichen Menschen und den Gesellschaften, in denen sie leben, untersucht.[381] Es wurden Daten von befragten Personen aus 166 Nationen in den Jahren 2005 bis 2015 ausgewertet.

Die Resultate zeigen, dass glückliche Menschen in glücklichen Gesellschaften mit hoher sozialer Unterstützung leben. Auf individueller Ebene fanden die Forscher, dass die meisten Glücklichen folgende Charakteristika aufwiesen:

- Sie hatten jemanden, dem sie vertrauten und der ihnen bei Problemen zur Seite stand.
- Sie wurden mit Respekt behandelt.
- Sie waren frei von einer Gewalterfahrung in ihrer Vergangenheit.
- Sie verbrachten mehr Zeit mit Familie und Freunden.
- Sie hatten ein Einkommen, das über dem geringsten Einkommen lag, und sie mussten keine finanziellen Einschränkungen hinsichtlich Essen und Wohnen hinnehmen.

- Sie waren in guter körperlicher Verfassung.
- Sie hatten weniger Gesundheitsprobleme oder Schmerzen und waren körperlich aktiv.
- Sie rauchten nicht oder wenig.
- Sie fühlten sich ruhig.
- Sie waren stolz auf etwas.
- Sie hatten wenig Stress.

Auf der anderen Seite hatten die Unglücklichen, im Vergleich zu den sehr Glücklichen, ein deutlich geringeres Durchschnittseinkommen und einen relativ niedrigeren Bildungsstand, berichteten über weniger Wohlbefinden sowie mehr gesundheitliche Probleme. Sie waren auch häufiger gestresst, wurden weniger respektiert, verbrachten weniger Zeit mit der Familie oder Freunden, hatten weniger Personen, die sie unterstützten, bewegten sich weniger und rauchten mehr.

Diese umfangreiche Studie zeigt, dass neben der Bildung beziehungsweise der Bereitschaft, etwas zu lernen, vor allem mit Respekt behandelt werden und soziale Unterstützung das subjektive Wohlbefinden maßgeblich beeinflussen. Auf der anderen Seite beeinträchtigen insbesondere Krankheiten und Schmerzen, sehr geringe finanzielle Ressourcen und chronischer Stress deutlich das subjektive Wohlbefinden.

Ein bisschen mehr Respekt

Ein wertschätzender, respektvoller Umgang und die Nähe zu anderen Menschen, die unterstützend für einen da sind, sind zwei ganz wesentliche Einflussvariable auf das Wohlbefinden. Respekt impliziert, sein Gegenüber auf gleicher Augenhöhe wahrzunehmen, so kurz die Begegnung auch sein mag. Das kann ein Lächeln sein, eine freundliche Begrüßung oder, allgemeiner betrachtet, ein generell höfliches Verhalten. Zu einem respektvollen Umgang gehört auch das Verwenden des Wortes

»Bitte« und sich entschuldigen zu können. Auf ein »Bitte« sind viele von uns im täglichen Leben schon vorprogrammiert, es kommt oft spontan, ohne nachzudenken, quasi automatisiert, wohingegen wir uns mit Entschuldigungen schwerer tun. Wie Elton John bereits in seiner Ballade »Sorry seems to be the hardest word« gefühlvoll poetisiert hat, stellt ein »Es tut mir leid« manchmal eine unüberwindbare Hürde für den Einzelnen dar, sei es aufgrund seines Charakters oder auch, teilweise damit verbunden, wegen des inneren Widerstandes, keine Schwäche zeigen zu wollen. Eine ehrliche Entschuldigung, nicht ein schnell dahingeworfenes »Sorry«, ändert vielleicht nicht immer den Standpunkt des Gegenübers, aber sie ist eine zwischenmenschliche Notwendigkeit, um fehlgelaufene Dinge wieder zu glätten und bestenfalls zu bereinigen, auch wenn es nicht jedes Mal klappt.

Respekt ist besonders wichtig und wertvoll, wenn er vertikal, von »oben nach unten«, erfolgt, wie vom Chef zum einfachen Mitarbeiter oder einem sozial besser Situierten zu einem Armen. Die umfassende Studie von Diener und MitarbeiterInnen hat gezeigt, dass nur etwa jeder zweite der unglücklichen Menschen, die im Schnitt einen relativ niedrigeren sozioökonomischen Status aufwiesen, mit Respekt behandelt wurde. Auf der anderen Seite gaben sogar 90 Prozent der (nur) moderat Glücklichen an, mit Respekt behandelt worden zu sein, bei den sehr Glücklichen waren es 98 Prozent.

Wie wir mit anderen Menschen umgehen, was wir über sie denken und wie wir über sie reden, sagt viel über die Qualität des Einzelnen aus. Und dass ein ständig abwertender Umgang Betroffene nicht nur unglücklich und vielleicht auch krank macht, sondern, insbesondere auf gesellschaftlicher Ebene, gravierende Konsequenzen nach sich ziehen kann, muss, so glaube ich, nicht näher kommentiert werden.

Wie kann man sein Wohlbefinden steigern?

Um das Wohlbefinden zu steigern, gibt es verschiedene Möglichkeiten.[382] Ich denke, ein wichtiger Punkt ist es, über sein Leben, seine Lebenseinstellung und seinen Platz in der Gesellschaft, nachzudenken. Bin ich eher eine Miesmuschel und ein Pessimist oder ein Optimist und höflicher Mensch? Freue ich mich über die kleinen Dinge des Lebens, kann ich lächeln, wie stehe im Vergleich zu anderen? Sich jeden Tag vorzunehmen negative Gefühle zu reduzieren, wenigstens einmal pro Tag zu lächeln, regelmäßig nette Gesten in den Alltag einzubauen und allgemein zu versuchen, freundlich(er) zu sein, kann helfen, sein Wohlbefinden deutlich zu steigern.

Auch wenn man ein eher negativer Mensch ist, ist es durch eine leichte Anstrengung daher ohne weiteres möglich die innere Zufriedenheit zu erhöhen. Dabei wurde in wissenschaftlichen Publikationen resümiert, dass eine nachhaltige Steigerung des Wohlbefindens eher durch bewusste Verhaltensänderungen, als durch die Verbesserung der eigenen Lebensumstände möglich ist.[383] Verhaltensänderungen sind für jeden machbar. Ein guter Wille reicht, mehr ist nicht notwendig. Und bereits eine kleine Verhaltensoptimierung in Richtung positiver Denkweise und Lebensführung wird sehr wahrscheinlich unmittelbar günstige Effekte auf das Wohlbefinden zeigen. Wichtig dabei ist, einmal anzufangen und dann dran zu bleiben. Jeden Tag ein bisschen mehr, für Körper und Seele. Es lohnt sich.

Es existieren verschiedene Interventionen zur Steigerung des Wohlbefindens/Glückgefühls, die in verschiedenen Arbeiten der positiven Psychologie beschrieben wurden.[384] Die Übungen zielen vor allem darauf ab, Dankbarkeitsgefühle zu entwickeln, über gute Dinge im Leben nachzudenken, wichtige Werte hervorzuheben sowie seine (Charakter-)Stärken zu entdecken und diese in den Alltag einzubauen.

Konkret wurden in einer umfangreichen Arbeit folgende Interventionen untersucht und hinsichtlich ihrer Effizienz verglichen:[384]

1. »Gratitude visit« (»Dankbarkeitsbesuch«): In dieser Übung soll innerhalb von einer Woche ein Dankbarkeitsbrief an eine Person, die zu einem sehr nett gewesen ist, bei der man sich aber noch nicht bedankt hat, geschrieben werden.
2. »Three good things in life« (Drei gute Dinge im Leben): Die Versuchspersonen sollen über eine Woche jede Nacht aufschreiben, welche drei Dinge an diesem Tag besonders gut gelaufen sind. Weiter sollen sie über die Gründe dafür nachdenken.
3. »You at your best« (Sie zur Ihrer besten Zeit): Die Teilnehmer sollen in dieser Übung an eine Zeit denken, in der sie besonders erfolgreich und zufrieden mit sich waren. Anschließend sollen sie für eine Woche über ihre persönlichen Stärken während dieser Periode reflektieren.
4. »Using signature strengths in a new way« (Charakterstärken auf eine neue Art nutzen): Die Teilnehmer dieser Übung sollen den Fragebogen »Inventory of (Character) Strengths« (auch bekannt unter der Abkürzung VIA-IS) online bearbeiten. Dieser inkludiert 24 messbare Charakterstärken, die unter sechs menschlichen Idealen und Tugenden, Weisheit/Wissen, Mut, Menschlichkeit, Gerechtigkeit, Mäßigung und Transzendenz, eingeordnet werden können. Im Anschluss bekommen die TeilnehmerInnen über die fünf Charaktereigenschaften Rückmeldung, die bei ihnen am stärksten ausgeprägt sind. Eine davon sollen sie dann möglichst oft in einer neuen Art und Weise und in verschiedenen alltäglichen Situationen für eine Woche einsetzen.
5. »Identifying signature strengths« (Charakterstärken identifizieren): Wie in der Aufgabe vier sollen die Teilnehmer den VIA-IS-Stärken-Fragebogen online bearbeiten und die rückge-

meldeten fünf besten Charakterstärken für eine Woche lang öfters einsetzen, aber nicht in einer neuen Art und Weise.

Verglichen wurden die Ergebnisse der einzelnen Interventionen mit den Resultaten von einer Kontrollgruppe, die über eine Woche jede Nacht frühe Erinnerungen aufschreiben sollte. Nach statistischer Auswertung konnte gezeigt werden, dass die beiden Übungen »Charakterstärken auf eine neue Art nutzen« und »Drei gute Dinge im Leben« sich auch sechs Monate nach der Intervention positiv auf die Glücksgefühle auswirkten und depressive Symptome reduzierten, insbesondere wenn die Übungen auch nach der einen Woche fortgesetzt wurden. Bei der Übung »Dankbarkeitsbesuch« konnte nach einem Monat noch ein positiver Effekt gemessen werden.

Zusammenfassend können Dankbarkeit ausüben, über gute Dinge im (täglichen) Leben nachdenken, Charakterstärken entdecken und neu einsetzen effiziente Maßnahmen sein, das Wohlbefinden zu steigern. Einen Versuch ist es jedenfalls wert.

Eine weitere Möglichkeit sein Wohlbefinden zu verbessern, ist es, über seine bestmögliche Zukunft und Lebensziele nachzudenken. Eine Zukunft, in der alles gut gelaufen ist und die wichtigsten Ziele, sowohl materielle als auch geistige, erreicht wurden. In einer Studie von Laura A. King wurden 81 Psychologie-StudentInnen gebeten, sich über vier Tage täglich 20 Minuten über ihre bestmögliche Zukunft Gedanken zu machen und diese zu notieren. Diese Übung führte zu einem nachhaltig verbesserten Wohlbefinden auch drei Wochen nach der Intervention.[385]

Freude im Alter

Zahlreiche Werke über das Altern wurden in den letzten 2500 Jahren verfasst. Eines der ersten und gleichzeitig umfangreichsten war die Abhandlung von Cicero *Cato maior de senec-*

tute (Cato der Ältere über das Alter).[2] Cicero, römischer Politiker und Philosoph, thematisiert in diesem Dialog neben dem Alter auch elementare Fragen des Lebens wie Glück und Lebenszufriedenheit, wobei er vor allem die Natur und das Landleben als unermessliche Energiequelle ansieht. Der Hauptprotagonist in diesem Werk ist Marcus Cato. Über ihn werden die Ansichten Ciceros reflektiert.

Cato unterhält sich mit seinen Freunden. Diese bewundern die Weisheit des alten Cato und die Leichtigkeit, mit der er alles erträgt. Cato antwortet darauf: »Wer freilich kein Hülfsmittel zu einem guten und glückseligen Leben in sich selbst hat, für den ist jedes Lebensalter beschwerlich; wer hingegen alle Güter in sich selbst sucht, dem kann nichts als ein Uebel erscheinen.«[386] Cicero meint diesbezüglich auch, dass die Bitterkeit und manchmal auch das Griesgrämige von älteren Menschen nicht unbedingt mit ihrem Alter zusammenhängen, sondern von ihrem Charakter abstammen: »Nein! Die Schuld von allen derartigen Klagen liegt im Charakter und nicht im Alter.«

Wer demzufolge Zeit seines Lebens geklagt hat, wird das auch wahrscheinlich im Alter tun und Ausreden für seine negative Lebenseinstellung suchen. Wer sich hingegen schon frühzeitig eine positive Sichtweise der Dinge angeeignet hat, dem wird auch ein wenig Gebrechlichkeit nichts anhaben. Nicht übertriebenes, sondern, wenn überhaupt, adäquates Klagen ist der bessere Weg.

Cicero nennt auch einen weiteren Grund für das grantige Wesen von einigen Älteren: eine geringere Wertschätzung und teilweise auch Verspottung durch Jüngere. Auch die Jungen machen die Alten zu dem, was sie sind. Jeder Mensch braucht Anerkennung, Wertschätzung und Liebe – sie sind die Energiequellen eines jeden. Alle Individuen möchten das Gefühl bekommen, etwas zu bedeuten. Dann können sie auch viel zurückgeben.

Cicero lässt durch seinen Protagonisten ferner verlauten, dass Zufriedenheit in der Verbundenheit zur Natur liegt. Cato verrät seinen Freunden außerdem das (Geheim-)Rezept für ein glückliches, langes Leben. Er verneint nicht, dass Vermögen, Macht und Anerkennung eine gewisse Rolle spielen, aber als »die tauglichsten Waffen des Greisenalters« betrachtet er die Wissenschaften und die praktische Übung in der Tugend. Darunter könnte man heute etwa eine gesunde Lebensführung verstehen, verbunden mit ständiger geistiger Aktivität, wie ich das bereits dargestellt habe.

Auf die Zufriedenheit und das Wohlbefinden im Alter hat die innere Einstellung einen großen Einfluss, wie wissenschaftliche Untersuchungen beschrieben haben.[387] Wer positiv denkt, kann mehr aus dem Alter herausholen als jemand, der schon in jüngeren Jahren durchgängig gejammert hat.

Die Zufriedenheit mit dem Leben ist ein wichtiges, geistiges Gut eines Menschen. Im Alter, wenn das Risiko für Krankheiten und soziale Isolation steigt, bekommt sie einen besonderen Stellenwert.

Durch Setzen von realistischen Zielen, Schaffen eines befriedigenden sozialen Umfelds und einer guten Krankheitsvorsorge sowie auch möglicherweise dem Erfüllen von mindestens einem der wichtigsten Top-fünf-Prioritäten oder Lebenswünsche, können auch ältere Menschen ohne größere Probleme ein eher positiv subjektives Wohlbefinden aufrechterhalten.

Die Europäische Studie zum Wohlbefinden im Alter wurde von 2002 bis 2003 in Österreich, Großbritannien, Italien, Luxemburg, den Niederlanden und Schweden durchgeführt. Insgesamt nahmen fast 12 500 Personen im Alter zwischen 50 und 90 Jahren aus ländlichen und städtischen Gebieten an der Untersuchung teil. Ziel dieser Studie war es, ein Vorhersagemodell des subjektiven Wohlbefindens im Alter zu entwickeln.

Den Ergebnissen zufolge ließ sich das Kriterium Lebenszufriedenheit am besten über materielle Sicherheit sowie Gesundheit und funktionalen Status vorhersagen. Außerdem spielte auch die soziale Einbindung eine Rolle. Wesentlich für das subjektive Wohlbefinden bis ins hohe Alter waren den AutorInnen zufolge gerecht aufgeteilte materielle Ressourcen sowie eine gute Gesundheitsversorgung.[388, 389]

Eine beeindruckende Möglichkeit, das Wohlbefinden von älteren Menschen zu steigern, hat die US-amerikanische Psychologin Ellen Langer präsentiert. In ihrer Studie aus dem Jahr 1979 hat sie eine Gruppe von 70- bis 80-jährigen Altersheimbewohnern für eine Woche in eine authentische Umgebung gebracht, wie sie sie vor 20 Jahren erlebt hatten. Sie sagte den Probanden »Wir schreiben das Jahr 1959, sie sind 20 Jahre jünger. Leben sie, als wäre es damals!«

Die Testpersonen lebten in einem 1950er-Jahre-Bau, alle verfügbaren Zeitungen, Magazine, TV-Nachrichten und Filme stammten aus dem Jahr 1959. Die Männer wurden instruiert, sich über die berufliche und familiäre Situation in diesem Lebensabschnitt zu unterhalten. Es war quasi eine perfekt geplante Zeitreise. Dieser Trip in die Vergangenheit hat sich für die meisten Teilnehmer gelohnt, viele sahen danach jünger aus, waren agiler und teilweise kam es auch zu Verbesserungen kognitiver Funktionen.[390] Diese Studie ist in gewisser Form der Beweis für die Aussage »Wir sind so alt, wie wir uns fühlen«.

Dass eine positive Selbstwahrnehmung des Alterns das Leben verlängert, wurde in einer Untersuchung bei 660 älteren Personen beschrieben, bei der diejenigen mit einer positiven Wahrnehmung, welche bis zu 23 Jahre vor Studienauswertung evaluiert wurde, um 7,5 Jahre länger lebten als die mit einer geringeren positiven Wahrnehmung. Der Wille zum Leben spielte dabei eine wichtige Rolle.[391]

Alles ist (nicht immer) gut

Verständlich ist, dass auch ein hoher Pegel an Freude und subjektivem Wohlbefinden keine Garantie für absolute Gesundheit darstellt, und ebenso ist Wohlbefinden kein ewig währender statischer Zustand, sondern ein sich stetig verändernder Prozess.

Dazu bietet das Leben zu viele Überraschungen, darunter eine Reihe von negativen, die uns zurückwerfen, aber auch nach vorne bringen können. Auch jemand, der raucht, trinkt, sich von Fast Food ernährt und ständig stänkert, kann lange leben, die Wahrscheinlichkeit ist aber geringer als bei jemandem, der einem gesunden Lebensstil nachgeht und eine positive Lebenseinstellung aufweist.

Glück und Ekstase sind oft eine Momentaufnahme, häufig mit einer kurzen bis sehr kurzen Dauer. Ab und zu 100 Prozent des Lebens auszukosten ist wichtig und tut gut, aber konstante, angenehme Zufriedenheit, welche sich bei, sagen wir mal, 70 bis 80 Prozent der Wohlfühlskala eingependelt hat, ist auf Dauer wahrscheinlich wichtiger.

Ein ständiges Hochgefühl kann sich unter Umständen negativ auf die Gesundheit auswirken. Pressman und Cohen haben sich in ihrer umfangreichen Übersichtsarbeit über positive Gefühle und Gesundheit diesbezüglich auch beiläufig die Frage gestellt: Kann sich zu viel positive Stimmung/Affekt nachteilig auf die Gesundheit auswirken?[392] Einzelne Studien zeigten dabei ein erhöhtes Sterblichkeitsrisiko bei überschwänglich hoher Stimmung bei älteren Personen. Möglicherweise werden Risiken und Gefahren unterschätzt und zum Beispiel Medikamente nicht eingenommen, Krankheiten ignoriert und Kontrolluntersuchung, versäumt.[392] Manche Menschen sehen sich vielleicht auch als unverwundbar oder extrem gesegnet an. Aber auch die sollten sich darüber im Klaren sein, dass Impfungen Leben retten und ein zu riskantes Verhalten schiefgehen kann.

Außerdem ist leider nicht immer »alles gut«, »bestens« oder »supi«, obwohl man es sich vielleicht dauernd einredet. Hier gilt es, eine Grenze zwischen einem realistisch-optimistischem und einem negierend-kontraproduktiven »alles gut« zu erkennen. Manchmal ist es wichtig, Dinge bewusst wahrzunehmen, zu besprechen und dann gegebenenfalls zu ändern, statt mit einem lapidaren »alles gut« alles Unerfreuliche unter den Teppich zu kehren. In gewissen Situationen des Lebens ist es vielleicht auch nicht von Nachteil und wahrscheinlich gesünder, »lautstark« Dampf abzulassen, als andauernd Enttäuschungen und Frust in sich hineinzufressen – auch der dehnbarste Auffangbehälter explodiert irgendwann einmal.

Negative Gefühle sind ja nicht unbedingt schlecht. Sie gehören zum Menschsein dazu und können, wie beschrieben, evolutionär bedingt gewisse Überlebensvorteile bringen. Außerdem sind sie wichtig, um Veränderungen ins Leben zu bringen. Wenn »alles paletti«, »alles gut« und »mega schön« ist, besteht wenig Anreiz irgendetwas an dem zu ändern, was vielleicht kurz bis mittelfristig nicht unbedingt notwendig ist. Aber Veränderung ist wichtig, sie erweitert geistige Grenzen und schafft eine neue Form von Glück.

Fazit und Empfehlungen

- Eine positive Lebenseinstellung und Optimismus senken das vorzeitige Sterberisiko, wirken protektiv vor insbesondere Herz-Kreislauferkrankungen und stärken das Immunsystem.
- Versuchen Sie täglich, wenigstens eine Nettigkeit in den Alltag einzubauen, sei es ein Lächeln oder eine freundliche Handlung.
- Notieren Sie sich am Abend Dinge, die in den letzten Tagen gut gelaufen sind, und reflektieren Sie darüber.
- Denken Sie über schöne Dinge nach, die Ihnen Freude bereiten, und bauen Sie sie in ihr Leben ein – wie »gute-Laune«-Musik, verschiedene Filme oder Fahrten zu Orten, die Sie besonders mögen.
- Denken Sie an Dinge und besondere Fähigkeiten, die Sie stolz machen.
- Überlegen Sie sich oder erfragen Sie Ihre Charakterstärken und setzen diese häufiger ein.
- Denken Sie nicht zu viel an schlechte Erlebnisse in der Vergan-

genheit und machen Sie sich keine Sorgen über Dinge, die passieren könnten. Beides entzieht Energie und nimmt die Lebensfreude!

Optimist auf Knopfdruck?

Sie werden sich jetzt vielleicht denken: Der Autor mit dem unaussprechlichen Namen empfiehlt uns, optimistisch durchs Leben zu gehen. Als ob das so leicht wäre! Sozusagen Optimist auf Knopfdruck, zufrieden und glücklich durch das Lesen von ein paar Zeilen. Ja, wird Ihnen vielleicht jetzt durch den Kopf gehen, der Herr Ekmek hat gut reden, er scheint einen erfüllenden Job zu haben und hat wahrscheinlich schon einiges im Leben erreicht. Aus dieser Ausgangslage heraus kann der leicht vieles behaupten. Ja, werde ich Ihnen dann antworten. Sie haben recht – sich eine, zumindest einigermaßen, positive Denkweise und Lebenseinstellung anzueignen, ist vielleicht nicht so einfach wie, täglich Karotten, Brokkoli und Äpfel zu essen oder seine Beinmuskulatur zu motivieren, hin und wieder ein paar Meter mehr zurückzulegen. Ich bin mir dessen bewusst, dass gewisse Dinge nicht sofort durch Umlegen eines Schalters funktionieren. Unsere Lebensgeschichte und Persönlichkeit haben da viel mitzureden.

Mir ist es aber einfach wichtig, Ihnen darzustellen, welche massiven Effekte eine positive Denkweise auf unsere Gesundheit und unsere Lebensspanne aufweisen können. Was Sie mit dieser Information machen oder tun können, ist selbstverständlich Ihre Sache. Aber sich über gewisse Dinge bewusst zu werden, kann ein erster Ansporn für ein Umdenken sein.

Und, wie Sie alle ohnehin wissen: Bei den meisten Menschen läuft das Leben nicht durchgehend astrein ab. Es hat Höhen, aber auch nicht wenige Tiefphasen, die einen runterziehen und möglicherweise auch an der Sinnhaftigkeit unseres Seins rütteln. Auch mein Leben vollzog sich nicht immer in idealen

Bahnen. Ich hatte selbstverursachte Probleme, mit denen ich klarkommen musste und die an meiner eigentlich positiven Lebenseinstellung nagten. Jedoch habe ich gemerkt, dass ich durch gewisse Rituale wie Dankbarkeit üben oder mir bewusst werden, dass es auch andere gibt, denen es noch schlechter geht, trotz allem in diesen anstrengenden Lebensphasen ein Mindestmaß an Optimismus bewahren konnte. Ich denke, das ist für viele von uns möglich.

Sinn und Lebensziele

Wer dem eigenen Leben einen Sinn geben kann, schenkt sich zusätzliche Lebensjahre.[393] Studien konnten in der Tat zeigen, dass ältere Erwachsene mit Lebenszielen ein geringeres (vorzeitiges) Sterblichkeitsrisiko aufweisen als diejenigen ohne Ziele.[394] Der Sinn des Lebens wurde dabei erhoben mit Sätzen wie (frei aus dem Englischen übersetzt): »Ich habe ein System von Werten und Überzeugungen, die meine täglichen Aktivitäten leiten« oder »Ich habe das Gefühl, einen wirklich bedeutenden Sinn in meinem Leben gefunden zu haben« oder »In meinem Leben habe ich klare Ziele und Pläne«.

Als Mechanismus wird unter anderem eine Schutzwirkung herangezogen, wobei in fortgeschrittenen Lebensjahren ein Lebenssinn möglicherweise gegenüber altersabhängigen Krankheiten abpuffert. Vor allem mit der Pensionierung sind Ziele und ein robuster Lebenssinn sehr wichtig, um Körper und Geist fit zu halten. In jüngeren Jahren hat das Leben einen voll im Griff, mit Ausbildung, Job, Kindererziehung und dazwischen hineingequetscht noch Hobbys und andere Dinge. Wenn das alles wegfällt, können eine gewisse Leere und das Gefühl der Sinnlosigkeit aufkommen, welche sich ungünstig auf die Gesundheit und, wie Studien gezeigt haben, das Sterblichkeitsrisiko auswirken können.

Gut wäre es auch, sich früh Ziele zu setzen. Untersuchungen konnten zum Beispiel zeigen, dass klare Ziele in jungen Jahren das Wohlbefinden im späteren Erwachsenenalter positiv beeinflussen.[395] Gegen eine Zeit lang chillen ist ja nichts einzuwenden, aber eine gewisse Strategie für das weitere Leben würde sowohl die Langeweile verhindern als auch das Wohlbefinden steigern.

Dem Leben einen Sinn zu geben macht einen Menschen stark und hilft ihm in schwierigen Zeiten durchzuhalten. Vor allem in Momenten der offensichtlichen Perspektivlosigkeit kann es im Extremfall sogar für das Überleben entscheidend sein, wie Viktor Frankl eindrucksvoll in seinem sehr berührenden Buch *Trotzdem Ja zum Leben sagen* schildert.

In der japanischen Kultur ist einer der wichtigsten Indikatoren für subjektives Wohlbefinden das ikigai, frei übersetzt »das, wofür es sich zu leben lohnt« oder auch »das Gefühl, etwas zu haben, für das es sich lohnt, morgens aufzustehen«. In einer großangelegten Studie mit über 43 000 Erwachsenen in Ohsaki war ein Fehlen von ikigai mit einem 50 Prozent höheren Risiko für Gesamtsterblichkeit über sieben Jahre Beobachtungszeit assoziiert, ein eindrucksvoller Effekt.[396]

In einer lesenswerten Studie konnte Patricia Boyle vom Rush Alzheimer Center in Chicago zeigen, dass ein Lebenssinn beziehungsweise Ziele im Leben, das Risiko für die Alzheimer-Erkrankung signifikant reduzieren können.[397] Es wurden dabei zu Beginn der Untersuchung von über 900 älteren Personen von etwa 80 Jahren die kognitiven Leistungen der geistig gesunden Teilnehmer erfasst. Zudem wurde auch ermittelt, wie sinnhaft die SeniorInnen ihr Leben empfanden. Gefragt wurde etwa, ob sie sich gut fühlten, wenn sie über die Vergangenheit nachdachten, noch gerne Pläne für die Zukunft schmiedeten oder ob sie aktiv waren und ihre Ziele verwirklichten. Danach wurde bis zu sieben Jahre beobachtet, ob die Teilnehmer an einer Alzheimer-Demenz erkrankten. Es zeigte sich, dass diejenigen, die einen Sinn in ihrem Leben sahen, ein 52 Prozent niedrigeres Risiko, an Alzheimer zu erkranken, aufwiesen im Vergleich zu denen mit einer geringeren Ausprägung für den Sinn des Lebens. Einen Sinn im Leben zu haben war auch mit einer deutlichen Risikoreduktion für eine milde kognitive Beeinträchtigung und einem geringeren kognitiven Abfall assoziiert.

Nehmen Sie doch einmal zu einem günstigen Zeitpunkt ein

Notizbuch in die Hand und versuchen Sie, sich Gedanken über ihre Ziele und möglicherweise auch übergeordnet den Sinn Ihres Lebens zu machen. Sie könnten sich zum Beispiel folgende Fragen stellen:

Was will ich noch erreichen? Wo sehe ich mich in einem, fünf oder zehn Jahren?

In jungen Jahren wird diese Frage leichter zu beantworten sein. Jobsuche, Familiengründung, davor vielleicht noch eine Weltreise, Beförderung im Job oder ein Umzug in eine größere Wohnung. Es gibt einiges, das man sich vornehmen kann und realisieren mag. Aber je älter man wird, desto spärlicher wird die Auswahl. Wenn schon »alles Wichtige« erreicht wurde und einen Dinge, die man schon x-mal gemacht hat, nicht mehr so umhauen, ist ein gewisses Umdenken erforderlich. Ein Umdenken vielleicht in Richtung kleinerer Ziele und Dinge des Lebens, die einem auch Halt geben und glücklich machen, oder vielleicht auch ein Umdenken, etwas Neues ausprobieren zu wollen, oder alte Träume, für deren Realisierung man früher keine Zeit oder kein Geld hatte und die dann in der untersten Prioritäten-Schublade verschwunden waren, wieder zu entstauben und zu reaktivieren.

Wenigstens einige Jahre vor der Pensionierung sollte man sich auch über die Zeit danach und das Älterwerden Gedanken machen, was die meisten Menschen wahrscheinlich sowieso tun. Die Entwicklung eines differenzierten außerberuflichen Interessenspektrums und eine gute Planung für das letzte Drittel des Lebens bilden die Grundlage für die Gestaltung und Rhythmisierung des Alltags im Rentenalter.

Zwei weitere grundlegende Fragen, über die man nachdenken könnte, sind: Mache ich überhaupt etwas Sinnvolles? Und ganz allgemein: Was versteht man überhaupt unter »sinnvoll«, wer beurteilt das?

Dabei spielen zwei Perspektiven eine Rolle: meine Sichtweise der Dinge auf der einen und die Meinung der anderen um mich herum auf der anderen Seite, wobei zweiteres vor allem in früheren Lebensjahren, in denen noch Unsicherheit und Unerfahrenheit bestimmend sind, eine Bedeutung aufweist.

Ich stelle mir immer wieder die Frage nach der Sinnhaftigkeit meines Tuns und musste dabei auch erfahren, dass gewisse Dinge, die ich als absolut sinnlos erachtete, für andere durchaus einen Sinn ergaben.

Ich habe vor einigen Jahren neben meinen Sachbüchern auch zwei Kriminalromane verfasst, die leider gnadenlos floppten. Ich wollte, wie anscheinend viele andere Menschen auch, immer schon einen Roman schreiben und meine Midlife-Crisis war ein guter Nährboden, um diesen Wunsch in die Tat umzusetzen. Da ich früher sehr gerne Science-Fiction-Bücher gelesen habe, beabsichtigte ich, auch in dieses Genre einzutauchen. Das Thema hatte ich im Kopf und so legte ich nach der Arbeit in Wiener Kaffeehäusern am Laptop los. Der erste Roman handelte von einer korrupten Firma, die in naher Zukunft süchtig und fett machende Lebensmittel auf den Markt warf, um dann im großen Stil die dick gewordenen Menschen mit Abnehmmedikamenten zu versorgen. Ein Thema, das auch in unserer Zeit eine gewisse Aktualität aufweist. Jedenfalls fand ich nach längerer Suche einen Abnehmer für mein Werk. Der Verleger wollte aber einen Lokalkrimi statt einem Science-Fiction-Roman.

Der Roman kam dann jedenfalls raus und trotz einiger Promotion und ein paar interessanten Lesungen ging, wie man in Österreich sagen würde, nichts richtig weiter. Dennoch schoss ich zwei Jahre später noch einen zweiten Krimi-Ladenhüter, in dem es um die perfekte Speise geht[398], nach und verabschiedete mich dann aber endgültig vom Tatortmilieu.

Es war für mich eine wichtige Erfahrung gewesen, vor allem hatte es mir Spaß gemacht, und ich hatte es abgeschlossen, sodass der Kopf wieder frei für weitere Sachbücher war, die besser ankamen. Außerdem stellte ich irgendwann die Sinnhaftigkeit meiner Krimis infrage. Wem bringt es wirklich etwas, wenn

Leute auf grausamste Art und Weise umgebracht werden, sich von Absatz zu Absatz Horror ausbreitet und über knapp 200 Seiten kaputte Typen die wertvolle Zeit der Lesenden in Anspruch nehmen? Nach dem zweiten Krimi habe ich mir dann tröstend eingeredet, dass der Absturz beider Bücher eigentlich gut war und ich mich mit sinnvolleren Dingen beschäftigen konnte. In den Jahren danach machte ich dann jedoch eine interessante Erfahrung. Häufig, wenn ich Ex-StudentInnen, ArbeitskollegInnen oder Freunde und alte Bekannte traf, wurde ich auf meine Krimis angesprochen und gefragt, wann denn der nächste rauskomme. Mich überraschte das, weil ich anlehnend an die mageren Verkaufszahlen nicht vermutet hatte, dass »der harte Stoff« irgendjemanden interessiert haben könnte. So gesehen hatten auch meine Krimis ihren Sinn, nicht nur für mich, sondern auch für ein kleines soziales Umfeld, das anscheinend Gefallen daran gefunden hatte. Ich habe jedenfalls daraus gelernt, dass auch die für einen vermeintlich sinnlosesten Dinge einen Sinn in unserem Kosmos ergeben.

Zusammengefasst profitieren Menschen, die einen Sinn in Ihrem Leben sehen und Ziele haben, sowohl psychisch als auch körperlich davon. Sie sind oft ausgeglichener und zufriedener und weisen daher auch eine gute Basis für körperliche Gesundheit auf.

Fazit und Empfehlungen

- Einen Sinn und Ziele im Leben zu haben, macht zufrieden und schützt unter Umständen vor Krankheiten.
- Bringen Sie Abwechslung in Ihr Leben und tun Sie Dinge, die Ihnen Spaß machen.
- Setzen Sie sich gewisse Ziele, so klein sie auch sein mögen.
- Nehmen Sie sich einmal Zeit und machen, sich eine Liste mit fünf Wünschen oder Zielen für Ihr zukünftiges Leben. Tragen Sie in einer Tabelle in die linke Spalte Ihre Wünsche ein, be-

ginnend bei eins für die höchste und fünf für den Wunsch oder das Ziel mit der geringsten Priorität. In einer zweiten Spalte daneben bewerten Sie die Wünsche hinsichtlich ihrer Realisierbarkeit (sei es wirtschaftlich, gesundheitlich et cetera) mit eins für einen, der eher gut verwirklichbar sein wird, und fünf für einen schwierig erfüllbaren. Zählen Sie jetzt die Punkte zusammen, also die Summe aus Wunsch plus Realisierbarkeit. Der Wunsch mit dem niedrigsten Ergebnis könnte für Sie ein durchaus machbares Ziel für die nächsten Monate oder wenigen Jahre darstellen. Bei Punktegleichstand nehmen Sie den Wunsch, den Sie höher priorisiert haben. Nachdem Sie hoffentlich in naher Zukunft Ihr Ziel verwirklicht haben, können Sie den zweiten Wunsch beherzigen und vielleicht dann auch irgendwann den dritten.

Priorität	**Wunsch/Ziel**	**Realisierbarkeit** (1 bis 5; 1 = gut realisierbar, 5 = schwer realisierbar)
1		
2		
3		
4		
5		

Gesamtergebnis (Summe aus Priorität + Realisierbarkeit):
Wunsch mit niedrigster Summe = ______________________________

Abbildung 4: Wunschtabelle

Dankbarkeit

Für Cicero ist die Dankbarkeit die wichtigste Eigenschaft des Menschen und die Mutter aller Tugenden. Auch Albert Schweitzer kannte die heilende Macht der Dankbarkeit: »Wenn du dich schwach und matt und unglücklich fühlst, fang an zu danken, damit es besser mit dir werde.«[399]

Es gibt viele Dinge, für die man dankbar sein kann; kleine Dinge des Alltags, wie ein kurzes Lächeln, das einem geschenkt wurde, ein tröstendes Gespräch oder das Lob von einem Mitarbeiter. Aber viel mehr ist Dankbarkeit angebracht für unsere Gesundheit, dafür dass wir in einer sicheren Umgebung leben können, für die Familie, die Freunde und viele andere Dinge. Und wenn wir es universeller sehen, für unser Leben und die Schönheit der Natur. Alles in allem gibt es unendlich viel, wofür wir dankbar sein können.

Für mich ist Dankbarkeit ein fester Bestandteil meines Lebens. Es sind kurze Augenblicke der Dankbarkeit, die mich plötzlich überkommen, wenn ich nicht im alltäglichen Stress gefangen bin, kurze Momente, in denen ich für das gute Leben, das mir beschert wurde, das Glück, das ich von meinen Eltern und meiner Familie erhalten habe, meinen erfüllenden Beruf und das Arbeitsumfeld dankbar bin. Die Gedanken der Dankbarkeit geben mir Kraft und verschaffen mir vor allem innere Ruhe.

Der Mensch ist jedoch leider ein vergessliches Wesen. Wir vergessen nur zu leicht, was vor nicht allzu langer Zeit passiert ist. Jeder weiß, wie es sich anfühlt, krank zu sein, und wie man sich den gesunden Zustand zurückwünscht. Insbesondere nach einer schweren oder länger andauernden Krankheit ist man vielleicht für einige Zeit dankbar, aber nicht lange danach verflüchtigt sich oft wieder alles, das Vergessen dieser unter Umständen lebensbedrohlichen Tage und Wochen nimmt überhand, und das Leben geht munter in Undankbarkeit seinen Weg, wie es immer schon war.

Es wäre daher meiner Meinung nach gut, Dankbarkeit als festen Bestandteil in den Tag einzubauen. Quasi als kurzes Ritual in der Früh und am Abend, es gibt immer etwas, für das man dankbar sein kann, und wenn es nicht die kleinen Dinge des Alltags sind, dann größere Dinge, die früher gut gelaufen sind und von denen man jetzt noch profitiert, wie ein guter Job oder Partner, den man viel zu wenig geschätzt hat.

Die nächste Ebene der Dankbarkeit wäre, auch für das zu danken, was nicht optimal gelaufen ist. Das ist verständlicherweise nicht leicht, wenn Frust und Ärger überwiegen. Auch ich tue mich damit schwer. Jedoch kann diese Form der Dankbarkeit ein Anstoß oder Lerneffekt sein, der einen weiterbringt.

Dankbare Menschen sind offen und weniger neurotisch, wie Studien gezeigt haben.[400] Sie ärgern sich seltener, sind weniger feindselig, deprimiert und emotional verletzbar. Dankbare Menschen strahlen auch emotionale Wärme aus, sind sozialer, gehen anders auf Menschen zu. Sie sind offener für ihre Gefühle, Ideen und Werte. Zum Beispiel war (religiöse) Dankbarkeit in einer großen Kohorte mit über 2600 TeilnehmerInnen einer Zwillingsstudie auch mit einem geringeren Risiko für Depressionen, Angststörungen, Phobien, Alkohol- und Nikotinabhängigkeiten assoziiert.[401]

Ferner ist Dankbarkeit im Rahmen von positiven Gefühlen wahrscheinlich auch mit dem Willen, anderen zu vergeben, verbunden.[402] Dankbarkeit stärkt ferner Beziehungen und das Aufrechterhalten von Beziehungen.[403] Letzteres wurde in einer Originalarbeit von Sara Algoe und Mitarbeiterinnen mit dem schönen Titel »It's the Little Things: Everyday gratitude as a booster shot for romantic relationships«, frei übersetzt »Kleine, tägliche Dankbarkeiten stärken die Beziehung«, gezeigt.

In dieser mussten 67 junge Paare über zwei Wochen jede

Nacht einen Fragebogen, bei dem verschiedene Fragen zu ihrer Paarbeziehung gestellt wurden, ausfüllen. Dabei zeigte sich, dass Dankbarkeit ein guter Vorhersagefaktor für die Beziehungsqualität war. Dankbarkeit, Wertschätzung und Respekt sind die essenzielle Basis von guten Partnerschaften. Ohne Dankbarkeit und Wertschätzung wird eine Beziehung schon irgendwie laufen, aber die Qualität wird möglicherweise nicht überragend sein, geht dann auch der Respekt flöten, ist mittelfristig wahrscheinlich nichts mehr zu machen.

Regelmäßig Dankbarkeit zu üben ist auch eine gute Methode, um Gefühle von Neid, Verbitterung, Ärger oder Gier abzuwenden.[404] Es ist quasi ein ziemlich einfach anwendbarer, kostenloser Schutzschirm vor negativen Gedanken, die krank machen und das Leben verkürzen.

Ein kurzes Plädoyer für ein bisschen mehr Dankbarkeit im Leben

Planen Sie einmal eine halbe Stunde Zeit ein, um über die vielen kleinen und großen Dinge des Lebens, für die Sie dankbar sein könnten, nachzudenken. Das können unterstützende Beziehungen und Freundschaften (gewesen) sein oder Dinge, die andere für Sie ohne Gegenleistung erbracht haben. Übergeordnet können Sie auch dankbar für Ihr Leben sein, die Welt, in der Sie leben, aber auch für Gott oder spirituelle Leitbilder, an die Sie glauben. Schreiben Sie es in Ihr Notizbuch und holen Sie ihre Notizen immer heraus, wenn Sie das Gefühl haben, dass es nicht so rund läuft und Stress und Ärger Ihren Alltag dominieren.

Und was sehr wichtig ist: Bedanken Sie sich bei Ihrem Partner, Ihren Eltern, ihren nächsten Freunden für das gute Leben, die Unterstützung, das geschenkte Wohlbefinden. Das ist sicher nicht immer eine leichte Aufgabe, die eine gewisse Überwindung erfordert. Im täglichen Leben sagt man zigmal Danke, beim Einkauf, an der Tankstelle, bei freundlichen Gesten, Danke an wildfremde Personen, wegen absoluten Kleinigkeiten und Bagatellen. Aber wenn es in einer persönlichen bis intimen Umgebung um die Grundbedürfnisse des Lebens geht, tun wir uns manchmal schwer, über unseren eigenen Schatten zu springen. »Danke, dass Du da bist«, »Danke, für das schöne Leben, dass Du mir gegeben hast«, »Danke einfach für alles« sind nur wenige Worte, die aber ehrlich ausgesprochen, nachhaltiges Wohlbefinden hervorrufen oder manchmal auch einen Neuanfang einleiten können.

Was gibt es Schöneres, wenn man als alter Mensch von seinem Kind ein »Danke für alles, danke Dir« zu hören bekommt? Wie viel Glück kann man bei dem Partner mit einem »Danke, dass Du bist« auslösen und vielleicht auch einiges, was schlecht gelaufen war, wiedergutmachen. Im richtigen Augenblick hat ein Danke, das vom Herzen kommt, eine heilende, nachhaltige Wirkung.

Zusammenfassend schafft Dankbarkeit Wohlbefinden und innere Ruhe, nicht nur bei dem Empfänger, sondern ebenso bei einem selbst, wie es auch der Philosoph Francis Bacon gesagt haben soll: »Nicht die Glücklichen sind dankbar. Es sind die Dankbaren, die glücklich sind.«

IV. Von Erinnerungen zu einem ewigen Leben

Im letzten Teil des Buches möchte ich auf drei Themen eingehen, die im und für das Alter eine gesonderte Relevanz besitzen: Erinnerungen, die Unterschiede zwischen dem biologischen und dem chronologischen Alter sowie den Wunsch nach einem ewigen Leben und die damit zusammenhängenden Einflussfaktoren.

Die Macht der Erinnerungen im Alter

Vom Standpunkte der Jugend aus gesehen, ist das Leben eine unendlich lange Zukunft;
Vom Standpunkte des Alters aus eine sehr kurze Vergangenheit.

Arthur Schopenhauer, Aphorismen zur Lebensweisheit

Schopenhauer hat bereits vor fast 170 Jahren in seinen Aphorismen beschrieben, dass die subjektiv empfundene Zeit im Alter schneller zu vergehen scheint. Außerdem hat er (wenigstens für sich) erkannt: »Je älter man wird, desto weniger machen die Dinge einem Eindruck, … wie ein Kunstwerk, welches man tausendmal gesehen hat.«

Ein Charakteristikum des Alterns scheint also das Gefühl zu sein, dass die Zeit schneller abläuft.[2] SeniorInnen sagen oft, dass Weihnachten von Jahr zu Jahr schneller komme und Geburtstage wie im Flug vergingen. Auch mir fällt das in meinem Leben auf. Je älter ich werde, desto mehr habe ich das Gefühl, dass die Kinder schneller erwachsen werden und ich mich im doppelten Tempo der Pension nähere. Warum ist das so?

Die veränderte Zeitwahrnehmung scheint nach heutiger Ansicht ein Phänomen der Erinnerungen zu sein. Diese können unter besonderen Lebensbedingungen, aber auch zwischen Jung und Alt ihren temporären Charakter verändern. Wenn man mit Neugierde und Interesse ein abwechslungsreiches, aktives Leben verbringt/verbracht hat, vergeht die Zeit langsamer (vor allem wenn es rückblickend beurteilt wird), als wenn man in Langeweile seine Jahre im wahrsten Sinne des Wortes »absitzt«.

John Wearden von der britischen Keele University hat vor einigen Jahren in einer ausgefallenen Studie die Veränderung des Zeitgefühls unter bestimmten Bedingungen untersucht.[405] Seine Versuchspersonen schauten einen neunminütigen Ausschnitt des Katastrophenfilms *Armageddon* an, während eine Kontrollgruppe in einem anderen Raum nichts tuend die Zeit verbrachte. Unmittelbar nach dem Film beziehungsweise nach der Warteperiode befragte der Forscher die Testteilnehmer. Für die *Armageddon*-Gruppe verging die Zeit aufgrund der unterhaltsamen Abwechslung klarerweise schneller. Als der Studienleiter jedoch eine Zeit später noch einmal nachfragte, kam ein unerwartetes Ergebnis raus. Die Kontrollgruppe schätzte in diesem Fall, die neun Minuten Wartezeit kürzer ein als diejenigen, die den Film angeschaut hatte. Momente der Langeweile werden in den Erinnerungen als kürzer eingestuft, unter anderem auch wenn die Gedächtnisleistungen eingeschränkt sind, was bei älteren Menschen häufig der Fall ist. Intensive Erlebnisse jedoch, die mit vielen Erinnerungen einhergehen, wertet man entsprechend als länger.

Die Zeit vergeht also dem Gefühl nach in den einzelnen Phasen des Lebens nicht gleichermaßen schnell. Das könnte man als die soziale, altersabhängige Komponente der Relativitätstheorie bezeichnen. In der Kindheit und Jugend verstreicht die Zeit oft langsam. Es wird viel Neues erlebt. Neugier und Spannung prägen das Leben und somit entstehen auch eine Vielzahl an Erinnerungen. Stunden können wie eine Ewigkeit dauern und Tage nicht mehr enden, vor allem wenn man sich auf etwas besonders freut. »Wie viele Mal noch schlafen …?« ist eine typische Frage unserer Kinder. Ständig ist etwas »los«, in Veränderung begriffen, von Stunde zu Stunde, Tag zu Tag …

Im Gegensatz zur abwechslungsreichen Zeit in jungen Jahren ist das Leben im Alter häufig einbetoniert. Ein Tag gleicht dem anderen. Vieles hat man schon einmal erlebt, wenige neue Dinge passieren, und damit entstehen auch weniger Erinnerungen. Es vergeht ein Jahr nach dem anderen ohne große Besonderheiten, in der Erinnerung fliegt die Zeit dahin.

Der Mensch lebt in Erinnerungen; in späteren Lebensjahren erinnert man sich vor allem gerne an den ersten Lebensabschnitt, bis etwa 40, 45, die »gute alte Zeit«, wie man zu sagen pflegt. Warum nicht an die Zeit danach? Der Grund besteht darin, dass der zweite Abschnitt geprägt ist von Gleichmäßigkeit – ohne größere Höhen, unter Umständen verbunden mit sehr tiefen, unangenehmen Phasen, an die man sich eher ungern erinnert. Vieles verblasst und gerät in Vergessenheit, wie ein Puzzle, dessen zentrale Teile sich auflösen und entschwinden.

Erinnerungen sind ein wesentlicher Bestandteil unseres Lebens. Auch etwas, das vor langer Zeit geschehen ist, kann in der Gegenwart als sehr lebendig und unmittelbar erlebt werden, so als wäre es gestern geschehen.[406] Die Vergangenheit wirkt sich auf die Gegenwart aus, und schöne Erinnerungen verankern und stabilisieren uns im Jetzt. Sie sind eine wichtige Basis für Zufriedenheit und eine positive Lebenseinstellung. Eine gute Vergangenheit begünstigt auch einen zuversichtlichen Blick nach vorn.

Das Gestern dient dem älteren Menschen aber häufig auch als Alibi für sein Bedrücktheit und seinen Frust. Einige Menschen geben als Grund für ihre Unzufriedenheit an, dass sie all die Jahre wenig Zeit hatten, die Dinge zu realisieren, die sie sich vorgenommen hatten. Ein Paradebeispiel ist die Aussage: »Wenn ich doch mehr Zeit gehabt hätte …« Man sollte jedoch bedenken: Wenn einem viel Zeit für alles Mögliche zur Verfügung stehen würde, dann würden die Dinge, die einem wichtig sind und die man gerne umsetzen würde, nicht mehr unter den Druck fallen, dass man sie unbedingt machen muss, und dann wären sie möglicherweise ebenso wenig verwirklicht worden. Denn auch ein paar Jahre mehr bringen jemandem nichts, der zuvor nicht wusste, was er mit seinem Leben anfangen soll.

Eine andere recht oft verwendete Ausrede ist: »Wenn die Zeit reif ist, dann,…« Jedoch wäre es gut, Dinge zu tun, Hobbys nachzugehen, alte Freunde zu treffen et cetera, wenn es der Alltag halbwegs zulässt und Krankheiten nicht im Wege stehen. Über seinen Schatten springen, ein wenig die Energieressourcen anzapfen, um Abwechslung in sein Leben zu bringen, lohnt sich langfristig, in dem abhängig von der Art der realisierten Dinge kognitive, körperliche oder soziale Faktoren profitieren.

Um einem möglichen tristen Dasein im Alter vorzubeugen, sollte man daher sein Alter und das Altern im zweiten Lebensabschnitt gut planen und sich schöne, erinnerungswürdige Ziele setzen. Außerdem wäre es gut, besonders im Alter zu versuchen, die Momente zu genießen, sie zu absorbieren und zu verinnerlichen. Das Depot an Erinnerungen aufladen, neue Bilder erschaffen, von denen man noch lange profitieren und sich erfreuen kann. Vorträge, Ausstellungen und vor allem Reisen bieten sich an. Eine Woche einer schönen Reise ist manchmal so viel wert wie Monate des Alltags.

Biologisches versus chronologisches Alter

Auf die Frage »Ab wann ist man alt?« hört man oft die Aussage: »Man ist so alt, wie man sich fühlt.« Ich finde das gut, weil das Alter nicht nur an eine bestimmte Anzahl gelebter Jahre und körperliche Veränderungen gebunden ist, sondern auch psychische Komponenten beinhaltet.

Alter ist nicht gleich Alter. Wenn man an einem Fest zum 40. Abiturjubiläum teilnimmt, hat man unter Umständen das Gefühl, einige hätten ihre Kinder, andere dagegen ihre Eltern geschickt, und dies, obwohl alle gleichaltrig sind, also so um die 58 bis 60.

Wann ist jemand alt? Wann spricht man von Betagten? Diese Fragen lassen sich nicht eindeutig beantworten, da viele verschiedene Komponenten mit einfließen. Heutzutage bezeichnet man so etwa 60 bis 74 Jahre als älter, 75 bis 89 als alt, 90 bis 100 als hochbetagt und Menschen über 100 als langlebig, aber auch diese Kategorisierung stellt nur einen Vorschlag dar. Der Zeitpunkt, wann das Alter beginnt, ist also ungenau definiert. Es gibt keine valide Übergangszeit oder Riten, die das Alter ankündigen. Vom Rechtssystem her existieren auch keine Unterschiede zwischen einem 90-Jährigen und einem 19-Jährigen.

Unterscheiden kann man zwischen dem chronologischen (körperlichen), dem biologischen und dem gefühlten Alter. Unter chronologischem Alter versteht man den genauen (kalendarischen) Zeitraum, der seit der Geburt vergangen ist. Chronologische Altersgrenzen sind vor allem dazu da, Krankheitsrisiken zu definieren und aufwändige bürokratische sowie administrative Prozesse leichter zu handhaben. Das biologische Alter beschreibt zwei Menschen mit ähnlicher Leistungsfähigkeit, die aber nicht zwangsläufig das gleiche chronologische Alter aufweisen müssen. Jemand mit einem jungen biologischen Alter sieht oft um einige Jahre jünger aus und ist eventuell leistungsfähiger, als sein kalendarisches Alter vermuten lässt, wohingegen bei einer Person mit einem fortgeschrittenen biologischen Alter, das Gegenteil der Fall ist.

Den Unterschied zwischen chronologischem und biologischem Alter beeinflussen unter anderem folgende Faktoren:

- genetische Merkmale wie in dem klassischen Ausspruch »die Mutter sah immer jung aus, die Tochter ebenfalls«;
- Stressfähigkeit beziehungsweise Umgang mit Stress: jemand, der gut wegstecken kann, quasi immer halbwegs cool bleibt, macht häufig einen jüngeren Eindruck als eine Person, die der Stress »auffrisst«; extremer Stress, wie bei Schicksalsschlägen, kann außerdem bewirken, dass man von einem Tag auf den anderen deutlich altert;
- Exposition gegenüber Schadstoffen, Rauchen beispielsweise führt zu einer deutlichen Alterung der Haut;
- ein gutes soziales Umfeld, eine erfüllende Partnerschaft aber auch ein stressfreier Job, der einem Spaß macht, einen herausfordert und in dem man geschätzt wird, weisen ein gewisses Verjüngungspotenzial auf;
- chronische Erkrankungen, wie Krebs, zehren an der Substanz und lassen Menschen älter erscheinen;
- allgemeine Zufriedenheit, positive Lebenseinstellung, glücklich sein und
- regelmäßige Bewegung und Krafttraining.

Auf zellulärer Ebene hängt die Schnelligkeit des Alterungsprozesses unter anderem von folgenden Faktoren ab:

- wie effizient das antioxidative System funktioniert und damit freie Radikale eliminieren kann,
- wie die Zellen mit Stress umgehen,

- wie geschädigte Eiweißmoleküle repariert, eliminiert oder recycled werden und
- wie die Reparaturmechanismen auf Ebene der Gene funktionieren.

Es ist immer wieder zu sehen, dass sehr alte Menschen jenseits des 85. bis 90. Lebensjahres eine unerwartet gute körperliche und geistige Leistungsfähigkeit aufweisen. Diese Menschen haben nicht selten die Alterskrankheiten in den Risikojahren zwischen 65 und 85 gut überlebt, weil sie über ein starkes Immunsystem oder andere Schutzmechanismen verfügen und einen gesunden Lebensstil geführt haben.

Meines Erachtens ist die beste Methode, um noch im Alter ein paar Jahre jünger auszusehen – natürlich ohne Botox, Skalpell und Co. –, einer gesunden Lebensweise nachzugehen. Dazu gehören vor allem Rauchverzicht, um die Faltendichte so gering wie möglich, und viel Bewegung und Krafttraining, um den Körper in Schwung zu halten. Außerdem noch eine ordentliche Prise Stressmanagement sowie Optimismus, und fertig ist der perfekte Jugendmix zum Nulltarif.

Wenn einen irgendwann der Jugendwahn überkommen sollte, hilft nur eine Sache nachhaltig: rechtzeitig einen Partner finden, den man liebt, und der einen liebt, so wie man ist. Diese Therapie wirkt Wunder und ist meines Erachtens die einzige, die langfristig Bestand hat. Rastlose Suche nach Anerkennung von anderen kann extrem Energie raubend, und macht eher älter als jünger.

Kann man biologisches Alter auch quantifizieren?

Im Gegensatz zum chronologischen Alter kann das biologische Alter nicht gemessen werden. Trotzdem gibt es Möglichkeiten, es abzuschätzen, jedenfalls orientierend. Dafür können sowohl der Vitalitätszustand herangezogen als auch sogenannte Biomarker im Blut bestimmt werden. Bei insbesondere Betagten und Hochbetagten kann der Vitalitätszustand, neben der Bestimmung des Körpergewichts beziehungsweise des Body-Mass-Indexes, zum Beispiel durch verschiedene Tests der Muskelfunktion, wie die Gehgeschwindigkeit oder die Griffstärke, überprüft werden.[407] An potenziellen Biomarkern im Blut hingegen werden unter anderem diskutiert:

- Entzündungsmarker wie das CRP oder das Interleukin 6;
- der Nüchtern-Blutzuckerspiegel und das sogenannte HbA_{1c}, welches ein Langzeitindikator für die Blutzuckerbelastung darstellt;
- die Länge der Telomere in den weißen Blutzellen;
- Marker von DNA Schäden und
- sogenannte epigenetische Veränderungen.[407, 408]

Epigenetische Mechanismen beziehen sich auf das Ein- und Ausschalten von Genaktivitäten. Dadurch ist unter anderem eine Anpassung an veränderte Umweltbedingungen, wie Stress, möglich. Im Alter sind epigenetische Schutzmechanismen beeinträchtigt, sodass das innere Milieu unter Umständen nicht mehr im Gleichgewicht gehalten werden und eine Instabilität des Erbgutes auftreten kann.

Alternativ könnten auch Marker von seneszenten Zellen gemessen werden. Seneszente Zellen haben zwar ihre Teilungsfähigkeit aufgrund einer ständigen Belastung durch diverse Stressoren verloren, sind aber noch langdauernd lebensfähig und geben beispielsweise Entzündungsstoffe oder auch die sogenannte Beta-Galactosidase, ein Enzym, an ihre Umgebung ab.

Außerdem ist es zum Beispiel auch möglich, Moleküle beziehungsweise Stoffwechselprodukte, die einen Hinweis geben, wie groß der oxidative Stress im Organismus ausfällt, zu bestimmen. Sie haben oben bereits gelesen, dass sich eine Theorie des Alterns auf eine erhöhte, ständige Belastung mit freien Radikalen bezieht.

Daneben kann auch die Messung von »Altershormonen« einen Hinweis auf das biologische Alter geben. Zu den Altershormonen gehören die Geschlechtshormone Testosteron beim Mann und Östrogen bei der Frau (nach der Menopause physiologisch niedrig) sowie auch das Wachstumshormon oder sein ausführendes Hormon, das sogenannte IGF-1, und das Dehydroepiandrosteron, abgekürzt DHEA, aus der Nebennierenrinde. Diese Hormone werden bei älteren Menschen in geringeren Mengen ausgeschüttet.

Versuche bei Rhesusaffen,[409] die auf eine energiereduzierte Kost gesetzt wurden, zeigten ferner, dass eine niedrigere Körperkerntemperatur, geringere Insulinspiegel und jugendlichere DHEA(S)-Spiegel als potenzielle Biomarker für Langlebigkeit herangezogen werden können.

Unglücklicherweise ist die Ausschüttung von diskutierten Biomarkern, auch bei verschiedenen Krankheiten verändert, sodass sie sehr unspezifisch für den Alterungsprozess sind.

Neben dem biologischen und chronologischen Alter gibt es noch ein gefühltes Alter. Mann/Frau können topfit sein, gute Laborwerte aufweisen, sich aber trotzdem alt fühlen. Kennzeichnend für das gefühlte Alter ist beispielsweise die Aussage »Alt sind nur die anderen«, ein häufig verwendeter Satz, den man von fitten, sich jung fühlenden SeniorInnen hört.

Ewiges Leben?

Ein Jahrhundert und ein wenig mehr Lebenszeit ist für die im neuen Millennium Geborenen durchaus möglich. Aber ist auch mehr drin? Und wenn man sehr zuversichtlich ist, noch viel mehr – quasi unsterblich sein? Möchte man überhaupt ein Methusalem-Alter erreichen?

In einer finnischen Studie wurden 1405 Personen im Alter zwischen 75 und 96 Jahren befragt, ob sie 100 Jahre alt werden wollten.[410] Dabei zeigte sich, dass etwa ein Drittel 100 werden wollte, jedoch war der Wunsch nach einem langen Leben an Gesundheit gebunden. Als Gründe, warum sie gerne alt werden wollten, antworteten sie, dass sie das Leben liebten, dass sie neugierig waren, was in Zukunft passieren würde und dass sie eine Rolle im Leben hatten, die sie mit anderen teilen wollten. Diejenigen, die nicht alt werden wollten, gaben an, dass sie mit Behinderungen leben müssten, dass sie eine Last für andere werden würden, dass sie ihre Unabhängigkeit verlieren und einsam sein würden, dass sie an Schmerzen leiden würden und dass das Leben keinen Sinn mehr hätte. Einige gaben auch an, dass man nicht an der Schicksalsschraube drehen sollte, oder dass sie schon alles im Leben erreicht hätten.

In einer anderen Umfrage bei 1000 US-AmerikanerInnen kam heraus, dass fast 80 Prozent gerne bis 120 Jahre und mehr leben würden, wenn man ihnen körperliche und mentale Gesundheit garantieren würde. Etwa 400 würden sogar ewig leben wollen, wenn sie komplett gesund blieben.[411]

Was würden Sie wollen? Wenn man mich fragt, würde ich auch meinen, dass ein langes Leben unbedingt an absolute körperliche und geistige Gesundheit gebunden sein sollte. Absolut ist natürlich nicht wirklich absolut zu sehen. Auch die vitalsten

Hundertjährigen sind nicht vollkommen gesund. Mindestens irgendwelche kleinen Wehwehchen und geringgradige Einschränkungen hat jeder Hoch- und Höchstbetagte. Mit absolut meine ich Krankheiten, die mit einer deutlichen Einschränkung der Lebensqualität, Lebensführung und Leistungsfähigkeit einhergehen. Ja, und mich würde auch interessieren was in Zukunft passieren würde. Meine noch nicht geborenen und auch derzeit nicht geplanten Enkel würde ich auch gerne kennenlernen und sehen, wie sie aufwachsen und ihren Weg gehen. Meine Erfahrungen, würde ich zwar auch gerne weitergeben, aber dieser Punkt würde nicht im Vordergrund stehen und es würde wahrscheinlich auch nicht viel bewirken. Jeder macht seine eigenen Erfahrungen und viele Jüngere wollen auch verständlicherweise keine gut gemeinten Ratschläge von »Erfahrenen« auf ihrem langen und kurvigen Weg hören.

Unsterblichkeit

Der Wunsch nach Unsterblichkeit gehört – neben dem Verlangen, fliegen zu können, unsichtbar zu sein, in Geld zu schwimmen oder ewig ins Schlaraffenland einzutauchen – wahrscheinlich zu den größten Wünschen der Menschheit. Seit Anbeginn der mündlichen und schriftlichen Überlieferungen kursieren viele Mythen und Legenden über die Unsterblichkeit des Menschen.[412] Jedoch nicht jeder will unsterblich sein, auch wenn er völlig gesund und jung bleiben sollte. In Film, Literatur und Mythologie wird ewiges Leben durchwegs als eher ungünstig bewertet.

Unsterblich zu sein mag zwar grenzenlos anziehend sein, ist aber auch mit Leid und Angst verbunden. Für Connor MacLeod in dem Film *Highlander* (1986) war es jedes Mal eine Qual, wenn eine seiner vielen sterblichen Frauen von ihm ging. Er, der Highlander, hat alles und jeden überdauert. Er sah zahllose Menschen kommen und gehen. Aber war er wirklich glücklich?

Ein ähnliches Schicksal erlitt auch Raymond Fosca, der Titelheld von Simone de Beauvoirs Roman *Alle Menschen sind sterblich*. Fosca trinkt von einem Lebenselixier und wird dadurch unsterblich. Jahrhunderte später erkennt er, dass Unsterblichkeit nicht glücklich macht, sondern dass »jeder Sieg sich eines Tages in eine Niederlage verkehrt« und dass die großen, humanitären Ziele und Taten, die man vollbracht hat oder erreichen will, im Endeffekt nichts bedeuten und nicht einmal die »allerleiseste Spur« hinterlassen. Am Ende eines in Gleichgültigkeit dahinfließenden Daseins blieb Fosca nichts als Resignation. So gesehen sollte man nicht unglücklich sein, dass die Zeit für uns Sterbliche eines Tages endet.

Ein anderer tragischer Unsterblicher war Dorian Gray. Dorian, ein im Herzen reiner, bildhübscher Jüngling, wird verführt, sich der sinnlichen Lust und dem Vergnügen hinzugeben. Er geht einen Pakt ein, durch den er Unsterblichkeit und ewige Jugend erhält. Die Unsterblichkeit bringt ihm zweierlei: einerseits moralischen Verfall, andererseits die Angst, seine Gabe wieder zu verlieren. Sein Porträt, das sich versteckt und verborgen im Dachboden des Hauses befindet, zeigt jedoch sein wahres Ich, das Spiegelbild seiner Seele, welches sich unaufhörlich zersetzt und zu einer grauenhaften Fratze wird.

Odysseus war schlauer als Dorian und wählte das endliche, sterbliche Leben, als er von der wundervollen Göttin Kalypso Unsterblichkeit angeboten bekam. Er entschied sich für die Gefahr des Heimwegs, mögliche Krankheiten und andere Risiken, um der Zwangsjacke der ewigen Langeweile zu entrinnen und mit anderen menschlichen Sterblichen zu leben.

Zwei Dinge könnten die Menschen von einem ewigen Dasein abhalten. Zum einen der ständige Verlust an geliebten Menschen, unter Umständen auch das Leid auf der Welt, das in der Zukunft möglicherweise größer wird. Aber viel schlimmer muss die ständige »tödliche« Langeweile sein, die einen langsam, aber sicher aufzehren wird.

Daher ist es immens wichtig, sein Leben abwechslungsreich zu gestalten. Wenn man ein erfülltes, buntes Leben hatte, wird man wahrscheinlich nicht nach Unsterblichkeit streben, sondern irgendwann zufrieden diese Welt verlassen.

Das Alter und das Altern haben ihren Sinn. Sie sind ein wesentlicher Bestandteil des sozialen Systems. Wenn man es vom religiösen Aspekt her betrachtet: Warum sollte man im jetzigen Leben Unsterblichkeit herbeiwünschen, wenn man sie nach dem Tod sowieso erhält? Oder anders formuliert: Trachten vor allem die Menschen, die nicht an eine ewige Existenz nach dem Tod glauben, nach Unsterblichkeit? Oder glauben wir an ein unendliches Dasein nach dem Tod, weil unser irdisches Leben vergänglich ist? Fragen, die wohl für immer unbeantwortet bleiben werden, die aber unser Streben beziehungsweise Nichtstreben nach Unsterblichkeit und einem ewigen irdischen Leben beeinflussen.

Wenn alle Menschen unsterblich wären, sagen wir einmal, ein Methusalem-Alter erreichen würden, und die Nachkommenschaft zwar langsamer, aber doch unaufhaltsam weiter nachrücken würde – wie könnten dann alle ernährt werden? Wie groß wäre die Belastung für die weltweiten Gesundheitssysteme? Wie ich bereits einführend angemerkt habe, gehört die Überalterung der Gesellschaft, neben dem Klimawandel und der immer noch währenden Gefahr eines Atomkriegs, wahrscheinlich zu den wichtigsten Herausforderungen der Gegenwart.

Daher ist es besonders wichtig und auch unsere eigene (gesellschaftliche) Verantwortung, die Voraussetzungen dafür zu schaffen, dass wir fit und unabhängig alt werden können. Dass wir alle die dazu erforderliche positive Lebenseinstellung herstellen und den Aufbau eines starken und stärkenden sozialen Umfelds und vor allem auch eine gesunde Lebensführung meistern können, habe ich in diesem Buch dargestellt.

V. Was macht ein gutes und langes Leben aus? – Eine Synthese von allem

Vor genau zehn Jahren habe ich mit meinem Vater Cevdet ein Gespräch zu wichtigen Dingen des Lebens geführt.[2] Damals war er 78 Jahre alt. Er erfreut sich glücklicherweise immer noch bester Gesundheit, sowohl in körperlicher als auch in geistiger Hinsicht. Natürlich ist er nicht mehr so schnell unterwegs wie in jüngeren Jahren, aber er ist selbstständig und kommt zumindest drei, vier Tage ohne meine Mutter zurecht. Als er vor zehn Jahren seinen Reisepass erneuern ließ, meinte er noch emotionslos: »Das wird wohl das letzte Mal sein.« Er hat sich geirrt. Dieses Jahr hat er einen nagelneuen bekommen und keinen Kommentar in Richtung »Das war's wohl« oder Ähnliches von sich gegeben. Tja, der Nächste wird 2029 fällig, kurz vor seinem hundertsten Geburtstag.

Mein Vater ist Arzt und war fast 50 Jahre als Internist tätig. Seit über 55 Jahren ist er glücklich mit meiner Mutter Esin verheiratet. Er ist Vater von zwei Kindern und Großvater von vier Enkeln. Er hatte für mich immer eine Vorbildfunktion, insbesondere weil er in seinem Beruf sehr erfolgreich und beliebt gewesen war, dabei seine Familie aber nicht vernachlässigt hat. Für ein langes Leben erachtet er Gesundheit als besonders wichtig, außerdem, dass man versucht, zufrieden zu sein, die Dinge optimistisch zu sehen und sich auch an den kleinen Dingen des Lebens zu erfreuen. Ein Buch, das ihn sein Leben lang begleitet hat, ist von Dale Carnegie: *Sorge dich nicht – lebe!* Diese Lektüre hat ihm sehr geholfen, sich im Beruf und in der Gesellschaft zu etablieren und glücklich zu sein.

Um Stress abzubauen und Probleme zu lösen, hat er die meiste Unterstützung von meiner Mutter erhalten. Er war aber auch im Beruf kein Einzelkämpfer und holte sich immer wieder Rat von KollegInnen. Außerdem bemühte er sich sein Leben lang um soziale Kontakte, ist oft spazieren gegangen, ernährte sich vor allem in den letzten 10 bis 20 Jahren fleischarm und gemüse- und obstlastig. Er hat nie geraucht und wenig Alkohol getrunken und wies eigentlich immer schon ein normales Körpergewicht auf. So gesehen setzte er viele Dinge um, die mit einem gesünderen, langen Leben verbunden sind und kann heute maximal davon profitieren: Fit und unabhängig geht er seinem 90. Lebensjahr entgegen und hoffentlich auch noch viele weitere Jahre.

Auch meine Mutter hat immer schon einen gesunden Lebensstil geführt, sich viel bewegt und versucht, sich wenig Sorgen zu machen und optimistisch durchs Leben zu gehen. Sie ist ebenfalls gut unterwegs und sieht mindestens zehn Jahre jünger aus, als sie ist. Ich bin meinen Eltern dankbar dafür, dass sie gut auf sich geachtet haben und immer da waren, wenn ich sie gebraucht habe.

Die wichtigen Empfehlungen für ein gesundes und langes Leben

In dem »Gut-Altern Modell« habe ich versucht die einzelnen Aspekte, die mit einem gesünderen, längeren Leben assoziiert sind, darzustellen. Ein Mindestmaß an Lebenszufriedenheit und Freude ist meines Erachtens eine wichtige Basis für die Optimierung des eigenen Lebensstils. Durch Motivation und das Setzen von Zielen können wir unser Leben effektiv und nachhaltig verbessern und dabei auch unser soziales Netz ausbauen und erhalten. Zwar ist ein hohes Maß an Zufriedenheit nicht zwingend notwendig für eine gesunde Lebensführung (daher auch der gestrichelte Pfeil zu »Motivation und Ziele« in der Abbildung), aber wer ständig depressiv, klagend und lustlos ist, wird auch eine geringe Motivation

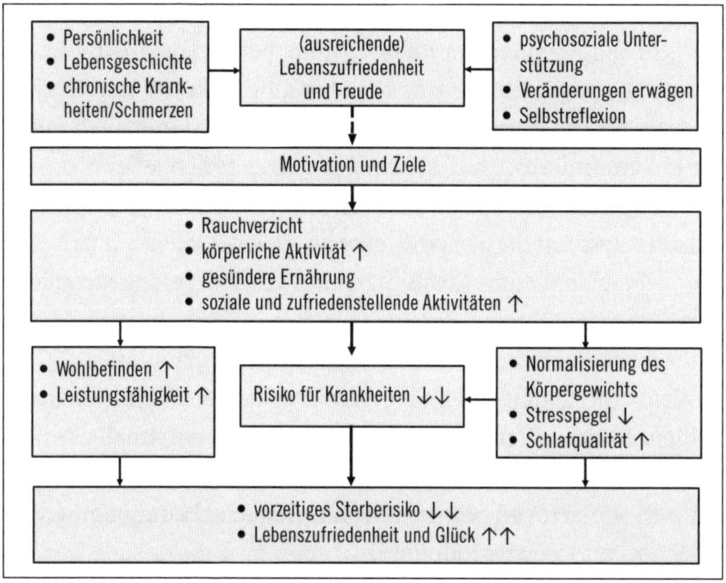

Abbildung 5: Das Gut-Altern-Modell stellt den Weg zu einem langen, zufriedenen und möglichst beschwerdefreien Altern dar. Eine nähere Erläuterung des Modells findet sich im Text.

und Antrieb haben, sich gesund zu ernähren, sich regelmäßig zu bewegen, ein paar Kilo abzunehmen, mit dem Rauchen aufzuhören, neue Freunde zu finden und sich sozial zu engagieren.

Lebenseinstellung, Lebensfreude und allgemeine Zufriedenheit werden zwar insbesondere durch Persönlichkeit und Lebensverlauf, aber auch von Krankheiten oder Schmerzen, die natürlich einen negativen Einfluss auf unser Befinden haben, beeinflusst. Jedoch ist es möglich, durch erstens das Einbinden von Familie und Freunden oder unter Umständen auch eines Therapeuten, zweitens das Nachdenken, ob nicht bestimmte Veränderungen mehr Zufriedenheit bringen könnten, und drittens eine gewisse Selbstreflexion und dem Hinterfragen, ob nicht vielleicht doch ein wenig Spielraum nach oben besteht, das Wohlbefinden zu verbessern. Bei Depressionen und anderen psychischen Störungen oder Beeinträchtigungen sollten Sie so bald wie möglich psychotherapeutische und ärztliche Hilfe in Anspruch nehmen. Ein gut eingesetztes Antidepressivum beispielsweise rettet im Extremfall nicht nur Leben, sondern gibt auch die notwendige Energie für die Änderung des Lebensstils und damit verbunden für ein gesünderes, glücklicheres und längeres Leben.

Wenn man quasi bei null beginnt, reichen schon kleine Schritte aus, um messbare Effekte zu erzielen. Hier ein paar Minimalvorschläge zum Einstieg in eine gesündere, leistungsfähigere Zukunft:

- Wenn Sie häufig Fleisch essen: Versuchen Sie bitte, Ihren Fleischkonsum zu reduzieren. Ziel sollten maximal zwei bis drei Portionen Fleisch pro Woche sein. Geflügelfleisch sollte dabei vorgezogen werden. Wenn möglich, keine oder selten Wurst- und Wurstprodukte.
- Wenn Sie wenig oder seltener Gemüse oder Obst essen: Erhöhen Sie bitte für den Anfang um mindestens eine Portion mehr pro Tag. Ziel sind mehrere Portionen Gemüse und Obst pro Tag.
- Wenn Sie nur Weißbrot essen: Ersetzen Sie bitte für den Anfang ein Drittel davon durch Misch- oder besser Vollkornbrot. Ziel ist es, den Konsum von Weißbrot deutlich zu reduzieren.
- Wenn Sie keinen Fisch essen: Ersetzen Sie bitte entweder eine Fleischmahlzeit pro Woche durch Fisch oder nehmen Sie insbesondere ab dem 50. Lebensjahr Fischölkapseln in einer Dosis von mindestens 1000 bis maximal etwa 2500 Milligramm (EPA + DHA) pro Woche zu sich.
- Wenn Sie gerne zuckerhaltige Limonaden mögen: Trinken Sie am besten keine oder, wenn es unbedingt sein muss, maximal einen halben Liter pro Woche.
- Wenn Sie nicht zu den Langsam-Essern gehören: Kauen Sie bitte jeden Bissen mindestens zwei- bis dreimal mehr und versuchen Sie generell, langsamer zu essen.
- Insbesondere wenn Sie ein Abendesser sind: Geben Sie bitte am Abend ein Drittel weniger Essen auf Ihren Teller. Verzich-

ten Sie am späteren Abend auf einen Besuch beim Kühlschrank.

- Insbesondere wenn Sie übergewichtig sind: Versuchen Sie für den Anfang, an zwei Tagen der Woche etwa die Hälfte Ihrer normalen Kalorienmenge zu essen.
- Wenn Sie ein Bewegungsmuffel sind: Gehen Sie bitte wenigstens 15 Minuten pro Tag im Freien spazieren – sei es zügig im Park, um den Häuserblock, zur Straßenbahn oder über Umwege zum Parkplatz. Als Alternative bieten sich auch zum Beispiel einige Stockwerke Treppensteigen an. Nach einem Monat können Sie Ihr Pensum durchaus auf 20 Minuten oder mehr Stockwerke steigern. Mit der Zeit spricht auch nichts gegen eine Erhöhung des Tempos. Ziel sind mindestens 150 Minuten Bewegung pro Woche.
- Wenn Sie schlecht schlafen: Verinnerlichen Sie bitte zunächst die Tipps ab Seite 106 zur Schlafhygiene. Das erste Mal konzentriert lesen dauert maximal drei Minuten. Dann noch zweimal zur Erinnerung in den nächsten Tagen. Versuchen Sie in weiterer Folge den einen oder anderen Vorschlag zu realisieren.
- Bei mangelnder oder verloren gegangener kognitiver Aktivität: Investieren Sie bitte täglich mindestens zehn Minuten in einen anspruchsvolleren Zeitungsartikel, ein Buch oder lösen Sie mindestens einmal pro Tag ein Kreuzworträtsel, Sudoku oder Ähnliches, was das Gehirn beansprucht.
- Wenn Sie es noch nicht in Anspruch genommen haben beziehungsweise Ihre wichtigsten Laborwerte nicht kennen: Gehen Sie bitte in den nächsten drei Monaten einmal zum Check-up/zur Vorsorgeuntersuchung (zum Hausarzt).
- Wenn Sie sich einsam fühlen: Sprechen Sie bitte bald mit jemandem, der Ihnen nahesteht, oder auch mit dem Hausarzt oder Therapeuten. Wenn Sie merken, dass Ihnen nahestehende Personen zu vereinsamen drohen, versuchen Sie bitte zu helfen oder kontaktieren Sie Personen, die helfen könnten.

- Wenn Sie sozial isoliert sind: Denken Sie daran, dass Aktivitäten mit anderen extrem guttun, auch wenn man es vielleicht nicht wahrhaben will.
- Wenn Sie absolut keine Hobbys oder andere Interessen außer TV, Smartphone und Tablet haben: Nehmen Sie sich bitte einmal 15 Minuten Zeit, um ausschließlich darüber nachzudenken, was Ihnen vielleicht sonst noch Spaß machen könnte. Schreiben Sie es auf und kleben Sie ihre Notizen irgendwo hin, wo Sie sie sicher sehen können.
- Integrieren Sie bitte zumindest eine freundliche Handlung am Tag in Ihr Leben. Ab und zu lächeln tut auch gut, nicht nur Ihnen selbst.
- Versuchen Sie sich bitte, einmal pro Tag an etwas Schönes in der Vergangenheit zu erinnern – dauert maximal 60 Sekunden.
- Freuen Sie sich bitte wenigstens einmal pro Woche über etwas – egal was, Hauptsache richtig! Es gibt immer etwas, worüber man sich freuen kann, auch wenn es auf den ersten Blick nicht den Anschein haben mag.
- Wenn Sie ein hartnäckiger Pessimist sind: Denken Sie bitte einmal pro Woche drei Minuten darüber nach, ob Ihr Leben im Vergleich zu anderen in Ihrem Umfeld wirklich so schlecht ist.

Das sind für den Anfang großteils leicht realisierbare Vorschläge mit minimalem Zeitaufwand. Das sollte wirklich jeder schaffen und es wird jedem guttun. Und wenn der erste Schritt einmal getan ist, werden Sie vielleicht – nein: ganz bestimmt! – die Motivation haben, ein bisschen mehr zu investieren. Jeder zusätzliche Schritt wird Ihr Krankheitsrisiko reduzieren und Ihr Leben um weitere Wochen und Monate verlängern.

Ich wünsche Ihnen viel Erfolg dabei und ein gesundes, zufriedenes und langes Leben!

Ihr Cem Ekmekcioglu
www.ekmekcioglu.at

Literatur

1. Kirkwood TBL. Why and how are we living longer? *Experimental physiology.* 2017;102:1067–1074.
2. Ekmekcioglu C. 50 einfache Dinge, die Sie über das Altern wissen sollten. Frankfurt/Main: Westend; 2009.
3. Colman RJ., Anderson RM., Johnson SC., et al. Caloric restriction delays disease onset and mortality in rhesus monkeys. *Science.* 2009;325:201–204.
4. WHO. Active ageing: a policy framework. 2002. https://www.who.int/ageing/publications/active_ageing/en/.
5. Cohen JE. Human population: the next half century. *Science.* 2003;302:1172–1175.
6. Trauvetter G. Demografie – Hochburg der Greise. *Der Spiegel*, 1/13, 32 f. 2013.
7. Christensen K, Doblhammer G, Rau R, et al. Ageing populations: the challenges ahead. *Lancet.* 2009;374:1196–1208.
8. Chmielewski P, Borysławski K, Strzelec B. Contemporary views on human aging and longevity. *Anthropological Review.* 2016;79:115–142.
9. vB Hjelmborg J, Iachine I, Skytthe A, et al. Genetic influence on human lifespan and longevity. *Human genetics.* 2006;119:312–321.
10. Christensen K, Johnson TE, Vaupel JW. The quest for genetic determinants of human longevity: challenges and insights. *Nature reviews. Genetics.* 2006;7:436–448.
11. Silverman JM, Smith CJ, Marin DB, et al. Identifying families with likely genetic protective factors against Alzheimer disease. *American journal of human genetics.* 1999;64:832–838.
12. Brooks-Wilson AR. Genetics of healthy aging and longevity. *Human genetics.* 2013;132:1323–1338.
13. APCC. APCC Special Report. Gesundheit, Demographie und Klimawandel (SR18) https://sr18.ccca.ac.at/ 2018.
14. Becker JA, Stewart LK. Heat-related illness. *American family physician.* 2011;83:1325–1330.
15. Cheshire WP, Jr. Thermoregulatory disorders and illness related to heat and cold stress. *Autonomic neuroscience: basic & clinical.* 2016;196:91–104.

16. Ekmekcioglu C. 50 einfache Dinge, die Sie über Ernährung wissen sollten. Frankfurt/Main: Westend; 2006.
17. Layden JE, Ghinai I, Pray I, et al. Pulmonary Illness Related to E-Cigarette Use in Illinois and Wisconsin – Preliminary Report. *The New England journal of medicine.* 2019.
18. Price DD, Finniss DG, Benedetti F. A comprehensive review of the placebo effect: recent advances and current thought. *Annual review of psychology.* 2008;59:565–590.
19. Schedlowski M, Enck P, Rief W, et al. Neuro-Bio-Behavioral Mechanisms of Placebo and Nocebo Responses: Implications for Clinical Trials and Clinical Practice. *Pharmacological reviews.* 2015;67:697–730.
20. Rust P, Ekmekcioglu C. Impact of Salt Intake on the Pathogenesis and Treatment of Hypertension. *Advances in experimental medicine and biology.* 2017;956:61–84.
21. Iqbal S, Klammer N, Ekmekcioglu C. The Effect of Electrolytes on Blood Pressure: A Brief Summary of Meta-Analyses. *Nutrients.* 2019;11.
22. Global, regional, and national comparative risk assessment of 84 behavioural, environmental and occupational, and metabolic risks or clusters of risks for 195 countries and territories, 1990–2017: a systematic analysis for the Global Burden of Disease Study 2017. *Lancet.* 2018; 392:1923–1994.
23. Galioto A, Dominguez LJ, Pineo A, et al. Cardiovascular risk factors in centenarians. *Experimental gerontology.* 2008;43:106–113.
24. Selim AJ, Fincke G, Berlowitz DR, et al. Comprehensive health status assessment of centenarians: results from the 1999 large health survey of veteran enrollees. *The journals of gerontology. Series A, Biological sciences and medical sciences.* 2005;60:515–519.
25. Zentrum für Krebsregisterdaten, Bericht zum Krebsgeschehen in Deutschland 2016, Kapitel 5, Primärprävention von Krebserkrankungen https://www.krebsdaten.de/Krebs/DE/Content/Publikationen/Krebsgeschehen/Krebsgeschehen_node.html.
26. https://www.gesundheit.gv.at/krankheiten/sucht/nikotinsucht/rauchen.
27. Nicita-Mauro V, Lo Balbo C, Mento A, et al. Smoking, aging and the centenarians. *Experimental gerontology.* 2008;43:95–101.
28. Malhotra J, Borron C, Freedman ND, et al. Association between Cigar or Pipe Smoking and Cancer Risk in Men: A Pooled Analysis of Five Cohort Studies. *Cancer prevention research.* 2017;10:704–709.
29. Waziry R, Jawad M, Ballout RA, et al. The effects of waterpipe tobacco smoking on health outcomes: an updated systematic review and meta-analysis. *International journal of epidemiology.* 2017;46:32–43.
30. Cao S, Yang C, Gan Y, et al. The Health Effects of Passive Smoking: An Overview of Systematic Reviews Based on Observational Epidemiological Evidence. *PLoS ONE.* 2015;10:e0139907.

31. Banderali G, Martelli A, Landi M, et al. Short and long term health effects of parental tobacco smoking during pregnancy and lactation: a descriptive review. *Journal of translational medicine.* 2015;13:327.
32. McEvoy CT, Spindel ER. Pulmonary Effects of Maternal Smoking on the Fetus and Child: Effects on Lung Development, Respiratory Morbidities, and Life Long Lung Health. *Paediatric respiratory reviews.* 2017;21:27–33.
33. Dong T, Hu W, Zhou X, et al. Prenatal exposure to maternal smoking during pregnancy and attention-deficit/hyperactivity disorder in offspring: A meta-analysis. *Reproductive toxicology.* 2018;76:63–70.
34. Huang L, Wang Y, Zhang L, et al. Maternal Smoking and Attention-Deficit/Hyperactivity Disorder in Offspring: A Meta-analysis. *Pediatrics.* 2018;141.
35. WHO, https://www.who.int/tobacco/quitting/benefits/en/.
36. Gaylord SA, Williams ME. A brief history of the development of geriatric medicine. *Journal of the American Geriatric Society.* 1994;42:335–340.
37. Schulze-Lohmann P. Ballaststoffe. *Ernährungsumschau.* 2012;7:408–417
38. Harman D. Free radical theory of aging: an update: increasing the functional life span. *Ann N Y Acad Sci.* 2006;1067:10–21.
39. Wiseman MJ. Nutrition and cancer: prevention and survival. *The British journal of nutrition.* 2019;122:481–487.
40. Dagenais GR, Leong DP, Rangarajan S, et al. Variations in common diseases, hospital admissions, and deaths in middle-aged adults in 21 countries from five continents (PURE): a prospective cohort study. *Lancet.* 2019.
41. World Cancer Research Fund/American Institute for Cancer Research. Diet, Nutrition, Physical Activity and Cancer: a Global Perspective. Continuous Update Project Expert Report 2018. https://www.wcrf.org/dietandcancer.
42. Islami F, Goding Sauer A, Miller KD, et al. Proportion and number of cancer cases and deaths attributable to potentially modifiable risk factors in the United States. *CA: a cancer journal for clinicians.* 2018;68:31–54.
43. Ekmekcioglu C, Wallner P, Kundi M, et al. Red meat, diseases, and healthy alternatives: A critical review. *Critical reviews in food science and nutrition.* 2018;58:247–261.
44. Demeyer D, Mertens B, De Smet S, et al. Mechanisms Linking Colorectal Cancer to the Consumption of (Processed) Red Meat: A Review. *Critical reviews in food science and nutrition.* 2016;56:2747–2766.
45. Spindler SR. Caloric restriction: from soup to nuts. *Ageing research reviews.* 2010;9:324–353.
46. Dong Z, Sinha R, Richie JP, Jr. Disease prevention and delayed aging by dietary sulfur amino acid restriction: translational implications. *Annals of the New York Academy of Sciences.* 2018;1418:44–55.

47. Eisenberg T, Knauer H, Schauer A, et al. Induction of autophagy by spermidine promotes longevity. *Nature cell biology.* 2009;11:1305–1314.
48. Speakman JR, Selman C, McLaren JS, et al. Living fast, dying when? The link between aging and energetics. *Journal of nutrition.* 2002; 132:1583S-1597S.
49. McCay CM, Crowell MF, Maynard LA. The effect of retarded growth upon the length of life span and upon the ultimate body size. *Journal of nutrition.* 1935;10:63–79.
50. Heilbronn LK, Ravussin E. Calorie restriction and aging: review of the literature and implications for studies in humans. *The American journal of clinical nutrition.* 2003;78:361–369.
51. Willcox BJ, Willcox DC, Todoriki H, et al. Caloric restriction, the traditional Okinawan diet, and healthy aging: the diet of the world's longest-lived people and its potential impact on morbidity and life span. *Ann N Y Academy of Sciences.* 2007;1114:434–455.
52. Willcox DC, Scapagnini G, Willcox BJ. Healthy aging diets other than the Mediterranean: a focus on the Okinawan diet. *Mechanisms of ageing and development.* 2014;136–137:148–162.
53. Pignolo RJ. Exceptional Human Longevity. *Mayo Clinic Proceedings.* 2019;94:110–124.
54. Most J, Tosti V, Redman LM, et al. Calorie restriction in humans: An update. *Ageing research reviews.* 2017;39:36–45.
55. Escobar KA, Cole NH, Mermier CM, et al. Autophagy and aging: Maintaining the proteome through exercise and caloric restriction. *Aging cell.* 2019;18:e12876.
56. Fontana L, Meyer TE, Klein S, et al. Long-term calorie restriction is highly effective in reducing the risk for atherosclerosis in humans. *Proceedings of the National Academy of Sciences of the United States of America.* 2004;101:6659–6663.
57. Colman RJ, Anderson RM, Johnson SC, et al. Caloric restriction delays disease onset and mortality in rhesus monkeys. *Science (New York, N Y).* 2009;325:201–204.
58. Fontana L, Partridge L, Longo VD. Extending healthy life span--from yeast to humans. *Science (New York, N Y).* 2010;328:321–326.
59. Madeo F, Zimmermann A, Maiuri MC, et al. Essential role for autophagy in life span extension. *The Journal of clinical investigation.* 2015;125:85–93.
60. Fontana L, Klein S. Aging, adiposity, and calorie restriction. *JAMA.* 2007;297:986–994.
61. Ravussin E, Redman LM, Rochon J, et al. A 2-Year Randomized Controlled Trial of Human Caloric Restriction: Feasibility and Effects on Predictors of Health Span and Longevity. *The journals of gerontology Series A, Biological sciences and medical sciences.* 2015;70:1097–1104.

62. Longo VD, Antebi A, Bartke A, et al. Interventions to Slow Aging in Humans: Are We Ready? *Aging cell.* 2015;14:497–510.
63. Franceschi C, Campisi J. Chronic inflammation (inflammaging) and its potential contribution to age-associated diseases. *The journals of gerontology Series A, Biological sciences and medical sciences.* 2014;69 Suppl 1:S4–9.
64. Fulop T, Witkowski JM, Olivieri F, et al. The integration of inflammaging in age-related diseases. *Seminars in immunology.* 2018;40:17–35.
65. Sansoni P, Vescovini R, Fagnoni FF, et al. New advances in CMV and immunosenescence. *Experimental gerontology.* 2014;55:54–62.
66. Monti D, Ostan R, Borelli V, et al. Inflammaging and human longevity in the omics era. *Mechanisms of ageing and development.* 2017;165:129–138.
67. Shaw AC, Joshi S, Greenwood H, et al. Aging of the innate immune system. *Current opinion in immunology.* 2010;22:507–513.
68. Buford TW. (Dis)Trust your gut: the gut microbiome in age-related inflammation, health, and disease. *Microbiome.* 2017;5:80.
69. Verdery RB, Walford RL. Changes in plasma lipids and lipoproteins in humans during a 2-year period of dietary restriction in Biosphere 2. *Archives of intern medicine.* 1998;158:900–906.
70. Walford RL, Mock D, Verdery R, et al. Calorie restriction in biosphere 2: alterations in physiologic, hematologic, hormonal, and biochemical parameters in humans restricted for a 2-year period. *The journals of gerontology. Series A, Biological sciences and medical sciences.* 2002;57:B211–224.
71. Richter-Landsberg C. Autophagie als Überlebensstrategie. *Biologie in unserer Zeit.* 2012;42:374–379.
72. Wong SQ, Kumar AV, Mills J, et al. Autophagy in aging and longevity. *Human genetics.* 2019.
73. Hansen M, Rubinsztein DC, Walker DW. Autophagy as a promoter of longevity: insights from model organisms. *Nature reviews. Molecular cell biology.* 2018;19:579–593.
74. Eskelinen EL. Autophagy: Supporting cellular and organismal homeostasis by self-eating. *The international journal of biochemistry & cell biology.* 2019;111:1–10.
75. Dikic I, Elazar Z. Mechanism and medical implications of mammalian autophagy. *Nature reviews. Molecular cell biology.* 2018;19:349–364.
76. Villareal DT, Fontana L, Das SK, et al. Effect of Two-Year Caloric Restriction on Bone Metabolism and Bone Mineral Density in Non-Obese Younger Adults: A Randomized Clinical Trial. *Journal of bone and mineral research* 2016;31:40–51.
77. Harvie M, Howell A. Potential Benefits and Harms of Intermittent Energy Restriction and Intermittent Fasting Amongst Obese, Over-

weight and Normal Weight Subjects – A Narrative Review of Human and Animal Evidence. *Behavioral sciences (Basel, Switzerland)*. 2017;7.
78. Stockman M-C, Thomas D, Burke J, et al. Intermittent Fasting: Is the Wait Worth the Weight? *Current obesity reports*. 2018;7:172–185.
79. Patterson RE, Sears DD. Metabolic Effects of Intermittent Fasting. *Annual review of nutrition*. 2017;37:371–393.
80. Marinac CR, Sears DD, Natarajan L, et al. Frequency and Circadian Timing of Eating May Influence Biomarkers of Inflammation and Insulin Resistance Associated with Breast Cancer Risk. *PloS one*. 2015; 10:e0136240.
81. Martin B, Mattson MP, Maudsley S. Caloric restriction and intermittent fasting: two potential diets for successful brain aging. *Ageing research reviews*. 2006;5:332–353.
82. Chen D, Guarente L. SIR2: a potential target for calorie restriction mimetics. *Trends in molecular medicine*. 2007;13:64–71.
83. Kleine-Gunk B. Resveratrol – ein Polyphenol mit vielfältigen Wirkungen. *Frauenarzt*. 2006;47.
84. Renaud S, de Lorgeril M. Wine, alcohol, platelets, and the French paradox for coronary heart disease. *Lancet*. 1992;339:1523–1526.
85. Bhullar KS, Hubbard BP. Lifespan and healthspan extension by resveratrol. *Biochimica et biophysica acta*. 2015;1852:1209–1218.
86. Wirth M, Benson G, Schwarz C, et al. The effect of spermidine on memory performance in older adults at risk for dementia: A randomized controlled trial. *Cortex*. 2018;109:181–188.
87. Kiechl S, Pechlaner R, Willeit P, et al. Higher spermidine intake is linked to lower mortality: a prospective population-based study. *The American journal of clinical nutrition*. 2018;108:371–380.
88. Schwarz C, Stekovic S, Wirth M, et al. Safety and tolerability of spermidine supplementation in mice and older adults with subjective cognitive decline. *Aging*. 2018;10:19–33.
89. Ekmekcioglu C. Nutrition and longevity – From mechanisms to uncertainties. *Critical reviews in food science and nutrition*. 2019:1–20.
90. https://www.ipcc.ch/report/ar5/wg3/.
91. Darbandi E, Sayed SH. Beef consumption reduction and climate change mitigation *International Journal of Food and Agricultural Economics*. 2018;6:49–61.
92. Scarmeas N, Anastasiou CA, Yannakoulia M. Nutrition and prevention of cognitive impairment. *The Lancet. Neurology*. 2018;17:1006–1015.
93. Lassale C, Batty GD, Baghdadli A, et al. Healthy dietary indices and risk of depressive outcomes: a systematic review and meta-analysis of observational studies. *Molecular psychiatry*. 2019;24:965–986.
94. Galbete C, Schwingshackl L, Schwedhelm C, et al. Evaluating Mediterranean diet and risk of chronic disease in cohort studies: an umbrella

review of meta-analyses. *European journal of epidemiology.* 2018; 33:909–931.

95. Poole R, Kennedy OJ, Roderick P, et al. Coffee consumption and health: umbrella review of meta-analyses of multiple health outcomes. *BMJ.* 2017;359:j5024.
96. Grosso G, Godos J, Galvano F, et al. Coffee, Caffeine, and Health Outcomes: An Umbrella Review. *Annual review of nutrition.* 2017;37:131–156.
97. Yi M, Wu X, Zhuang W, et al. Tea Consumption and Health Outcomes: Umbrella Review of Meta-Analyses of Observational Studies in Humans. *Molecular nutrition & food research.* 2019;63:e1900389.
98. Physical Activity Guidelines Advisory Committee Scientific Report. Washington, DC: U.S. Department of Health and Human Services, 2018.
99. Brown BM, Peiffer JJ, Martins RN. Multiple effects of physical activity on molecular and cognitive signs of brain aging: can exercise slow neurodegeneration and delay Alzheimer's disease? *Molecular psychiatry.* 2013;18:864–874.
100. Nelson ME, Rejeski WJ, Blair SN, et al. Physical activity and public health in older adults: recommendation from the American College of Sports Medicine and the American Heart Association. *Medicine and science in sports and exercise.* 2007;39:1435–1445.
101. Chodzko-Zajko WJ, Proctor DN, Fiatarone Singh MA, et al. American College of Sports Medicine position stand. Exercise and physical activity for older adults. *Medicine and science in sports and exercise.* 2009; 41:1510–1530.
102. Titze S, Ring-Dimitriou S, et al. Österreichische Empfehlungen für gesundheitswirksame Bewegung. Band Nr. 8 aus der Reihe WISSEN. Fonds Gesundes Österreich 2012.
103. Lee DC, Brellenthin AG, Thompson PD, et al. Running as a Key Lifestyle Medicine for Longevity. *Progress in cardiovascular diseases.* 2017;60:45–55.
104. Lee DC, Pate RR, Lavie CJ, et al. Leisure-time running reduces all-cause and cardiovascular mortality risk. *Journal of the American College of Cardiology.* 2014;64:472–481.
105. Schnohr P, Marott JL, Lange P, et al. Longevity in male and female joggers: the Copenhagen City Heart Study. *American journal of epidemiology.* 2013;177:683–689.
106. Wen CP, Wai JP, Tsai MK, et al. Minimum amount of physical activity for reduced mortality and extended life expectancy: a prospective cohort study. *Lancet.* 2011;378:1244–1253.
107. Lee DC, Lavie CJ, Sui X, et al. Running and Mortality: Is More Actually Worse? *Mayo Clinic Proceedings.* 2016;91:534–536.
108. Cruz-Jentoft AJ, Bahat G, Bauer J, et al. Sarcopenia: revised European consensus on definition and diagnosis. *Age and ageing.* 2019;48:16–31.

109. Larsson L, Degens H, Li M, et al. Sarcopenia: Aging-Related Loss of Muscle Mass and Function. *Physiological reviews.* 2019;99:427–511.
110. Cruz-Jentoft AJ, Sayer AA. Sarcopenia. *Lancet.* 2019;393:2636–2646.
111. Volkert D, Bollwein J, Diekmann R, et al. Die Rolle der Ernährung bei der Entstehung von Sarkopenie und Frailty. *Ernährungsumschau.* 2011;9:486–493.
112. Fried LP, Tangen CM, Walston J, et al. Frailty in older adults: evidence for a phenotype. *The journals of gerontology. Series A, Biological sciences and medical sciences.* 2001;56:M146–156.
113. Dent E, Morley JE, Cruz-Jentoft AJ, et al. International Clinical Practice Guidelines for Sarcopenia (ICFSR): Screening, Diagnosis and Management. *The journal of nutrition, health & aging.* 2018;22:1148–1161.
114. Trends in adult body-mass index in 200 countries from 1975 to 2014: a pooled analysis of 1698 population-based measurement studies with 19.2 million participants. *Lancet.* 2016;387:1377–1396.
115. Global BMI Mortality Collaboration, Di Angelantonio E, Bhupathiraju Sh N, et al. Body-mass index and all-cause mortality: individual-participant-data meta-analysis of 239 prospective studies in four continents. *Lancet.* 2016;388:776–786.
116. Tchernof A, Despres J-P. Pathophysiology of human visceral obesity: an update. *Physiological reviews.* 2013;93:359–404.
117. Fontana L, Hu FB. Optimal body weight for health and longevity: bridging basic, clinical, and population research. *Aging cell.* 2014; 13:391–400.
118. Lopez-Otin C, Galluzzi L, Freije JMP, et al. Metabolic Control of Longevity. *Cell.* 2016;166:802–821.
119. Valdes AM, Andrew T, Gardner JP, et al. Obesity, cigarette smoking, and telomere length in women. *Lancet (London, England).* 2005;366:662–664.
120. Muezzinler A, Zaineddin AK, Brenner H. Body mass index and leukocyte telomere length in adults: a systematic review and meta-analysis. *Obesity reviews.* 2014;15:192–201.
121. Jiang H, Ju Z, Rudolph KL. Telomere shortening and ageing. *Zeitschrift für Gerontologie und Geriatrie.* 2007;40:314–324.
122. Puterman E, Epel E. An intricate dance: Life experience, multisystem resiliency, and rate of telomere decline throughout the lifespan. *Social and personality psychology compass.* 2012;6:807–825.
123. Lindqvist D, Epel ES, Mellon SH, et al. Psychiatric disorders and leukocyte telomere length: Underlying mechanisms linking mental illness with cellular aging. *Neuroscience and biobehavioral reviews.* 2015; 55:333–364.
124. Puterman E, Lin J, Blackburn E, et al. The power of exercise: buffering the effect of chronic stress on telomere length. *PLoS ONE.* 2010;5:e10837.

125. Lee JY, Jun NR, Yoon D, et al. Association between dietary patterns in the remote past and telomere length. *European journal of clinical nutrition.* 2015;69:1048–1052.
126. Nettleton JA, Diez-Roux A, Jenny NS, et al. Dietary patterns, food groups, and telomere length in the Multi-Ethnic Study of Atherosclerosis (MESA). *The American journal of clinical nutrition.* 2008;88:1405–1412.
127. Leung CW, Laraia BA, Needham BL, et al. Soda and cell aging: associations between sugar-sweetened beverage consumption and leukocyte telomere length in healthy adults from the National Health and Nutrition Examination Surveys. *American journal of public health.* 2014;104:2425–2431.
128. Zhu H, Bhagatwala J, Pollock NK, et al. High sodium intake is associated with short leukocyte telomere length in overweight and obese adolescents. *International journal of obesity (2005).* 2015;39:1249–1253.
129. Davinelli S, Trichopoulou A, Corbi G, et al. The potential nutrigeroprotective role of Mediterranean diet and its functional components on telomere length dynamics. *Ageing research reviews.* 2019;49:1–10.
130. Cassidy A, De Vivo I, Liu Y, et al. Associations between diet, lifestyle factors, and telomere length in women. *The American journal of clinical nutrition.* 2010;91:1273–1280.
131. Robinson E, Almiron-Roig E, Rutters F, et al. A systematic review and meta-analysis examining the effect of eating rate on energy intake and hunger. *The American journal of clinical nutrition.* 2014;100:123–151.
132. Miquel-Kergoat S, Azais-Braesco V, Burton-Freeman B, et al. Effects of chewing on appetite, food intake and gut hormones: A systematic review and meta-analysis. *Physiology & behavior.* 2015;151:88–96.
133. Ohkuma T, Hirakawa Y, Nakamura U, et al. Association between eating rate and obesity: a systematic review and meta-analysis. *International journal of obesity.* 2015;39:1589–1596.
134. Janssens PL, Hursel R, Westerterp-Plantenga MS. Capsaicin increases sensation of fullness in energy balance, and decreases desire to eat after dinner in negative energy balance. *Appetite.* 2014;77:44–49.
135. Tremblay A, Arguin H, Panahi S. Capsaicinoids: a spicy solution to the management of obesity? *International journal of obesity.* 2016;40:1198–1204.
136. Whiting S, Derbyshire EJ, Tiwari B. Could capsaicinoids help to support weight management? A systematic review and meta-analysis of energy intake data. *Appetite.* 2014;73:183–188.
137. Knell G, Li Q, Pettee Gabriel K, et al. Long-Term Weight Loss and Metabolic Health in Adults Concerned With Maintaining or Losing Weight: Findings From NHANES. *Mayo Clinic Proceedings.* 2018;93:1611–1616.

138. Knowler WC, Fowler SE, Hamman RF, et al. 10-year follow-up of diabetes incidence and weight loss in the Diabetes Prevention Program Outcomes Study. *Lancet.* 2009;374:1677–1686.
139. Ma C, Avenell A, Bolland M, et al. Effects of weight loss interventions for adults who are obese on mortality, cardiovascular disease, and cancer: systematic review and meta-analysis. *BMJ.* 2017;359:j4849.
140. Blackburn G. Effect of degree of weight loss on health benefits. *Obesity research.* 1995;3 Suppl 2:211s-216s.
141. Ekmekcioglu C, Devletlian S, Blasche G, et al. Is There an Association Between the Body Mass Index and Interpersonal Violent Behavior? *Journal of forensic sciences.* 2015;60:1350–1354.
142. Hammoud AO, Meikle AW, Reis LO, et al. Obesity and male infertility: a practical approach. *Seminars in reproductive medicine.* 2012;30:486–495.
143. Markianos M, Evangelopoulos ME, Koutsis G, et al. Elevated CSF serotonin and dopamine metabolite levels in overweight subjects. *Obesity.* 2013;21:1139–1142.
144. Ley SH, Hamdy O, Mohan V, et al. Prevention and management of type 2 diabetes: dietary components and nutritional strategies. *Lancet.* 2014;383:1999–2007.
145. Holick MF. Vitamin D deficiency. *The New England journal of medicine.* 2007;357:266–281.
146. Ross AC, Manson JE, Abrams SA, et al. The 2011 report on dietary reference intakes for calcium and vitamin D from the Institute of Medicine: what clinicians need to know. *The Journal of clinical endocrinology and metabolism.* 2011;96:53–58.
147. Holick MF, Binkley NC, Bischoff-Ferrari HA, et al. Evaluation, treatment, and prevention of vitamin D deficiency: an Endocrine Society clinical practice guideline. *The Journal of clinical endocrinology and metabolism.* 2011;96:1911–1930.
148. Cashman KD, Dowling KG, Skrabakova Z, et al. Vitamin D deficiency in Europe: pandemic? *The American journal of clinical nutrition.* 2016;103:1033–1044.
149. Rabenberg M, Scheidt-Nave C, Busch MA, et al. Vitamin D status among adults in Germany--results from the German Health Interview and Examination Survey for Adults (DEGS1). *BMC public health.* 2015;15:641.
150. Ekmekcioglu C, Haluza D, Kundi M. 25-Hydroxyvitamin D Status and Risk for Colorectal Cancer and Type 2 Diabetes Mellitus: A Systematic Review and Meta-Analysis of Epidemiological Studies. *International journal of environmental research and public health.* 2017;14.
151. Linton MF, etal. The Role of Lipids and Lipoproteins in Atherosclerosis. *Endotext.* 2019.

152. Mach F, Baigent C, Catapano AL, et al. 2019 ESC/EAS Guidelines for the management of dyslipidaemias: lipid modification to reduce cardiovascular risk. *European heart journal.* 2019.
153. Xiang AS, Kingwell BA. Rethinking good cholesterol: a clinicians' guide to understanding HDL. *The Lancet. Diabetes & endocrinology.* 2019; 7:575–582.
154. Allard-Ratick M, Khambhati J, Topel M, et al. Elevated HDL-C is associated with adverse cardiovascular outcomes (Abstract). *European heart journal.* 2018;39.
155. Zanoni P, Khetarpal SA, Larach DB, et al. Rare variant in scavenger receptor BI raises HDL cholesterol and increases risk of coronary heart disease. *Science.* 2016;351:1166–1171.
156. Sabate J, Oda K, Ros E. Nut consumption and blood lipid levels: a pooled analysis of 25 intervention trials. *Archives of internal medicine.* 2010;170:821–827.
157. AbuMweis SS, Jones PJ. Cholesterol-lowering effect of plant sterols. *Current atherosclerosis reports.* 2008;10:467–472.
158. Ras RT, Geleijnse JM, Trautwein EA. LDL-cholesterol-lowering effect of plant sterols and stanols across different dose ranges: a meta-analysis of randomised controlled studies. *The British journal of nutrition.* 2014;112:214–219.
159. Amir Shaghaghi M, Abumweis SS, Jones PJ. Cholesterol-lowering efficacy of plant sterols/stanols provided in capsule and tablet formats: results of a systematic review and meta-analysis. *Journal of the Academy of Nutrition and Dietetics.* 2013;113:1494–1503.
160. Rong Y, Chen L, Zhu T, et al. Egg consumption and risk of coronary heart disease and stroke: dose-response meta-analysis of prospective cohort studies. *BMJ.* 2013;346:e8539.
161. Zhong VW, Van Horn L, Cornelis MC, et al. Associations of Dietary Cholesterol or Egg Consumption With Incident Cardiovascular Disease and Mortality. *JAMA.* 2019;321:1081–1095.
162. Blesso CN, Fernandez ML. Dietary Cholesterol, Serum Lipids, and Heart Disease: Are Eggs Working for or Against You? *Nutrients.* 2018;10.
163. Nordestgaard BG, Varbo A. Triglycerides and cardiovascular disease. *Lancet.* 2014;384:626–635.
164. Karanchi H, Wyne K. Hypertriglyceridemia. *StatPearls.* Treasure Island (FL) 2019.
165. Watts GF, Ooi EM, Chan DC. Demystifying the management of hypertriglyceridaemia. *Nature reviews. Cardiology.* 2013;10:648–661.
166. Berglund L, Brunzell JD, Goldberg AC, et al. Evaluation and treatment of hypertriglyceridemia: an Endocrine Society clinical practice guideline. *The Journal of clinical endocrinology and metabolism.* 2012; 97:2969–2989.

167. Veronese N, Li Y, Manson JE, et al. Combined associations of body weight and lifestyle factors with all cause and cause specific mortality in men and women: prospective cohort study. *BMJ.* 2016;355:i5855.
168. Larsson SC, Kaluza J, Wolk A. Combined impact of healthy lifestyle factors on lifespan: two prospective cohorts. *Journal of internal medicine.* 2017;282:209–219.
169. Martin-Diener E, Meyer J, Braun J, et al. The combined effect on survival of four main behavioural risk factors for non-communicable diseases. *Preventive medicine.* 2014;65:148–152.
170. May AM, Struijk EA, Fransen HP, et al. The impact of a healthy lifestyle on Disability-Adjusted Life Years: a prospective cohort study. *BMC medicine.* 2015;13:39.
171. Loef M, Walach H. The combined effects of healthy lifestyle behaviors on all cause mortality: a systematic review and meta-analysis. *Preventive medicine.* 2012;55:163–170.
172. Dawson D, Reid K. Fatigue, alcohol and performance impairment. *Nature.* 1997;388:235.
173. Watson NF, Badr MS, Belenky G, et al. Recommended Amount of Sleep for a Healthy Adult: A Joint Consensus Statement of the American Academy of Sleep Medicine and Sleep Research Society. *Sleep.* 2015;38:843–844.
174. Yin J, Jin X, Shan Z, et al. Relationship of Sleep Duration With All-Cause Mortality and Cardiovascular Events: A Systematic Review and Dose-Response Meta-Analysis of Prospective Cohort Studies. *Journal of the American Heart Association.* 2017;6.
175. da Silva AA, de Mello RG, Schaan CW, et al. Sleep duration and mortality in the elderly: a systematic review with meta-analysis. *BMJ open.* 2016;6:e008119.
176. Beise U, Puhan D, Götschi AS. Schlaf und Schlafstörungen. *MediX Gesundheitsdossier.* 2017.
177. Deutsche Gesellschaft für Schlafforschung und Schlafmedizin (DGSM). Nicht erholsamer Schlaf/Schlafstörungen. S3 Leitlinie. *Somnologie* 2009, 13:4–160.
178. Kasper S, Hofmann P, Erfurth A, et al. Schlafstörungen bei psychiatrischen Erkrankungen. *CliniCum neuropsy. Sonderausgabe November 2012.*
179. Tobaldini E, Fiorelli EM, Solbiati M, et al. Short sleep duration and cardiometabolic risk: from pathophysiology to clinical evidence. *Nature reviews. Cardiology.* 2019;16:213–224.
180. Jarrin DC, Alvaro PK, Bouchard MA, et al. Insomnia and hypertension: A systematic review. *Sleep medicine reviews.* 2018;41:3–38.
181. Bathgate CJ, Fernandez-Mendoza J. Insomnia, Short Sleep Duration, and High Blood Pressure: Recent Evidence and Future Directions for the

Prevention and Management of Hypertension. *Current hypertension reports.* 2018;20:52.

182. Meng L, Zheng Y, Hui R. The relationship of sleep duration and insomnia to risk of hypertension incidence: a meta-analysis of prospective cohort studies. *Hypertension research.* 2013;36:985–995.
183. Cappuccio FP, Cooper D, D'Elia L, et al. Sleep duration predicts cardiovascular outcomes: a systematic review and meta-analysis of prospective studies. *European heart journal.* 2011;32:1484–1492.
184. Cappuccio FP, D'Elia L, Strazzullo P, et al. Quantity and quality of sleep and incidence of type 2 diabetes: a systematic review and meta-analysis. *Diabetes Care.* 2010;33:414–420.
185. Itani O, Jike M, Watanabe N, et al. Short sleep duration and health outcomes: a systematic review, meta-analysis, and meta-regression. *Sleep medicine.* 2017;32:246–256.
186. Spiegel K, Leproult R, Van Cauter E. Impact of sleep debt on metabolic and endocrine function. *Lancet.* 1999;354:1435–1439.
187. Booth JN, Bromley LE, Darukhanavala AP, et al. Reduced physical activity in adults at risk for type 2 diabetes who curtail their sleep. *Obesity.* 2012;20:278–284.
188. Zhou Q, Zhang M, Hu D. Dose-response association between sleep duration and obesity risk: a systematic review and meta-analysis of prospective cohort studies. *Sleep & breathing.* 2019.
189. Zhu B, Shi C, Park CG, et al. Effects of sleep restriction on metabolism-related parameters in healthy adults: A comprehensive review and meta-analysis of randomized controlled trials. *Sleep medicine reviews.* 2019;45:18–30.
190. Sun M, Feng W, Wang F, et al. Meta-analysis on shift work and risks of specific obesity types. *Obesity reviews : an official journal of the International Association for the Study of Obesity.* 2018;19:28–40.
191. Chaput JP, St-Onge MP. Increased food intake by insufficient sleep in humans: are we jumping the gun on the hormonal explanation? *Frontiers in endocrinology.* 2014;5:116.
192. St-Onge MP, Wolfe S, Sy M, et al. Sleep restriction increases the neuronal response to unhealthy food in normal-weight individuals. *International journal of obesity.* 2014;38:411–416.
193. Vgontzas AN, Zoumakis M, Papanicolaou DA, et al. Chronic insomnia is associated with a shift of interleukin-6 and tumor necrosis factor secretion from nighttime to daytime. *Metabolism.* 2002;51:887–892.
194. Vargas I, Vgontzas AN, Abelson JL, et al. Altered ultradian cortisol rhythmicity as a potential neurobiologic substrate for chronic insomnia. *Sleep medicine reviews.* 2018;41:234–243.
195. Wolkove N, Elkholy O, Baltzan M, et al. Sleep and aging: 1. Sleep disorders commonly found in older people. *Cmaj.* 2007;176:1299–1304.

196. Wolkove N, Elkholy O, Baltzan M, et al. Sleep and aging: 2. Management of sleep disorders in older people. *Cmaj.* 2007;176:1449–1454.
197. Joshi S. Nonpharmacologic therapy for insomnia in the elderly. *Clinics in geriatric medicine* 2008;24:107–119, viii.
198. Deutsche Gesellschaft für Schlafforschung und Schlafmedizin – Patientenratgeber; https://www.dgsm.de/patienteninformationen_ratgeber.php.
199. Shi L, Li N, Bo L, et al. Melatonin and hypothalamic-pituitary-gonadal axis. *Current medicinal chemistry.* 2013;20:2017–2031.
200. Pfeffer M, Korf HW, Wicht H. Synchronizing effects of melatonin on diurnal and circadian rhythms. *General and comparative endocrinology.* 2018;258:215–221.
201. Reiter RJ, Mayo JC, Tan DX, et al. Melatonin as an antioxidant: under promises but over delivers. *Journal of pineal research.* 2016;61:253–278.
202. McIntyre IM, Norman TR, Burrows GD, et al. Human melatonin suppression by light is intensity dependent. *Journal of pineal research.* 1989;6:149–156.
203. EFSA , Scientific opinion on the substantiation of a health claim related to melatonin and reduction of sleep onset latency (ID 1698, 1780, 4080) pursuant to Article 13(1) of Regulation (EC) No 1924/2006, EFSA J 9(6): 2241.
204. Kostoglou-Athanassiou I. Therapeutic applications of melatonin. *Ther Adv Endocrinol Metab.* 2013;4:13–24.
205. Abad VC, Guilleminault C. Insomnia in Elderly Patients: Recommendations for Pharmacological Management. *Drugs & aging.* 2018;35:791–817.
206. Montgomery P, Dennis J. Bright light therapy for sleep problems in adults aged 60+. *Cochrane database of systematic reviews.* 2002: CD003403.
207. van Maanen A, Meijer AM, van der Heijden KB, et al. The effects of light therapy on sleep problems: A systematic review and meta-analysis. *Sleep medicine reviews.* 2016;29:52–62.
208. Park K, Lee S, Yang J, et al. A systematic review and meta-analysis on the effect of reminiscence therapy for people with dementia. *International psychogeriatrics.* 2019:1–17.
209. Rodriguez-Mansilla J, Gonzalez-Lopez-Arza MV, Varela-Donoso E, et al. Ear therapy and massage therapy in the elderly with dementia: a pilot study. *Journal of traditional Chinese medicine* 2013;33:461–467.
210. Klinke R, Pape H-C, Silbernagl S. Physiologie: Thieme Verlag; 2005.
211. Schmidt RF, Lang F. Physiologie des Menschen: Springer Verlag; 2007.
212. Martin M. [Memory and planning]. *Therapeutische umschau.* 2005; 62:801–806.
213. Craik FI, Bialystok E. Cognition through the lifespan: mechanisms of change. *Trends in cognitive sciences.* 2006;10:131–138.

214. Petersen RC. Mild cognitive impairment as a diagnostic entity. *Journal of internal medicine.* 2004;256:183–194.
215. Kurz A, Diehl J, Riemenschneider M, et al. [Mild cognitive disorder. Questions of definition, diagnosis, prognosis and therapy]. *Nervenarzt.* 2004;75:6–15.
216. Perneczky R, Alexopoulos P, Kurz A. [Mild cognitive impairment]. *MMW Fortschritte der Medizin.* 2004;146:34–37.
217. Zhuang L, Yang Y, Gao J. Cognitive assessment tools for mild cognitive impairment screening. *Journal of neurology.* 2019.
218. Gleichweit S, Rossa M. Erster Österreichischer Demenzbericht. Teil 1: Analyse zur Versogungssituation durch das CC Integrierte Versorgung der österreichischen Sozialversicherung, 1. Aufl.: Wiener Gebietskrankenkasse, Competence Center Integrierte Versorgung 2009.
219. Hill E, Goodwill AM, Gorelik A, et al. Diet and biomarkers of Alzheimer's disease: a systematic review and meta-analysis. *Neurobiology of aging.* 2019;76:45–52.
220. Winblad B, Amouyel P, Andrieu S, et al. Defeating Alzheimer's disease and other dementias: a priority for European science and society. *The Lancet. Neurology.* 2016;15:455–532.
221. Gorelick PB, Furie KL, Iadecola C, et al. Defining Optimal Brain Health in Adults: A Presidential Advisory From the American Heart Association/American Stroke Association. *Stroke.* 2017;48:e284-e303.
222. Bartsch T, Wulff P. The hippocampus in aging and disease: From plasticity to vulnerability. *Neuroscience.* 2015;309:1–16.
223. Fratiglioni L, Paillard-Borg S, Winblad B. An active and socially integrated lifestyle in late life might protect against dementia. *The Lancet. Neurology.* 2004;3:343–353.
224. Bettio LEB, Rajendran L, Gil-Mohapel J. The effects of aging in the hippocampus and cognitive decline. *Neuroscience and biobehavioral reviews.* 2017;79:66–86.
225. Staudinger UM, Häfner H (Hg.). Was ist Alter(n). Springer. Berlin, Heidelberg. 2008.
226. Stern Y. Cognitive reserve in ageing and Alzheimer's disease. *The Lancet. Neurology.* 2012;11:1006–1012.
227. Eckert MJ, Abraham WC. Effects of environmental enrichment exposure on synaptic transmission and plasticity in the hippocampus. *Current topics in behavioral neurosciences.* 2013;15:165–187.
228. Kramer AF, Bherer L, Colcombe SJ, et al. Environmental influences on cognitive and brain plasticity during aging. *The journals of gerontology, series A.* 2004;59:M940–957.
229. Gu Y, Janoschka S, Ge S. Neurogenesis and hippocampal plasticity in adult brain. *Current topics in behavioral neurosciences.* 2013;15:31–48.

230. Fritsch T, McClendon MJ, Smyth KA, et al. Cognitive functioning in healthy aging: the role of reserve and lifestyle factors early in life. *Gerontologist.* 2007;47:307–322.
231. Livingston G, Sommerlad A, Orgeta V, et al. Dementia prevention, intervention, and care. *Lancet.* 2017;390:2673–2734.
232. Norton S, Matthews FE, Barnes DE, et al. Potential for primary prevention of Alzheimer's disease: an analysis of population-based data. *The Lancet. Neurology.* 2014;13:788–794.
233. Milgram NW, Siwak-Tapp CT, Araujo J, et al. Neuroprotective effects of cognitive enrichment. *Ageing Res Rev.* 2006;5:354–369.
234. Xu W, Tan L, Wang HF, et al. Meta-analysis of modifiable risk factors for Alzheimer's disease. *Journal of neurology, neurosurgery, and psychiatry.* 2015;86:1299–1306.
235. Bosma H, van Boxtel MP, Ponds RW, et al. Mental work demands protect against cognitive impairment: MAAS prospective cohort study. *Experimental Aging Research.* 2003;29:33–45.
236. Samieri C, Morris MC, Bennett DA, et al. Fish Intake, Genetic Predisposition to Alzheimer Disease, and Decline in Global Cognition and Memory in 5 Cohorts of Older Persons. *American journal of epidemiology.* 2018;187:933–940.
237. van de Rest O, Wang Y, Barnes LL, et al. APOE epsilon4 and the associations of seafood and long-chain omega-3 fatty acids with cognitive decline. *Neurology.* 2016;86:2063–2070.
238. Gorelick PB. Prevention of cognitive impairment: scientific guidance and windows of opportunity. *Journal of neurochemistry.* 2018;144:609–616.
239. Solfrizzi V, Custodero C, Lozupone M, et al. Relationships of Dietary Patterns, Foods, and Micro- and Macronutrients with Alzheimer's Disease and Late-Life Cognitive Disorders: A Systematic Review. *Journal of Alzheimer's disease.* 2017;59:815–849.
240. Zhou F, Chen S. Hyperhomocysteinemia and risk of incident cognitive outcomes: An updated dose-response meta-analysis of prospective cohort studies. *Ageing research reviews.* 2019;51:55–66.
241. Jayedi A, Rashidy-Pour A, Shab-Bidar S. Vitamin D status and risk of dementia and Alzheimer's disease: A meta-analysis of dose-response. *Nutritional neuroscience.* 2018:1–10.
242. Goodwill AM, Szoeke C. A Systematic Review and Meta-Analysis of The Effect of Low Vitamin D on Cognition. *Journal of the American Geriatrics Society.* 2017;65:2161–2168.
243. Xu W, Wang H, Wan Y, et al. Alcohol consumption and dementia risk: a dose-response meta-analysis of prospective studies. *European journal of epidemiology.* 2017;32:31–42.

244. Blondell SJ, Hammersley-Mather R, Veerman JL. Does physical activity prevent cognitive decline and dementia?: A systematic review and meta-analysis of longitudinal studies. *BMC public health.* 2014;14:510.
245. Beydoun MA, Beydoun HA, Gamaldo AA, et al. Epidemiologic studies of modifiable factors associated with cognition and dementia: systematic review and meta-analysis. *BMC public health.* 2014;14:643.
246. Donovan NJ, Okereke OI, Vannini P, et al. Association of Higher Cortical Amyloid Burden With Loneliness in Cognitively Normal Older Adults. *JAMA psychiatry.* 2016;73:1230–1237.
247. Kuiper JS, Zuidersma M, Oude Voshaar RC, et al. Social relationships and risk of dementia: A systematic review and meta-analysis of longitudinal cohort studies. *Ageing research reviews.* 2015;22:39–57.
248. Dorner T, Rieder A, Stein VK. Besser Leben mit Demenz. Medizinische Leitlinie für die integrierte Versorgung Demenzerkrankter: Netzwerk aktiv. 2011.
249. DGN, DGPPN S3-Leitlinie »Demenzen« (Kurzversion). Deutsche Gesellschaft für Psychiatrie, Psychotherapie und Nervenheilkunde (DGPPN), Deutsche Gesellschaft für Neurologie (DGN) 2009.
250. Liang JH, Shen WT, Li JY, et al. The optimal treatment for improving cognitive function in elder people with mild cognitive impairment incorporating Bayesian network meta-analysis and systematic review. *Ageing research reviews.* 2019;51:85–96.
251. McCleery J, Abraham RP, Denton DA, et al. Vitamin and mineral supplementation for preventing dementia or delaying cognitive decline in people with mild cognitive impairment. *The Cochrane database of systematic reviews.* 2018;11:CD011905.
252. Rutjes AW, Denton DA, Di Nisio M, et al. Vitamin and mineral supplementation for maintaining cognitive function in cognitively healthy people in mid and late life. *The Cochrane database of systematic reviews.* 2018;12:CD011906.
253. Yuan Q, Wang CW, Shi J, et al. Effects of Ginkgo biloba on dementia: An overview of systematic reviews. *Journal of ethnopharmacology.* 2017;195:1–9.
254. Tan MS, Yu JT, Tan CC, et al. Efficacy and adverse effects of ginkgo biloba for cognitive impairment and dementia: a systematic review and meta-analysis. *Journal of Alzheimer's disease.* 2015;43:589–603.
255. Lloyd-Jones DM, Hong Y, Labarthe D, et al. Defining and setting national goals for cardiovascular health promotion and disease reduction: the American Heart Association's strategic Impact Goal through 2020 and beyond. *Circulation.* 2010;121:586–613.
256. Shay CM, Gooding HS, Murillo R, et al. Understanding and Improving Cardiovascular Health: An Update on the American Heart Association's Concept of Cardiovascular Health. *Progress in cardiovascular diseases.* 2015;58:41–49.

257. Dorner TE, Genser D, Krejs G, et al. [Hypertension and nutrition. Position paper of the Austrian Nutrition Society]. *Herz.* 2013;38:153–162.
258. World Health Organization. Hypertension. https://www.who.int/news-room/fact-sheets/detail/hypertension.
259. Williams B, Mancia G, Spiering W, et al. 2018 ESC/ESH: Guidelines for the management of arterial hypertension. *European heart journal.* 2018;39:3021–3104.
260. Bowling A, Gabriel Z, Dykes J, et al. Let's ask them: a national survey of definitions of quality of life and its enhancement among people aged 65 and over. *The international journal of aging and human development.* 2003;56:269–306.
261. Netuveli G, Blane D. Quality of life in older ages. *British medical bulletin.* 2008;85:113–126.
262. Spitzer M. Einsamkeit – erblich, ansteckend, tödlich. *Nervenheilkunde.* 2016;35:734–741.
263. Kahneman D, Krueger AB, Schkade DA, et al. A survey method for characterizing daily life experience: the day reconstruction method. *Science.* 2004;306:1776–1780.
264. House JS, Landis KR, Umberson D. Social relationships and health. *Science.* 1988;241:540–545.
265. Holt-Lunstad J, Smith TB, Layton JB. Social relationships and mortality risk: a meta-analytic review. *PLoS medicine.* 2010;7:e1000316.
266. Luhmann M, Bücker S. Einsamkeit und soziale Isolation im hohen Alter. Projektbericht, Hg. Ruhr-Universität Bochum. 2019.
267. Peplau LA, Perlman DE. Loneliness: A sourcebook of current theory, research, and therapy. New York: Wiley Interscience. 1982.
268. Cacioppo JT, Cacioppo S, Cole SW, et al. Loneliness across phylogeny and a call for comparative studies and animal models. *Perspectives on psychological science.* 2015;10:202–212.
269. Hawkley LC, Cacioppo JT. Loneliness matters: a theoretical and empirical review of consequences and mechanisms. *Annals of behavioral medicine.* 2010;40:218–227.
270. Hughes ME, Waite LJ, Hawkley LC, et al. A Short Scale for Measuring Loneliness in Large Surveys: Results From Two Population-Based Studies. *Research on aging.* 2004;26:655–672.
271. Spithoven AWM, Cacioppo S, Goossens L, et al. Genetic Contributions to Loneliness and Their Relevance to the Evolutionary Theory of Loneliness. *Perspectives on psychological science.* 2019;14:376–396.
272. Holt-Lunstad J, Smith TB, Baker M, et al. Loneliness and social isolation as risk factors for mortality: a meta-analytic review. *Perspectives on psychological science.* 2015;10:227–237.
273. Petitte T, Mallow J, Barnes E, et al. A Systematic Review of Loneliness and Common Chronic Physical Conditions in Adults. *The open psychology journal.* 2015;8:113–132.

274. Leigh-Hunt N, Bagguley D, Bash K, et al. An overview of systematic reviews on the public health consequences of social isolation and loneliness. *Public health.* 2017;152:157–171.
275. Ong AD, Uchino BN, Wethington E. Loneliness and Health in Older Adults: A Mini-Review and Synthesis. *Gerontology.* 2016;62:443–449.
276. Erzen E, Cikrikci O. The effect of loneliness on depression: A meta-analysis. *The International journal of social psychiatry.* 2018;64:427–435.
277. Courtin E, Knapp M. Social isolation, loneliness and health in old age: a scoping review. *Health & social care in the community.* 2017;25:799–812.
278. Lara E, Martin-Maria N, De la Torre-Luque A, et al. Does loneliness contribute to mild cognitive impairment and dementia? A systematic review and meta-analysis of longitudinal studies. *Ageing research reviews.* 2019;52:7–16.
279. Cohen S, Doyle WJ, Skoner DP, et al. Social ties and susceptibility to the common cold. *JAMA.* 1997;277:1940–1944.
280. Pinquart M, Sörensen S. Risk factors for loneliness in adulthood and old age – A meta-analysis; in Shohov SP (ed): Advances in Psychology Research. Hauppauge, Nova Science Publishers, vol 19, pp 111–143. 2003.
281. Kaspar R, Schmitz W. Loneliness and social isolation: Estimates for very old age from the NRW80+ study. 2018.
282. Mund M, Freuding MM, Mobius K, et al. The Stability and Change of Loneliness Across the Life Span: A Meta-Analysis of Longitudinal Studies. *Personality and social psychology review.* 2020;24:24–52.
283. Dahlberg L, McKee KJ. Correlates of social and emotional loneliness in older people: evidence from an English community study. *Aging & mental health.* 2014;18:504–514.
284. Iecovich E, Biderman A. Attendance in adult day care centers and its relation to loneliness among frail older adults. *International psychogeriatrics.* 2012;24:439–448.
285. Cohen-Mansfield J, Shmotkin D, Goldberg S. Loneliness in old age: longitudinal changes and their determinants in an Israeli sample. *International psychogeriatrics.* 2009;21:1160–1170.
286. Woopen, C., et al. (2018). NRW80+ Hochaltrigenstudie: Erste Ergebnisse der Repräsentativbefragung. https://ceres.uni-koeln.de/fileadmin/user_upload/Bilder/Dokumente/NRW80plus/NRW80_Erste_Ergebnisse.pdf.
287. Cacioppo JT, Hawkley LC, Thisted RA. Perceived social isolation makes me sad: 5-year cross-lagged analyses of loneliness and depressive symptomatology in the Chicago Health, Aging, and Social Relations Study. *Psychology and aging.* 2010;25:453–463.
288. Cacioppo JT, Fowler JH, Christakis NA. Alone in the crowd: the structure and spread of loneliness in a large social network. *Journal of personality and social psychology.* 2009;97:977–991.

289. Terwiel S, Wolff K. Vorbeugung und Bekämpfung von Einsamkeit und sozialer Isolation im hohen Alter, In: Luhmann, M., Bücker, S. Hg., Einsamkeit und soziale Isolation im hohen Alter, Bochum. 2019.
290. De Jong Gierveld J, Fokkema T, van Tilburg TG. Alleviating loneliness among older adults: Possibilities and constraints of interventions. In Safeguarding the Convoy: A call to action from the Campaign to End Loneliness (pp. 40–45). Retrieved from https://campaigntoendloneliness.org/wp-content/uploads/down-loads/2011/07/safeguarding-the-convey_-_a-call-to-action-from-the-campaign-to-end loneliness.pdf.
291. Masi CM, Chen HY, Hawkley LC, et al. A meta-analysis of interventions to reduce loneliness. *Personality and social psychology review.* 2011; 15:219–266.
292. Khosravi P. The impact of technology on older adults' social isolation. *Computers in human behavior.* 2016;63:594–603.
293. Choi M, Kong S, Jung D. Computer and internet interventions for loneliness and depression in older adults: a meta-analysis. *Healthcare informatics research.* 2012;18:191–198.
294. Chipps J, Jarvis MA, Ramlall S. The effectiveness of e-Interventions on reducing social isolation in older persons: A systematic review of systematic reviews. *Journal of telemedicine and telecare.* 2017;23:817–827.
295. Kahlbaugh PE, Sperandio AJ, Carlson AL, et al. Effects of playing Wii on well-being in the elderly: Physical activity, loneliness, and mood. *Activities, Adaptation & Aging.* 2011;35:331–344.
296. Pels F, Kleinert J. Loneliness and physical activity: A systematic review. *International review of sport and exercise psychology.* 2016;9:231–260.
297. Cattan M, White M, Bond J, et al. Preventing social isolation and loneliness among older people: a systematic review of health promotion interventions. *Ageing & Society.* 2005;25:41–67.
298. Cacioppo S, Grippo AJ, London S, et al. Loneliness: clinical import and interventions. *Perspectives on psychological science.* 2015;10:238–249.
299. Dickens AP, Richards SH, Greaves CJ, et al. Interventions targeting social isolation in older people: a systematic review. *BMC public health.* 2011;11:647.
300. Cohen-Mansfield J, Perach R. Interventions for alleviating loneliness among older persons: a critical review. *American journal of health promotion.* 2015;29:e109–125.
301. Tatangelo G, McCabe M, Campbell S, et al. Gender, marital status and longevity. *Maturitas.* 2017;100:64–69.
302. Ekmekcioglu C. Das Glück der Berührung, Herder Verlag, Freiburg im Breisgau. 2016.
303. Grewen KM, Anderson BJ, Girdler SS, et al. Warm partner contact is related to lower cardiovascular reactivity. *Behavioral medicine.* 2003; 29:123–130.

304. Robles TF, Slatcher RB, Trombello JM, et al. Marital quality and health: a meta-analytic review. *Psychological bulletin.* 2014;140:140–187.
305. Robles TF. Marital quality and health: Implications for marriage in the 21(st) century. *Current directions in psychological science.* 2014;23:427–432.
306. Robles TF, Kiecolt-Glaser JK. The physiology of marriage: pathways to health. *Physiology & behavior.* 2003;79:409–416.
307. Medalie JH, Goldbourt U. Angina pectoris among 10,000 men. II. Psychosocial and other risk factors as evidenced by a multivariate analysis of a five year incidence study. *The American journal of medicine.* 1976;60:910–921.
308. Stutzer A, Frey BS. Does marriage make people happy, or do happy people get married? *The Journal of Socio-Economics.* 2006;35:326–347.
309. Luks A. Helper's high: Volunteering makes people feel good, physically and emotionally. And like »runner's calm,« it's probably good for your health. *Psychology Today.* 1988;22:34–42.
310. Curry OS, Rowland LA, Van Lissa CJ, et al. Happy to help? A systematic review and meta-analysis of the effects of performing acts of kindness on the well-being of the actor. *Journal of experimental social psychology.* 2018;76:320–329.
311. Bolier L, Haverman M, Westerhof GJ, et al. Positive psychology interventions: a meta-analysis of randomized controlled studies. *BMC public health.* 2013;13:119–119.
312. Weiss LA, Westerhof GJ, Bohlmeijer ET. Can We Increase Psychological Well-Being? The Effects of Interventions on Psychological Well-Being: A Meta-Analysis of Randomized Controlled Trials. *PLoS ONE.* 2016; 11:e0158092.
313. Cherry KE, Walker EJ, Brown JS, et al. Social engagement and health in younger, older, and oldest-old adults in the Louisiana Healthy Aging Study. *Journal of applied gerontology.* 2013;32:51–75.
314. Borgonovi F. Doing well by doing good. The relationship between formal volunteering and self-reported health and happiness. *Social science & medicine.* 2008;66:2321–2334.
315. Musick MA, Herzog AR, House JS. Volunteering and mortality among older adults: findings from a national sample. *The journals of gerontology. Series B, Psychological sciences and social sciences.* 1999;54:S173–180.
316. Oman D, Thoresen CE, McMahon K. Volunteerism and Mortality among the Community-dwelling Elderly. *Journal of health psychology.* 1999;4:301–316.
317. Okun MA, Yeung EW, Brown S. Volunteering by older adults and risk of mortality: a meta-analysis. *Psychology and aging.* 2013;28:564–577.

318. Musick MA, Wilson J. Volunteering and depression: the role of psychological and social resources in different age groups. *Social science & medicine.* 2003;56:259–269.
319. Wheeler JA, Gorey KM, Greenblatt B. The beneficial effects of volunteering for older volunteers and the people they serve: a meta-analysis. *International journal of aging & human development.* 1998;47:69–79.
320. Anderson ND, Damianakis T, Kroger E, et al. The benefits associated with volunteering among seniors: a critical review and recommendations for future research. *Psychological bulletin.* 2014;140:1505–1533.
321. Morrow-Howell N, Hinterlong J, Rozario PA, et al. Effects of volunteering on the well-being of older adults. *The journals of gerontology. Series B, Psychological sciences and social sciences.* 2003;58:S137–145.
322. Kahana E, Bhatta T, Lovegreen LD, et al. Altruism, helping, and volunteering: pathways to well-being in late life. *Journal of aging and health.* 2013;25:159–187.
323. Van Willigen M. Differential benefits of volunteering across the life course. *The journals of gerontology. Series B, Psychological sciences and social sciences.* 2000;55:S308–318.
324. Pinquart M, Sorensen S. Gender differences in caregiver stressors, social resources, and health: an updated meta-analysis. *The journals of gerontology. Series B, Psychological sciences and social sciences.* 2006;61:P33–45.
325. Vitaliano PP, Zhang J, Scanlan JM. Is caregiving hazardous to one's physical health? A meta-analysis. *Psychological bulletin.* 2003;129:946–972.
326. Easterlin R. Does Economic Growth Improve the Human Lot? Some Empirical Evidence. In: David, R. and Reder, R., Eds., Nations and Households in Economic Growth: Essays in Honor of Moses Abramovitz, Academic Press, New York 1974.
327. Proto E, Rustichini A. A reassessment of the relationship between GDP and life satisfaction. *PLoS ONE.* 2013;8:e79358.
328. Kahneman D, Deaton A. High income improves evaluation of life but not emotional well-being. *Proceedings of the National Academy of Sciences of the United States of America.* 2010;107:16489–16493.
329. Diener E, Ng W, Harter J, et al. Wealth and happiness across the world: material prosperity predicts life evaluation, whereas psychosocial prosperity predicts positive feeling. *Journal of personality and social psychology.* 2010;99:52–61.
330. Howell RT, Howell CJ. The relation of economic status to subjective well-being in developing countries: a meta-analysis. *Psychological bulletin.* 2008;134:536–560.
331. Preston SH, Taubman P. Demography of Aging. Washington, DC: National Academy Press; Socioeconomic differences in adult mortality and health status. In: National Research Council, 1994, S. 279–318.

332. O'Rand AM, Lynch SM. Future Directions for the Demography of Aging: Proceedings of a Workshop. Chapter: 3 Socioeconomic Status, Health, and Mortality in Aging Populations, 2018, S. 67–96.
333. Lutz W, Kebede E. Education and Health: Redrawing the Preston Curve. *Population and development review.* 2018;44:343–361.
334. Tay L, Zyphur M, Bats CL. Income and Subjective Well-Being: Review, Synthesis, and Future Research . e-Handbook of Subjective Well-Being . E. Diener, S. Oishi, & L. Tay, Editors 2017.
335. Brickman P, Coates D, Janoff-Bulman R. Lottery winners and accident victims: is happiness relative? *Journal of personality and social psychology.* 1978;36:917–927.
336. Lindqvist E, Östling R, C. C. Long-run Effects of Lottery Wealth on Psychological Well-being. IFN Working Paper No. 1220. 2018.
337. Gardner J, Oswald AJ. Money and mental wellbeing: a longitudinal study of medium-sized lottery wins. *Journal of health economics.* 2007; 26:49–60.
338. Abel EL, Kruger ML. Smile intensity in photographs predicts longevity. *Psychological science.* 2010;21:542–544.
339. Diener E, Chan MY. Happy People Live Longer: Subjective Well-Being Contributes to Health and Longevity. *Applied Psychology-Health and Well Being.* 2011;3:1–43.
340. Bishop AJ, Martin P, MacDonald M, et al. Predicting Happiness among Centenarians. *Gerontology.* 2010;56:88–92.
341. Lawrence EM, Rogers RG, Wadsworth T. Happiness and longevity in the United States. *Social science & medicine.* 2015;145:115–119.
342. Veenhoven R. Healthy happiness: effects of happiness on physical health and the consequences for preventive health care. *Journal of happiness studies.* 2008;9:449–469.
343. Mayring P. Psychologie des Glücks. Stuttgart: W. Kohlhammer. 1991.
344. Bekhet AK, Zauszniewski JA, Nakhla WE. Happiness: theoretical and empirical considerations. *Nursing forum.* 2008;43:12–23.
345. Tatarkiewicz W. Analysis of Happiness. Martinus Nijhoff, The Hague. 1976.
346. Kraut R. 2 Conceptions of Happiness. *Philosophical Review.* 1979;88:167–197.
347. Bayertz K. Eine Wissenschaft vom Glück. Erster Teil: Was ist Glück?. WWU, Münster. 2010.
348. Furnham A, Cheng H. Lay theories of happiness. *Journal of happiness studies.* 2000;1:227–246.
349. Russek LG, Schwartz GE. Feelings of parental caring predict health status in midlife: a 35-year follow-up of the Harvard Mastery of Stress Study. *Journal of behavioral medicine.* 1997;20:1–13.

350. Veenhoven R. World Database of Happiness Erasmus University Rotterdam, Netherlands Available at: http://worlddatabaseofhappiness.eur.nl.
351. Veenhoven R. Social conditions for human happiness: A review of research. *International journal of psychology : Journal international de psychologie.* 2015;50:379–391.
352. Weiss A, Adams MJ, King JE. Happy orang-utans live longer lives. *Biology Letters.* 2011;7:872–874.
353. Danner DD, Snowdon DA, Friesen WV. Positive emotions in early life and longevity: Findings from the nun study. *Journal of personality and social psychology.* 2001;80:804–813.
354. Pressman SD, Cohen S. Positive emotion word use and longevity in famous deceased psychologists. *Health Psychology.* 2012;31:297–305.
355. Dufner M, Brummer M, Chung JM, et al. Does Smile Intensity in Photographs Really Predict Longevity? A Replication and Extension of Abel and Kruger (2010). *Psychological science.* 2018;29:147–153.
356. Beamish AJ, Foster JJ, Edwards H, et al. What's in a smile? A review of the benefits of the clinician's smile. *Postgraduate medical journal.* 2019;95:91–95.
357. Davidson KW, Mostofsky E, Whang W. Don't worry, be happy: positive affect and reduced 10-year incident coronary heart disease: the Canadian Nova Scotia Health Survey. *European heart journal.* 2010;31:1065–1070.
358. Sin NL. The Protective Role of Positive Well-Being in Cardiovascular Disease: Review of Current Evidence, Mechanisms, and Clinical Implications. *Current cardiology reports.* 2016;18:106.
359. Chida Y, Steptoe A. The association of anger and hostility with future coronary heart disease: a meta-analytic review of prospective evidence. *Journal of the American College of Cardiology.* 2009;53:936–946.
360. Roest AM, Martens EJ, de Jonge P, et al. Anxiety and risk of incident coronary heart disease: a meta-analysis. *Journal of the American College of Cardiology.* 2010;56:38–46.
361. Boerner RJ. [Anxiety in elderly people -- epidemiology, diagnostic features and therapeutic options]. *Fortschritte der Neurologie-Psychiatrie.* 2004;72:564–573.
362. Beekman AT, Bremmer MA, Deeg DJ, et al. Anxiety disorders in later life: a report from the Longitudinal Aging Study Amsterdam. *International journal of geriatric psychiatry.* 1998;13:717–726.
363. Bayertz K. Eine Wissenschaft vom Glück. Zweiter Teil: Die Vermehrung des Glücks der großen Zahl . WWU, Münster. 2010.
364. Nes RB, Roysamb E. Happiness in Behaviour Genetics: An Update on Heritability and Changeability. *Journal of happiness studies.* 2017; 18:1533–1552.

365. Cohen S, Doyle WJ, Turner RB, et al. Emotional style and susceptibility to the common cold. *Psychosomatic medicine.* 2003;65:652–657.
366. Seligman MEP. Positive Psychology: A Personal History. *Annual review of clinical psychology.* 2019;15:1–23.
367. Sin NL, Moskowitz JT, Whooley MA. Positive Affect and Health Behaviors Across 5 Years in Patients With Coronary Heart Disease: The Heart and Soul Study. *Psychosomatic medicine.* 2015;77:1058–1066.
368. Morley S, Williams A, Eccleston C. Examining the evidence about psychological treatments for chronic pain: time for a paradigm shift? *Pain.* 2013;154:1929–1931.
369. Hanssen MM, Peters ML, Boselie JJ, et al. Can positive affect attenuate (persistent) pain? State of the art and clinical implications. *Current rheumatology reports.* 2017;19:80.
370. Connelly M, Keefe FJ, Affleck G, et al. Effects of day-to-day affect regulation on the pain experience of patients with rheumatoid arthritis. *Pain.* 2007;131:162–170.
371. Rhudy JL, Williams AE, McCabe KM, et al. Emotional control of nociceptive reactions (ECON): do affective valence and arousal play a role? *Pain.* 2008;136:250–261.
372. Silvestrini N, Piguet V, Cedraschi C, et al. Music and auditory distraction reduce pain: Emotional or attentional effects? *Music and Medicine.* 2011;3:264–270.
373. Hanssen MM, Peters ML, Vlaeyen JW, et al. Optimism lowers pain: evidence of the causal status and underlying mechanisms. *Pain.* 2013; 154:53–58.
374. Achat H, Kawachi I, Spiro A, 3rd, et al. Optimism and depression as predictors of physical and mental health functioning: the Normative Aging Study. *Annals of behavioral medicine.* 2000;22:127–130.
375. Boehm JK, Kubzansky LD. The heart's content: the association between positive psychological well-being and cardiovascular health. *Psychological bulletin.* 2012;138:655–691.
376. Lee LO, James P, Zevon ES, et al. Optimism is associated with exceptional longevity in 2 epidemiologic cohorts of men and women. *Proceedings of the National Academy of Sciences of the United States of America.* 2019;116:18357–18362.
377. Rozanski A, Bavishi C, Kubzansky LD, et al. Association of Optimism With Cardiovascular Events and All-Cause Mortality: A Systematic Review and Meta-analysis. *JAMA network open.* 2019;2:e1912200.
378. Anderson NB, Anderson E. *Emotional Longevity*. New York: Viking Penguin; 2003.
379. Seligman MEP. *The optimistic child*. New York: Houghton Mifflin; 1995.
380. Peterson C. The future of optimism. *The American psychologist.* 2000; 55:44–55.

381. Diener E, Seligman MEP, Choi H, et al. Happiest People Revisited. *Perspectives on psychological science.* 2018;13:176–184.
382. Layous K, Lyubomirsky S. The how, why, what, when, and who of happiness: Mechanisms underlying the success of positive interventions. In Gruber J. & Moscowitz J.T. (Eds.), Positive Emotion. Oxford University Press, 2014, S. 472–495.
383. Sheldon KM, Lyubomirsky S. Achieving sustainable gains in happiness: Change your actions, not your circumstances. *Journal of Happiness Studies.* 2006;7:55–86.
384. Seligman ME, Steen TA, Park N, et al. Positive psychology progress: empirical validation of interventions. *The American psychologist.* 2005;60:410–421.
385. King LA. The health benefits of writing about life goals. *Personality and Social Psychology Bulletin.* 2001;27:798–807.
386. *Spiegel Online*, Kultur. Projekt Gutenberg. Cato oder Von dem Greisenalter, Marcus Tullius Cicero. 2009.
387. Levy BR, Slade MD, Kunkel SR, et al. Longevity increased by positive self-perceptions of aging. *Journal of personality and social psychology.* 2002;83:261–270.
388. Weber G, Ferring D, Glück J. Prognose von subjektivem Wohlbefinden im Alter: Ausgewählte Ergebnisse aus der European Study on Adult Well-Being (ESAW-Projekt). In S. Zank & A. Hedtke-Becker (Hrsg.), Generationen in Familie und Gesellschaft im demographischen Wandel – Europäische Perspektiven (S. 55–70) Stuttgart: Kohlhammer Verlag. 2008.
389. Ferring D, Balducci C, Burholt V, et al. Life satisfaction of older people in six European countries: findings from the European Study on Adult Well-Being. *European journal of ageing.* 2004;1:15–25.
390. Alexander, C. N., & Langer, E. J. (Eds.). Higher stages of human development: Perspectives on adult growth. New York, NY, US: Oxford University Press, 1990.
391. Levy BR, Slade MD, Kunkel SR, et al. Longevity increased by positive self-perceptions of aging. *Journal of personality and social psychology.* 2002;83:261–270.
392. Pressman SD, Cohen S. Does positive affect influence health? *Psychological bulletin.* 2005;131:925–971.
393. Hill PL, Turiano NA. Purpose in life as a predictor of mortality across adulthood. *Psychological science.* 2014;25:1482–1486.
394. Krause N. Meaning in life and mortality. *The journals of gerontology. Series B, Psychological sciences and social sciences.* 2009;64:517–527.
395. Hill PL, Jackson JJ, Roberts BW, et al. Change You Can Believe In: Changes in Goal Setting During Emerging and Young Adulthood Predict Later Adult Well-Being. *Social psychological and personality science.* 2011; 2:123–131.

396. Sone T, Nakaya N, Ohmori K, et al. Sense of life worth living (ikigai) and mortality in Japan: Ohsaki Study. *Psychosomatic medicine.* 2008;70:709–715.
397. Boyle PA, Buchman AS, Barnes LL, et al. Effect of a purpose in life on risk of incident Alzheimer disease and mild cognitive impairment in community-dwelling older persons. *Archives of general psychiatry.* 2010;67:304–310.
398. Ekmekcioglu C. The perfect food for perfect health and pleasure? *Turkish journal of medical sciences.* 2012;42:1–8.
399. Grün A, Spiritualität der Dankbarkeit, Moment, 147, 2017.
400. Wood AM, Froh JJ, Geraghty AW. Gratitude and well-being: a review and theoretical integration. *Clinical psychology review.* 2010;30:890–905.
401. Kendler KS, Liu XQ, Gardner CO, et al. Dimensions of religiosity and their relationship to lifetime psychiatric and substance use disorders. *The American journal of psychiatry.* 2003;160:496–503.
402. Maltby J, Day L, Barber L. Forgiveness and mental health variables: Interpreting the relationship using an adaptational-continuum model of personality and coping. *Personality and Individual Differences.* 2004; 37:1629–1641.
403. Algoe SB, Gable SL, Maisel NC. It's the little things: Everyday gratitude as a booster shot for romantic relationships. *Personal Relationships.* 2010;17:217–233.
404. McCullough ME, Emmons RA, Tsang JA. The grateful disposition: a conceptual and empirical topography. *Journal of personality and social psychology.* 2002;82:112–127.
405. Wearden J. The wrong tree: time perception and time experience in the elderly; 2005. https://pdfs.semanticscholar.org/1258/b84c777410dce74e5f6e7693e7c3b5a957c9.pdf.
406. Baars J. Philosophy of Aging, Time, and Finitude. A Guide to Humanistic Studies in Aging, edited by T.R. Cole, R. Ray & R. Kastenbaum, Baltimore: Johns Hopkins University Press, 2010, S. 105–120.
407. Wagner KH, Cameron-Smith D, Wessner B, et al. Biomarkers of Aging: From Function to Molecular Biology. *Nutrients.* 2016;8.
408. Xia X, Chen W, McDermott J, et al. Molecular and phenotypic biomarkers of aging. *F1000Research.* 2017;6:860.
409. Roth GS, Lane MA, Ingram DK, et al. Biomarkers of caloric restriction may predict longevity in humans. *Science.* 2002;297:811.
410. Karppinen H, Laakkonen ML, Strandberg TE, et al. Do you want to live to be 100? Answers from older people. *Age and ageing.* 2016;45:543–549.
411. Donner Y, Fortney K, Calimport SR, et al. Great Desire for Extended Life and Health amongst the American Public. *Frontiers in genetics.* 2015; 6:353.

412. Morley JE. A brief history of geriatrics. *J Gerontol A Biol Sci Med Sci.* 2004;59:1132–1152.
413. Abschnitt 1: Worldometers (www.worldometers.info). Abschnitt 2: United Nations, Department of Economic and Social Affairs, Population Division (2019), Gesamtpopulation, World Population Prospects 2019. Abschnitt 3: United Nations, Department of Economic and Social Affairs, Population Division (2019); probabalistische Projektionen für die Gesamtpopulation, Vorhersageintervall 2020–2100, basierend auf World Population Prospects 2019.